新工科·高质量教材建设计

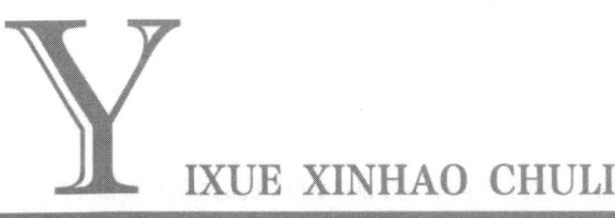

YIXUE XINHAO CHULI
JI Matlab YINGYONG

医学信号处理
及Matlab应用

李 凌 ◎ 著

电子科技大学出版社
University of Electronic Science and Technology of China Press

·成都·

图书在版编目（CIP）数据

医学信号处理及 Matlab 应用 / 李凌著. -- 成都：成都电子科大出版社, 2025. 1. -- ISBN 978-7-5770-1293-3

Ⅰ. R318.04

中国国家版本馆 CIP 数据核字第 2024RW7116 号

内 容 简 介

本书内容包括七章和八个上机实践环节，主要介绍医学信号处理中最重要的基础知识和分析方法，采用理论与实践、原理与工程应用紧密结合的方式组织教学内容，培养专业人员对复杂医学信号的处理和分析能力。

医学信号处理及 Matlab 应用
YIXUE XINHAO CHULI JI Matlab YINGYONG

李 凌 著

策划编辑	唐祖琴
责任编辑	唐祖琴
助理编辑	龙 敏
责任校对	仲 谋
责任印制	段晓静

出版发行	电子科技大学出版社
	成都市一环路东一段 159 号电子信息产业大厦九楼　邮编 610051
主　　页	www.uestcp.com.cn
服务电话	028-83203399
邮购电话	028-83201495
印　　刷	成都普瑞特彩印有限公司
成品尺寸	185 mm×260 mm
印　　张	13.5
字　　数	280 千字
版　　次	2025 年 1 月第 1 版
印　　次	2025 年 1 月第 1 次印刷
书　　号	ISBN 978-7-5770-1293-3
定　　价	48.00 元

版权所有，侵权必究

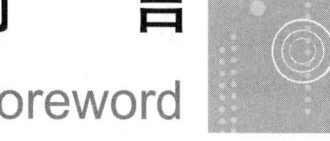

前 言
Foreword

医学信号处理是生物医学工程、智能医学工程等专业的必修课程之一，是一门理论与实践、原理与工程应用紧密结合的专业核心课。本书依据国际学术界对医学信号的处理技术要求精选内容，以提取和处理实际脑电信号和心电信号为案例，组织了本书内容。

本书共七章，第一章为绪论，介绍了常见的医学信号及其特性、医学信号处理的目的与应用，是后面章节的基础；第二章为医学信号的时域、频域和时频分析方法，分别从时域、频域和时频三个维度介绍了医学信号特征的提取方法，包括样本统计量、功率谱、短时功率谱等特征估计方法；第三章为医学信号的时域、频域和相位相关技术，分别从时域、频域和相位三个维度介绍了构建两两信号间关系的方法，包括线性相关、频域相干、相位耦合等技术；第四章为维纳滤波器设计和实现，介绍了维纳滤波器的设计、实现方法及应用实例，包括有限脉冲响应法、功率谱法、预白化法求解维纳-霍夫方程；第五章为自适应滤波器设计和实现，介绍了随机梯度法的自适应滤波器的设计、实现，以及自适应谱线增强、自适应噪声抵消和自适应系统辨识等应用实例；第六章为随机信号的参数建模技术，介绍了随机信号的参数建模技术和实现，及该技术在谱估计、特征提取、白化滤波等方面的应用；第七章多元信号特征提取技术，介绍了奇异值分解、主成分分析和因子分析等多元信号特征提取技术及其应用。本书还设计了离散傅里叶变换特性、确定信号多角度认知和滤波器的设计、随机信号多角度认知和脑电信号特征提取、心电信号的事件特征检测和提取、两路信号间的关系衡量、维纳滤波器设计及其在心电信号提取中的应用、自适应滤波器设计及其在心电信号提取中的应用、参数建模及其在脑电信号建模中的应用八个上机实践环节。

学习本书，可以让学生熟练掌握随机信号处理的基本理论、基本分析方法，了解功率谱分析、相关技术、最优滤波器设计、多元特征提取等信号处理方法在生物医学工程中的应用；培养学生将数学、信息科学和生物医学工程专业知识等相关基础理论应用于实践的能力，运用系统思维和创新思维处理实际医学信号各类问题的能力，综合应用各种信号处理技术与方法解决复杂工程问题的能力，团队协作能力，表达能力和沟通能力；以及建立系统的复杂信号处理理论和应用知识体系，并树立较强的面向未知问题主动探索的精神和不断开拓新技术的意识。

本书配套数据资料下载网址为https://faculty.uestc.edu.cn/liling/zh_CN/jxzy/163557/content/1908.htm#jxzy。

衷心感谢这些年参与了本课程学习的同学们，没有你们的建议，本书难以完成；感谢这些年参与本课程的助教们，你们尽心协助本书稿的校稿和程序代码的检查，并在使用的过程中不断发现问题和改进。

本书可作为生物医学工程及信号处理相关专业的本科生教材和研究生参考书目。由于作者水平有限，本书不妥之处在所难免，恳请读者批评、指正。

编　者

2024年8月于成都

目录 Contents

第一章　绪论 ·· 1

第二章　医学信号的时域、频域和时频分析方法 ·············· 13
　　第一节　时域分析方法 ··· 13
　　第二节　频域分析方法 ··· 23
　　第三节　时频分析方法 ··· 39

第三章　医学信号的时域、频域和相位相关技术 ·············· 45
　　第一节　线性相关技术 ··· 45
　　第二节　频域相干技术 ··· 53
　　第三节　相位相关技术 ··· 58

第四章　维纳滤波器设计和实现 ··· 69
　　第一节　维纳滤波器的设计 ··· 70
　　第二节　维纳滤波器的实现 ··· 80
　　第三节　应用实例 ··· 86

第五章　自适应滤波器设计和实现 ····································· 95
　　第一节　自适应滤波器的设计 ····································· 97
　　第二节　自适应滤波器的实现 ··································· 102
　　第三节　应用实例 ··· 116

第六章　随机信号的参数建模技术 ··································· 123
　　第一节　参数模型 ··· 123

第二节　AR模型参数的估计和实现 …………………………………………130

　第三节　应用实例 ……………………………………………………………142

第七章　多元信号特征提取技术 ………………………………………………149

　第一节　奇异值分解 …………………………………………………………149

　第二节　主成分分析 …………………………………………………………154

　第三节　因子分析 ……………………………………………………………160

附录 …………………………………………………………………………………171

　实验一　离散傅里叶变换特性 ………………………………………………171

　实验二　确定信号多角度认知和滤波器的设计 ……………………………175

　实验三　随机信号多角度认知和脑电信号特征提取 ………………………186

　实验四　心电信号的事件特征检测和提取 …………………………………191

　实验五　两路信号间的关系衡量 ……………………………………………194

　实验六　维纳滤波器设计及其在心电信号提取中的应用 …………………200

　实验七　自适应滤波器设计及其在心电信号提取中的应用 ………………203

　实验八　参数建模及其在脑电信号建模中的应用 …………………………206

第一章 绪 论

随着生物医学工程领域的飞速发展，与临床和工程交叉的医学信号处理应用越来越广泛。作为生物医学工程专业、电子工程与生物和医学的交叉专业的学生，以及相关领域的工作者，需要掌握生物医学信号处理及其应用技术。"生物医学信号处理"包含信号、生物医学信号、信号处理三层含义。

1. 信号

在日常生活中存在各种各样的信号，如广播信号、电视信号。信号是传带信息的物理量。信号可分为确定信号、随机信号、分形信号和混沌信号四类。

确定信号最容易理解，即有确定的函数关系、能准确预测未来的信号，如正弦信号（图1-1）。观察随机信号会发现其杂乱无章，无法准确地预测未来值，如白噪信号（图1-2）。确定信号与随机信号的关系可以用恩格斯说的一句话来理解："那断定为必然的东西，是由种种纯粹偶然所构成的。而被认为是偶然的东西，则是一种必然性隐藏在里面的形式。"即两者紧密相连，例如，信号发生器产生的正弦信号也会伴随着一定的随机噪声；目前有些认为是随机性的事物，往往是因为现在还没有掌握影响该事物的所有因素所遵循的规律。

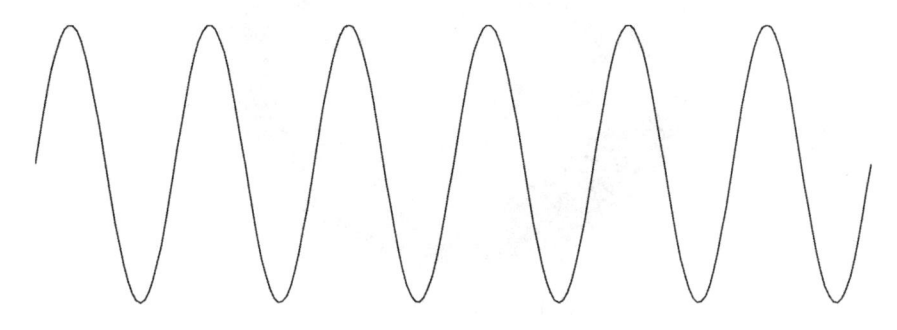

图1-1 正弦信号

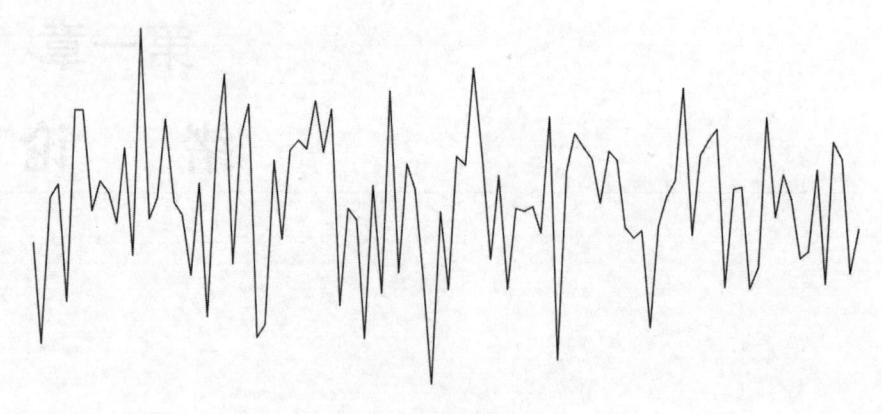

图1-2　白噪信号

分形信号是一种非常有趣的信号，这类信号在各种放大倍数下看上去都很类似，这种特性被称为尺度不变性。有的事物有它自己的特征长度，要用恰当的尺度去测量，例如我们无法用米尺去测量细胞的直径；还有的事物没有特征尺度，就必须同时考虑从小到大的许许多多尺度（或者叫"标度"），这叫作"无标度性"的问题。在20世纪70年代，法国数学家曼德尔布洛特（B.B.Mandelbrot）在他的著作中探讨了"英国的海岸线有多长"这个问题，答案依赖于测量时所使用的尺度，同时引出了分数维的概念。Mandelbrot图形在不同尺度上具有相似性，如图1-3所示，放大某个位置所看到的图与原图类似。直接证明某类生物医学信号是分形信号是非常困难的，但能采用一些参数来确定信号的尺度不变性。这部分知识请参考曼德尔布洛特的专著《分形对象：形、机遇和维数》。

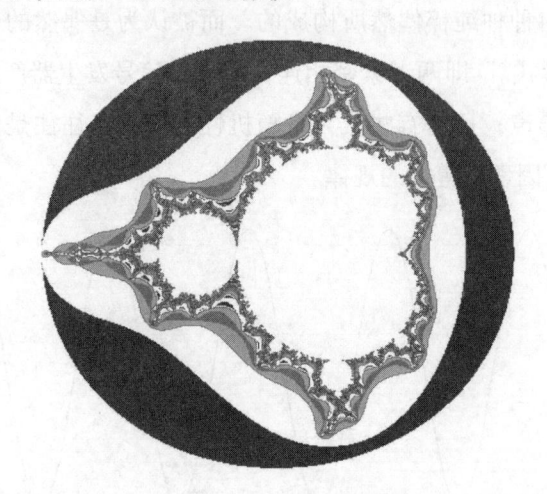

图1-3　Mandelbrot图形

混沌信号是不能准确预测其未来的信号，对初值非常敏感。蝴蝶效应是混沌的一种别称，可直接理解为"一只蝴蝶在巴西轻拍翅膀，可以导致一个月后得克萨斯州的一场龙卷风",可指在一个动力系统中,初始条件微小的变化能带动整个系统的巨大连锁反应。该理论来源于美国麻省理工学院气象学家洛伦兹(Lorenz)的发现,1963年,在一次气象方程式的求解过程中,他将一个中间解0.506取出,将其精度提高到0.506 127再送回进行计算。结果由两个中间解计算得出的两条曲线不久便分道扬镳,相差很远。洛伦兹发现,由于误差会以指数形式增长,因此在这种情况下,一个微小的误差随着不断推移造成了巨大的差异。他因此认定这为"对初始值的极端不稳定性",即"混沌",也被称为"蝴蝶效应"。这个发现意义重大,但在当时却不被理解,甚至几家科学杂志也拒登他的文章。认为这一观点"违背常理"。在他们看来,相近的初值代入确定的方程,结果也应相近才对,怎么可能相差甚远呢!直接证明某类生物医学信号是混沌信号是非常困难的,但能采用一些参数来确定信号是否具有混沌现象。

【例1-1】已知 $x(n+1) = \cot[x(n)]$,初始值分别为1和1.000 01,求出前20项序列值,观察两者结果的差异。

解:采用Matlab进行计算,如下。

```
Matlab 代码:
clear
x(1)=1;                %首项初值
for i=1:19
    x(i+1)=cot(x(i));
end
```

结果如图1-4所示,余切信号是混沌信号的一个典型例子,初值差异为0.000 01,但第10项、第15项却有巨大的差异,且差异分别达到134.7及186.4。

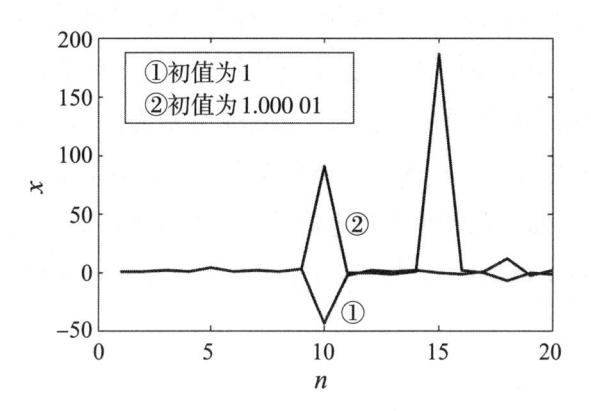

图1-4 两个初值造成余切信号大差异

"蝴蝶效应"的理论以实证手段证明了中国古代《礼记·经解》中"《易》曰：'君子慎始，差若毫厘，谬以千里。'"的哲学思想。

2. 生物医学信号

典型的生物医学信号包括以下两大类。

（1）由生理过程自发产生的电生理信号和非电生理信号，如胃电（EGG）、心电（ECG）、脑电（EEG）、肌电（EMG）、眼电（EOG）、体温、血压、脉搏、呼吸等信号。该类信号的系统框图如图1-5（a）所示，代表系统自发产生。

（2）把生物体作为通道，外界施加于人体产生的电生理信号和非电生理信号，如利用超声波、同位素、X射线、功能磁共振等产生的信号。该类信号的系统框图如图1-5（b）所示，代表系统受外界输入而产生的输出，利用输入和输出的信号研究生物体。

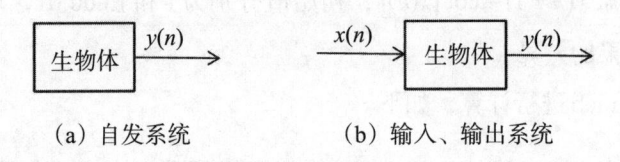

$$\boxed{生物体} \xrightarrow{y(n)} \qquad \xrightarrow{x(n)} \boxed{生物体} \xrightarrow{y(n)}$$

（a）自发系统　　　　　（b）输入、输出系统

图1-5　生物体的两类信号产生系统

脑电图（EEG）显示的是神经细胞群的自发性、节律性的生物电活动，可利用传感器放置头皮采集该电位活动而获得。脑电包含自发脑电及诱发脑电两大类，分别对应大脑的自发系统和输入、输出系统。

1924年，德国神经学家汉斯·贝格尔（Hans Berger）首次在颅骨损伤病人大脑皮质和正常人头皮上记录到脑电信号，经过较长的一段时间后，这项成果终于获得认可。直到1938年，脑电在美国、英国和法国的临床诊断领域才有了实际应用。图1-6中，（a）（d）是贝格尔在1928—1929年记录的两段高质量EEG信号［其中（d）为闭眼静息态时获得的］；（b）（e）记录的是心电信号；（c）为对照的单频信号，频率为10 Hz，即周期为0.1 s。（d）中脑电信号上部标记分别为2.1 s、2.4 s、2.5 s时间窗，与10 Hz信号频率非常吻合。这就是贝格尔发现的alpha波，该发现代表了20世纪30—60年代对脑电alpha波的认识：当人们处于闭眼休息状态时大脑alpha波就会出现。至今，神经科学家仍然在对脑电图节律与精神和行为的关系展开越来越深入的探索。

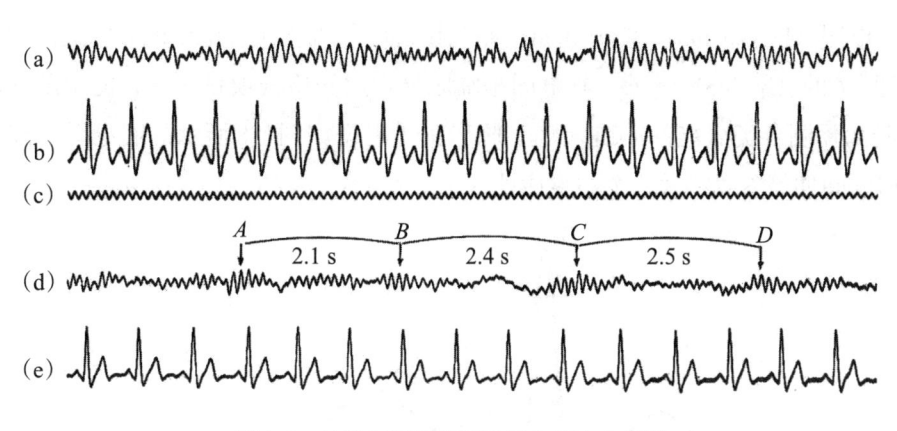

图1-6 贝格尔记录的两段脑电及心电信号

(资料来源：Barwick D D. Hans Berger on the electroencephalogram of man[J]. NEW YORK：Elsevier，1969：78.)

与自发脑电相对应的是诱发脑电，也称为"事件相关电位"（event-related potential，ERP），对应图1-5（b）所示模型，$x(n)$代表外界施加给人体的一种特定输入刺激，包括图片、图形、声音、体感等类型的刺激；输出$y(n)$即为测量的脑电信号，即ERP信号，能反映感知觉和认知过程中相关脑区所产生的电位变化。由于该信号微弱（μV量级），且与自发脑电信号（mV量级）同步被采集记录，因此要获得高信噪比的ERP信号，必须采取特殊方式。目前，通用方法是采用重复刺激，即同一个刺激重复30~100次不等，最后叠加平均，获得类似图1-7所示的ERP波形。通过统计不同时间窗的幅度和潜伏期指标来探索在不同刺激下大脑活动的变化情况，图1-7中①号线和②号线分别代表两种不同的视觉刺激，即输入不同，输出信号在300 ms处发生了显著变化，因此可以通过分析该成分的变化来分析不同脑区的认知功能。

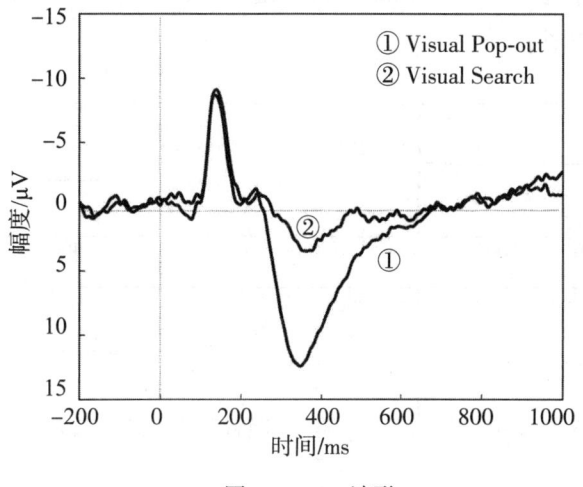

图1-7 ERP波形

心电图（ECG，mV量级）显示的是利用心电图机从体表记录的心脏电活动，波形如图1-6的（b）(e)所示，心电图是临床最常用的检查项目之一，能帮助临床医生诊断和预测各类可能的心脏疾病，临床医生根据如图1-8所示的心电图各波的幅度、时间间期等参数来做一个初步估计。

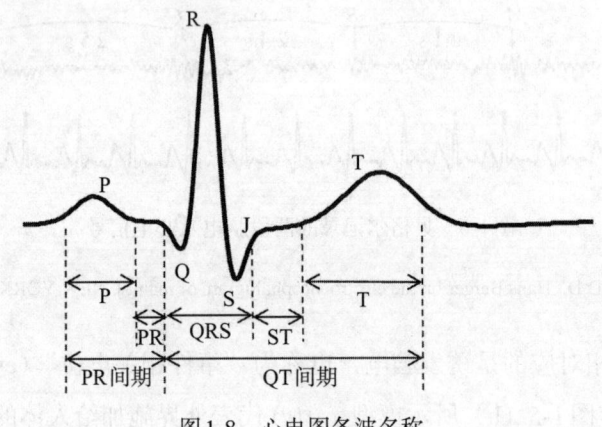

图1-8　心电图各波名称

以上两个例子都是电生理信号，心率信号、脉率、眼动轨迹图等都属于非电生理信号。心率信号是指心脏每次搏动时间的倒数，即心电图两个相邻的R波间隔时间的倒数。脉率为一分钟的脉搏跳动次数。眼动追踪技术使得我们能够实时检测眼动轨迹，能够记录人或动物在处理视觉信息时的眼动轨迹图，以此了解人们处理外界信息的行为机制。眼动追踪技术已经被广泛应用于心理学和认知科学的研究、人机交互研究、商业领域研究、心理治疗等领域。图1-9展示了眼动采集记录的数据，它包含水平和垂直两个方向的眼睛位置，虚线时刻代表图片刺激出现时间，人们通过移动眼睛处理视觉信息，即可得到随时间变化的位置变化，当两个数据以平面来表示时，就是眼动轨迹图了。

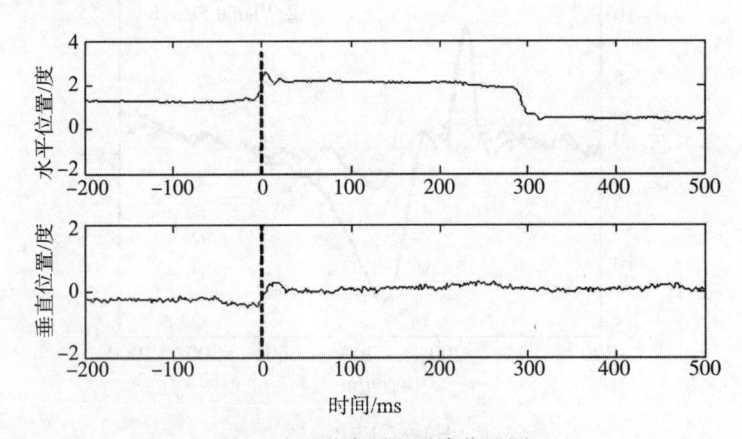

图1-9　眼动水平和垂直位置图

了解了以上生物医学信号后，我们试图观察该类信号的特点。首先，信号源的动力学特性复杂，即系统具有复杂性，例如脑电图来源于亿量级的神经细胞的电活动，导致生物医学信号的复杂性；其次，生物医学信号大部分属于随机信号，观察心电信号，虽然可以看到有周期性的特点，但也发现心率信号周期并不是一个恒定的常数，心电图也是随机信号，但又具有混沌特性，同时心率信号也被证明具有一定的分形特性；再次，生物医学信号大部分具有非平稳性，观察图1-6（d）的脑电图，可看出信号幅度分布随时间发生变化，同时由图1-6（a）（d）可以看出，闭眼和睁眼脑电图上也有很大的变化；最后，生物医学信号较微弱，易受噪声干扰，例如眼动数据很容易受到头动的影响，脑电和心电数据易受工频信号的干扰。

了解和分析生物医学信号有两方面的作用：一方面是基于临床医学的需求，设计相应的临床监护仪，通过观察医学信号，监护整个医疗过程；另一方面是去探索医学信号代表的生理意义，即溯源，研究和建立预测模型，可以更好地为临床服务，为健康服务。

3. 信号处理

信号处理框图如图1-10所示，可简单理解为信号处理即设计相应的线性时不变（linear time invariant，LTI）系统H，来获得想要的信号，输入信号通常代表测量信号，输出信号代表希望获得的信号，与图1-5的模型相比较，如果信号处理模型与信号产生模型之间互为逆系统，则处理后的信号为刺激信号，H系统的逆系统可以用来表征生物体系统。根据信号处理目的的不同，H系统的设计各有不同。信号处理主要包括以下三个目的。

（1）降低干扰和噪声，提高信噪比。生物医学信号易受噪声干扰，如工频干扰、测量白噪声等。这时测量信号包含有用信号和噪声，处理后信号两者幅度比例发生变化。系统H可以是简单的滤波器设计，也可以是复杂的滤波器设计，这取决于信号与噪声的特性。

（2）特征提取，即信号建模，例如在大量的脑电数据中找到感兴趣的生理医学解释。这时输出信号为分析对象，对该信号进行线性建模，获得系统H，输入信号通常为某类标准化的信号，系统H的特征也就代表了输出信号的特征。

（3）预测医学信号的将来值，例如用现有的数据预测可能的病变。这时输入为分析对象，输出为分析对象的将来值，建立起系统H。

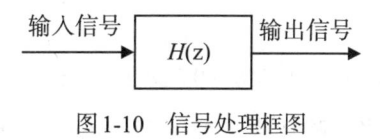

输入信号 → $H(z)$ → 输出信号

图1-10　信号处理框图

信噪比（signal to noise ratio，SNR）是信号处理的一个重要概念和指标，计量单位是分贝（dB），计算方法是信号功率与噪声功率比值的对数值 $[10\lg(P_s/P_n)]$。当信号功率与噪声功率相等时，SNR 等于 0 dB。当信号与噪声同步被记录，且都为随机信号时，信噪比的计算可以用方差来估计 $[SNR=10\lg(VAR_s/VAR_n)]$。

【例1-2】仿真信噪比为 –10 dB、0 dB、10 dB 的心电信号与正态分布白噪声的混合测量信号，已采集ECG信号时长1 s，采样率为256 Hz。

解：设混合信号为 x，$x=\text{ECG}+a*\text{noise}$，系数 a 用来调节噪声功率大小，需要求解 a。

根据信噪比计算公式得到信号与噪声的方差比：$\dfrac{VAR_s}{VAR_n}=10^{SNR/10}$。

心电信号方差可以直接用 Matlab 的 var 函数计算获得，根据上式可以求得不同信噪比下的 VAR_n。由于 $VAR_n=VAR(a*noise)=a^2 VAR(noise)$，且正态分布的白噪声方差为1，即理论上 $VAR(noise)=1$，因此 $a=\sqrt{VAR_n}$。根据混合信号模型即可获得 x 信号。

Matlab 代码如下：

```
Matlab 代码：
clear
load ECG                %加载心电信号,1 s,采样率256
VARs=var(ECG);          % 心电信号方差
SNR=[-10,0,10];         %信噪比
for i=1:3
VARn(i)=VARs/(10^(SNR(i)/10));   %噪声方差
end
a=sqrt(VARn); %系数计算
for i=1:3
  x(:,i)=ECG+a(i)*randn(length(ECG),1);   %混合信号
end
```

求得系数 a 分别为 3.281 7、1.037 8、0.328 2。三种信噪比的混合信号波形图及原始ECG图如图1-11所示，当信噪比大于或等于 0 dB 时，还能比较容易观察出心电信

号；但当信噪比为–10 dB时，信号几乎完全隐藏在噪声中，甚至明显的R波峰也不容易观察到。只有具有先验知识，才会考虑通过信号处理来获得隐含的心电信号。

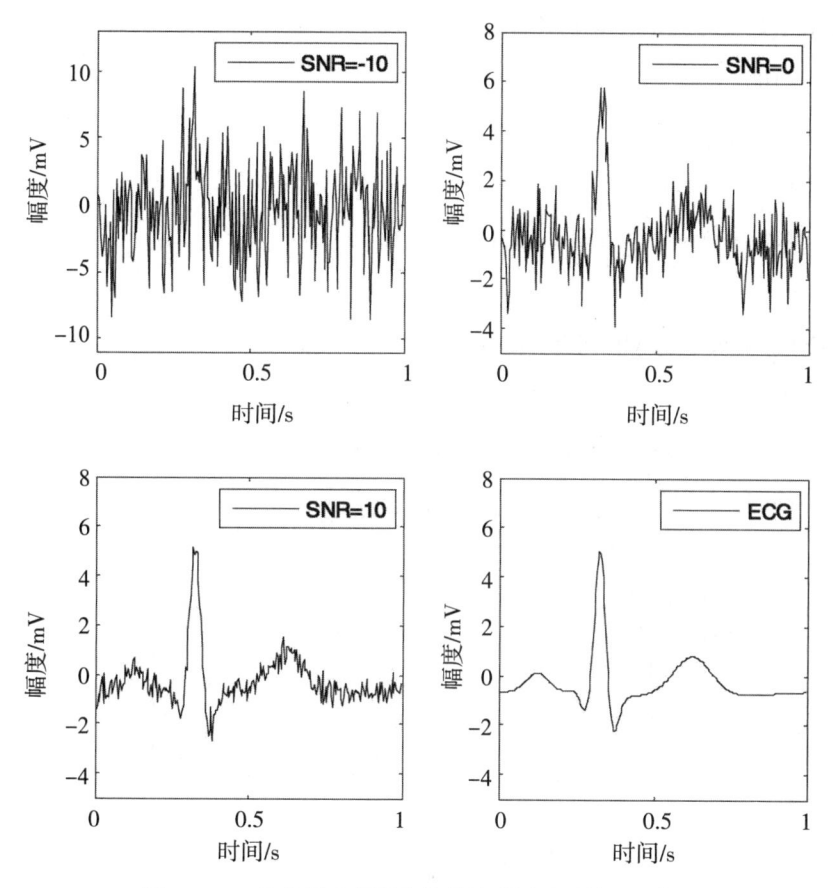

图1-11　三种信噪比的混合信号波形图及原始心电信号图

【例1-3】提高例1-2中$SNR= -10$ dB的心电测量信号的信噪比。

解： 提高信噪比有多种方案，由于心电信号频率集中在低频段，而白噪声是全频段分布，因而会有多种思路提高信噪比。第一种思路：设计低通滤波器，滤去高频白噪声，使白噪声功率大大降低，达到提高SNR的目的；第二种思路：采用平滑滤波器来抑制高频噪声。下面采用第二种思路，观察效果。

平滑滤波器也称为"中值滤波器"，在Matlab中有直接的函数实现：$Y=$ medfilt1(X, N)。如果没有给出N，则默认$N=3$；当N是奇数时，输出$Y(k)$是$X\left[\left(k-\frac{N-1}{2}\right):\left(k+\frac{N-1}{2}\right)\right]$的平均，当$N$是偶数时，输出$Y(k)$是$X\left[\left(k-\frac{N}{2}\right):\left(k+\frac{N}{2}-1\right)\right]$的平均，即$N$个相邻数的平均。本例中代码如下，结果如图1-12所示。

```
Matlab 代码：
%提高信噪比，运行完例1-2后接着运行本例题
%x(:,1)为处理对象，包含ECG和白噪声
for N=2:100
    y=medfilt1(x(:,1),N);  %平滑滤波
    %计算处理后的信噪比
    SNR(N)=10*log10(var(ECG)/var(y-ECG));
end
plot(SNR),xlabel('N'),ylabel('SNR/dB')
```

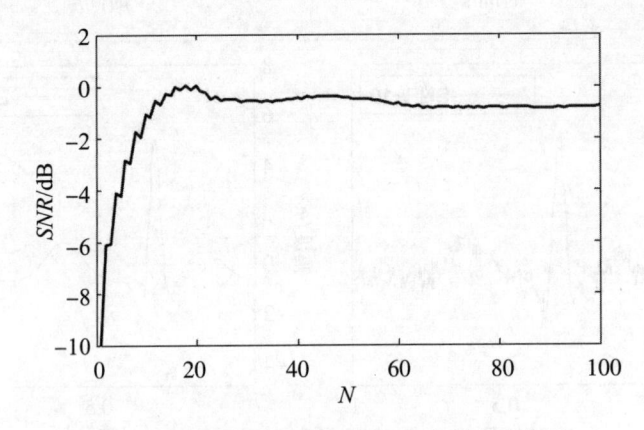

图1-12 平滑滤波后信噪比随平均点数的变化图

由图1-12显示，当N逐渐增大时，信噪比逐渐提升，从-10 dB提高到0.819 7 dB（N=17），然后稳定于约-0.5 dB的信噪比。虽然N较大时信噪比提高了，但对于本例的短数据样本而言，一定要注意N不能完全按照SNR提高的结果来定，N不能取得太大，否则前后数据影响将非常大，滤波后的波形并不是理想的结果（如图1-13所示）。这时我们发现，无论N取值为多少，在SNR为-10 dB情况下只依靠一个平滑滤波器并不能真正解决本例的问题，还需要配合其他信号处理方法才可能提高信噪比。一种基本方法就是借助低通滤波器，即先通过一个低通滤波器滤除掉大部分高频背景白噪，再进行平滑滤波。

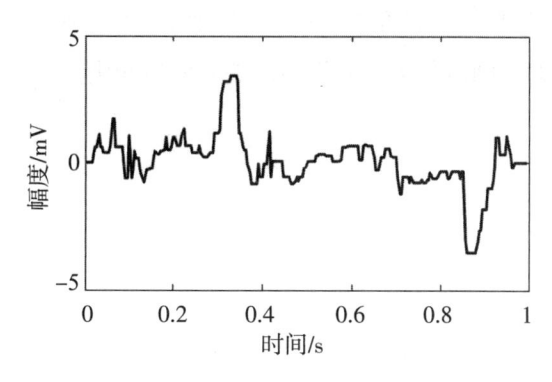

图1-13　N=17时平滑滤波后的信号

另外，在运行例1-2和例1-3时，由于采用了randn( )函数，每次运行产生的正态分布白噪数据都是随机的，在每个时间点上的数值完全不同，因此会引起图1-12与图1-13的变化。

通过信号、生物医学信号、信号处理三个名词的学习，学生应该清楚本课程学习的对象和将要学习的技术及其目的。由于生物医学信号数据采集都是持续的采集，数据点多，手动计算已经无法解决问题了，因此本课程需要借助Matlab工具，辅助分析计算。

习　题

1. 研讨题（分小组，每小组4~6人，完成收集资料、讨论、展示三部分工作）

（1）收集各类分形信号，给出至少一个具体实例。

（2）收集各类混沌现象，给出至少一个具有混沌特性的序列。

（3）收集各类生物医学信号的波形，并初步判断其类型。

（4）收集去除白噪的各种可能的方法，并初步判断其在心电信号去噪中是否适用。

2. 上机练习题

（1）自行编写代码实现本章例1-1、例1-2和例1-3。

（2）例1-3中，请用低通滤波器提高信噪比，并与平滑滤波器效果进行比较，哪个更优化？

（3）例1-3中，请先使用低通滤波器提高信噪比，再平滑滤波，这样组合的效果是否比单一滤波器效果更优？

（4）例 1-3 中，需要处理的信号信噪比分别是 SNR=-10 dB，-6 dB，-2 dB，2 dB，只用平滑滤波器，随着信噪比的提高，效果如何变化？

3. 概念理解

（1）确定信号。

（2）随机信号。

（3）分形信号。

（4）混沌信号。

（5）信噪比。

第二章
医学信号的时域、频域和时频分析方法

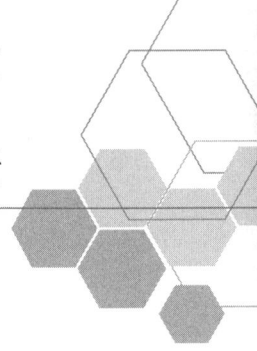

第一节　时域分析方法

1. 时域信号

日常接触到的音频、心电、脑电等信号就是所谓的时域信号,这是一种比较直观表达携带信息的一种方式。时域信号主要有两个重要参数:时间点及每个时间点上的幅值。

假设一个时域信号如下:

$$x(t) = 3\sin(2\pi*6*t) + \cos(2\pi*80*t) \tag{2-1}$$

该信号是一个连续信号,包含两个周期信号,信号周期分别为 $\frac{1}{6}$ s 和 $\frac{1}{80}$ s,频率分别为 6 Hz 和 80 Hz,即 1 s 内信号分别重复了 6 次和 80 次,x 信号最小正周期为 0.5 s。利用 Matlab 代码表达该信号,首先需要离散化,采样频率至少大于信号最高频率的两倍,即 $f_s > 2 \times 80$ Hz,这里 f_s 取 200 Hz,主代码如下,x 信号波形如图 2-1 所示。

```
Matlab 代码:
fs = 200;                              % 采样率
t = 0:1/fs:1;                          % 1 s 数据
xt = 3*sin(2*pi*6*t) + cos(2*pi*80*t); % 离散信号
```

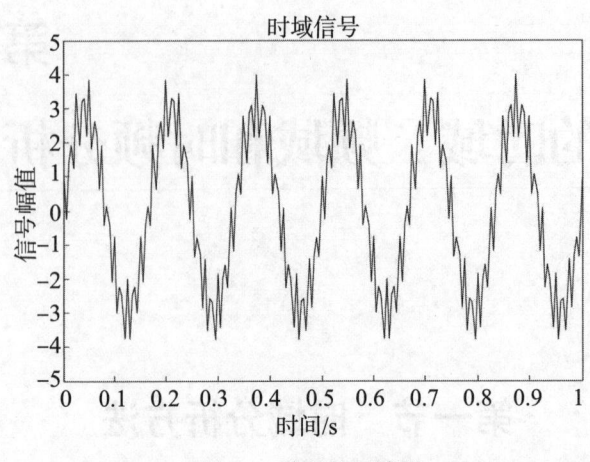

图 2-1 信号的时域图

图 2-1 信号有确定的函数表达式，能准确预测未来任意时间点上的幅值，这样的信号称为确定信号。与确定信号对应的、无法预测未来的信号称为随机信号，例如脑电信号、心率信号、肌电信号等。随机信号来源于随机系统，该系统产生的信号被测量记录下来就是一个个随机样本，这些样本具有两个特性：每个时刻的值都是随机变量；但可以用它的统计平均特征来表征该随机系统。例如，抛硬币是一个随机系统的过程，称为随机过程，我们能记录下多次结果，即多个随机样本，每个值都是随机变量（正面或反面），但出现正面的概率为0.5，这种规律称为随机系统的统计特征。假设人脑是一个随机系统，能产生无数的随机样本，我们记录下闭眼和睁眼状态下的样本，代码如下，测量的脑电信号的时域表达如图2-2所示。观察两种状态的信号可知，闭眼和睁眼状态的脑电信号是一种随机信号，大小量级为μV，范围为 $-60 \sim 50\ \mu V$，闭眼信号振荡幅度比睁眼信号大；为了找到人脑系统的统计特征，需要借助描述统计量。

```
Matlab 代码：
fs = 250;                      % 脑电信号采样率
t = 0:1/fs:2;                   %显示2 s数据
N=length(t);
load eegclose                   %数据文件加载
load eegopen
plot(t,eegclose(1:N,76),t,eegopen(1:N,76),'r') ;   %大脑后枕部信号
```

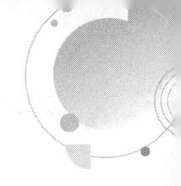

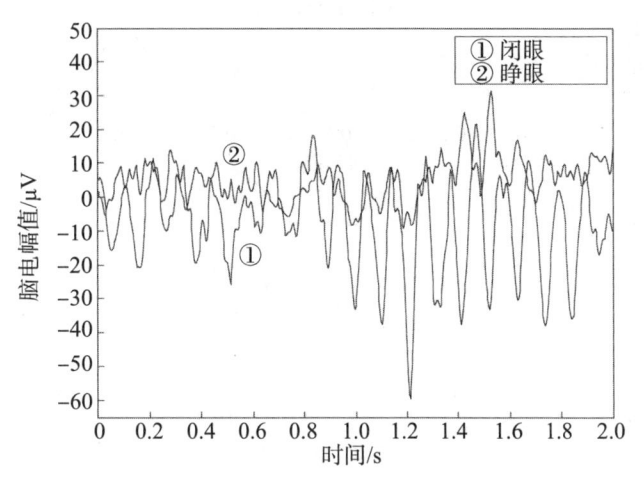

图 2-2 脑电信号的时域表达

2. 平稳信号

平稳信号与图 2-1 所示类似，信号周而复始地重复变化着，因而对于正弦信号发生器，每个周期产生的信号都是类似的。对随机信号而言，由于不存在重复性，如果随机信号的概率特性不随时间变化而变化，则称为平稳随机信号。

【例 2-1】 利用 Matlab 绘制随机相位正弦波 $x(t)=\cos(2\pi*4*t+\theta)$，随机相位 θ 在 $[-\pi,\pi]$ 之间均匀分布。

解： x 信号频率为 4 Hz，最小正周期为 0.25 s，利用 Matlab 代码表达该信号，首先需要离散化，采样频率至少大于信号最高频率的两倍，即 $f_s > 2 \times 4\,Hz$，这里 f_s 可以取 20 Hz。

随机相位 θ 在 $[-\pi,\pi]$ 之间均匀分布，函数 rand() 能产生 [0，1] 均匀分布的数据，因此可以借助该函数产生随机相位 $\theta=-\pi+(2*\pi)$rand(1，样本数)，产生无数个随机相位的样本，代码如下。图 2-3 绘制了 4 个样本，可按照需要绘制多个随机相位样本波形。

```
Matlab 代码：
fs = 20;                          % 采样率
t = 0:1/fs:1;                     % 1 s 数据
theta=-pi+2*pi*rand(1,10);        %10个随机相位
for i=1:length(theta)
    xt (:,i)= cos(2*pi*4*t+theta(i));    % 10个样本
end
```

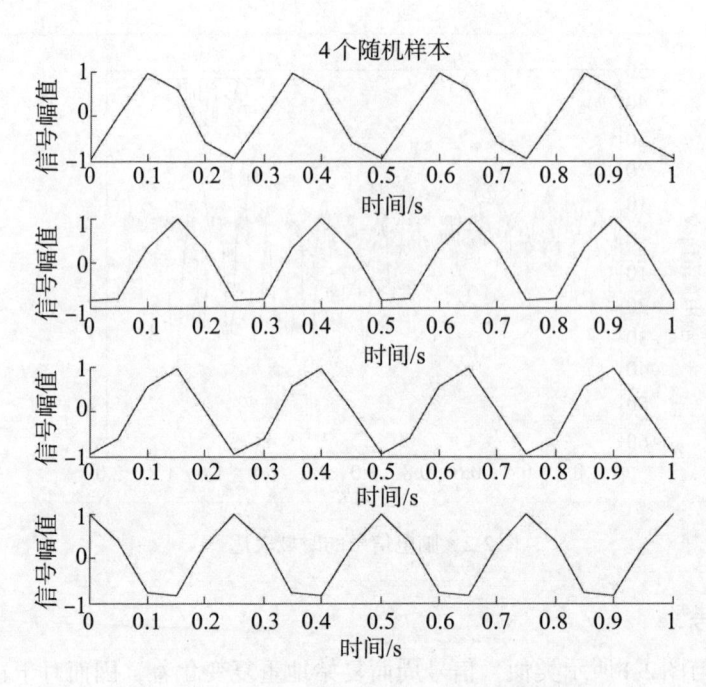

图2-3　一个随机系统产生的多个随机样本图

例2-1的随机相位正弦波的概率特性不随时间变化而变化，例如所有样本在0.1 s时刻的随机变量的概率密度函数和0.2 s时刻是相同的，是一个典型的平稳随机信号。完全平稳的要求是非常苛刻的，实际测量的随机信号（例如图2-2）是很难达到完全平稳的，但为了信号分析和处理，都会假设该信号是分段平稳信号。一般可使用较弱的条件来衡量平稳性：即用m阶平稳来描述一个随机过程，阶数越高，越接近完全平稳。

（1）一阶平稳过程。信号的平均值与时间无关的过程叫一阶平稳过程（$m=1$）。例如测量例2-1信号的所有样本任意一个时刻的平均值都等于0，无论是哪个时刻。

（2）二阶平稳过程。二阶（$m=2$）平稳过程需满足三点。①信号的平均值与时间无关。②信号的均方值与时间无关。③信号的协方差只是时间间隔的函数，而与时间起始的选择无关；协方差可用来衡量两个时刻信号之间的关系，是一个描述统计量。例如：若$x(n)$是平稳随机信号，则$E[(x(n+2)-mean(x))*(x(n)-mean(x))]$与$E[(x(n+3)-mean(x))*(x(n+1)-mean(x))]$是否相等？答案是相等的，两者均代表相隔2个时刻的信号变量之间的关系，结合例2-1，即所有样本0.1 s时刻的随机变量（图2-3中垂直线上的随机值）和0.2 s时刻的随机变量之间的关系只与间隔（0.1 s）有关（等同于0.3 s时刻的随机变量与0.4 s时刻的随机变量之间的关系）。

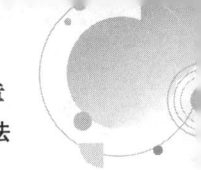

二阶平稳过程叫准平稳过程或广义平稳过程，今后我们所提到的平稳随机过程均认为是广义平稳随机过程。若随机过程是高斯过程，则二阶平稳意味着完全平稳。

3. 平稳各态遍历信号

概率论中我们已经学习过一阶和二阶统计特征量的定义与求法，都需要预先知道信号的一维、二维概率分布，而在实际应用中概率分布往往是未知的。虽然用无穷多个平行样本序列（集合）的平均得到的统计特性趋于统计平均，但要获得某个平稳随机过程多个平行样本序列，在实际中也是很困难的。

各态遍历随机信号是指所有样本函数在某给定时刻的统计特性与单一样本函数在长时间内的统计特性一致的平稳随机信号。这就是说，单一样本函数随时间变化的过程可以包括该信号所有样本函数的取值经历，这就是各态遍历这个名称的来源。由于平稳随机过程的概率分布不随时间的平移而变化，因此全体集合的平均可以用无穷时间的平均来代替，这就是各态遍历假设。观察图2-3多个样本图，平稳性表示每个时刻的统计特性一致（与任意一条垂直线相交的值），各态遍历性表示某一个样本（例如第一行）的取值可以遍历某个时刻的取值，即任意一个样本的统计特性等于所有样本某个时刻的统计特性；平稳各态遍历信号也意味着每一个样本的统计特性与每一个时刻的统计特性一致。

随机信号的各态遍历特性，使我们能由单一样本函数的时间平均来代替所有样本某个时刻的平均（集总平均）。随机信号的平稳特性可使我们能从任意时间点开始求取统计特征，使得在实际工作中，估计统计量具有可行性。信号具有平稳且各态遍历的特性是本课程分析医学信号的一个前提假设。

【例2-2】 信号的取值在-1与1之间均匀分布，但每一个样本信号的值为常数。判断该随机过程的平稳各态遍历性。

解：平稳性：因为任意时刻信号取值的概率密度函数（-1与1之间均匀分布）都一样，所以是平稳的。

各态遍历性：因为信号的时间平均随样本而异，信号的总体平均为零，两者不同，故不是各态遍历。

【例2-3】 判断例2-1的 $x(t)=\cos(2\pi*4*t+\theta)$ 随机相位信号在均值意义下是否各态遍历。

解：该随机过程的时间平均为

$$m_x = \lim_{T \to \infty} \frac{1}{2T} \int_{-T}^{T} \cos(8\pi t + \theta) \mathrm{d}t = 0$$

随机相位的概率密度函数：

$$p(\theta) = \frac{1}{2\pi}, \quad -\pi \leqslant \theta \leqslant \pi$$

该随机过程的集总平均为

$$E(x) = \int_{-1}^{1} x p(x) \mathrm{d}x = \int_{-\pi}^{\pi} \cos(8\pi t + \theta) p(\theta) \mathrm{d}\theta = \frac{1}{2\pi} \int_{-\pi}^{\pi} \cos(8\pi t + \theta) \mathrm{d}\theta = 0$$

因此该过程在均值意义下是各态遍历的。

4. 时域信号的描述统计量

对于一个随机信号，虽然我们不能确定每个时刻的值，但可以从统计平均的角度来认识它。我们可以知道它在每个时刻可能的取值和取各种值的概率，以及各个时间点上取值的关联性。因此，如果已经知道了它的概率分布，我们就认为对这个随机信号在统计意义上有了充分的了解。而随机过程的各种统计特征量分别从各个侧面间接反映了概率分布特性。在概率统计课程中我们已经学习过概率密度函数、概率分布函数及一些统计特征量，包括数字期望、方差、均方值、协方差、相关函数等。这里不再重复公式。这些统计特征量的计算都需要知道概率密度函数，而在实际工作中，往往并不知道概率密度函数，同时样本也有限，这时候我们就用描述统计量来估计统计特征量。

对于一个平稳各态遍历随机过程，如果我们测得该过程的一个样本值 $\{x_i\}_{i=1}^{i=N}$，就可以计算出以下的一些样本描述统计量，可以用它们来估计统计特征量。

（1）样本平均值。

$$\hat{m}_x = \frac{1}{N} \sum_{i=1}^{N} x_i \qquad (2\text{-}2)$$

（2）样本均方值。

$$E[\hat{m}_x^2] = \frac{1}{N} \sum_{i=1}^{N} x_i^2 \qquad (2\text{-}3)$$

（3）样本方差。

$$\hat{\sigma}_x^2 = \frac{1}{N} \sum_{i=1}^{N} (x_i - \hat{m}_x)^2 \qquad (2\text{-}4)$$

样本平均值、样本均方值、样本方差三个描述统计量统称为一阶统计量。在实际估计中与上述表达式还有些差异，Matlab 中，若有 $x=1:10$，则采用式（2-2）可以计算出均值 mean(x)=5.5，采用式（2-4）计算方差 mean((x-5.5).^2)，可得到 8.25，然

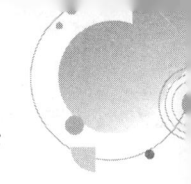

而 Matlab 中对方差的估计 var(x)= 9.166 7，两者结果不同。原因是为了达到无偏估计，实际估计方差使用了修正公式（原式加权 $\frac{N}{N-1}$）：

$$\hat{\sigma}_x^2 = \frac{1}{N-1}\sum_{i=1}^{N}(x_i-\hat{m}_x)^2 \tag{2-5}$$

（4）样本协方差。

$$\hat{C}_{xy}(m) = \frac{1}{N}\sum_{i=1}^{N}(x_{i+m}-\hat{m}_x)(y_i-\hat{m}_y) \tag{2-6}$$

式中，$\{y_i\}_{i=1}^{i=N}$ 是另外一个平稳随机过程的样本；$\hat{m}_y$ 是它的样本平均值。当 $\{x_i\}_{i=1}^{i=N}$ 与 $\{y_i\}_{i=1}^{i=N}$ 相同时，式（2-6）求到的就是样本自协方差。样本协方差是用来对协方差的估计：$C_{xy}(m) = E[(x(n+m)-m_x)(y(n)-m_y)]$。

（5）样本相关函数。

$$\hat{R}_{xy}(m) = \frac{1}{N}\sum_{i=1}^{N}x_{i+m}y_i \tag{2-7}$$

是对相关函数的估计：$R_{xy}(m) = E[x(n+m)y(n)]$。

样本协方差和样本相关函数两个描述统计量统称为二阶统计量，与计算卷积类似，两个序列的长度之和减一就是协方差和相关函数的长度。协方差的估计利用 xcov 函数进行，该函数有四个尺度 xcov(x,y)、xcov(x,y,'biased')、xcov(x,y,'unbiased')、xcov(x,y,'coeff')。其中，xcov(x,y,'biased')代表式（2-6）；xcov(x,y)没有 $\frac{1}{N}$ 的加权，估计结果会受到数据长度的影响，数据越长，该值就会越大，因而实际中不常用该尺度；xcov(x,y,'unbiased')是一种无偏估计，用 1/[N−abs(m)] 修正了式（2-6）的 $\frac{1}{N}$；xcov(x,y,'coeff')就是在式（2-6）的基础上用最大值进行了归一。下面代码和图 2-4 分别展示了四种尺度的效果，图 2-4 中，（a）为 xcov（x,y）尺度，（b）为 xcov（x,y,'biased')尺度，（c）为 xcov（x,y,'unbiased')尺度，（d）为 xcov(x,y,'coeff')尺度。观察图 2-4，可发现有三个协方差波形是一致的，但幅度数值大小不同，可以选用（b）（d）计算结果，如果涉及需要无偏估计，可以选用（c）结果。图 2-4 显示当 $m=0$ 时，有最大自协方差，这个很容易理解，即当信号没有平移时自相似达到最大。

相关函数的 Matlab 函数为 xcorr，用法与协方差完全一致，不再举例。平稳随机信号的相关函数和协方差理论上只相差一个常数，但是在用样本估计时，它们的差值为变量。

Matlab 代码：

```
x=rand(1,100);
N=length(x);
t_scale=-N+1:1:N-1;
y=xcov(x);           %默认值
y1=xcov(x,'biased');  %数据长度归一
y2=xcov(x,'unbiased'); %无偏估计
y3=xcov(x,'coeff');    %归一化
```

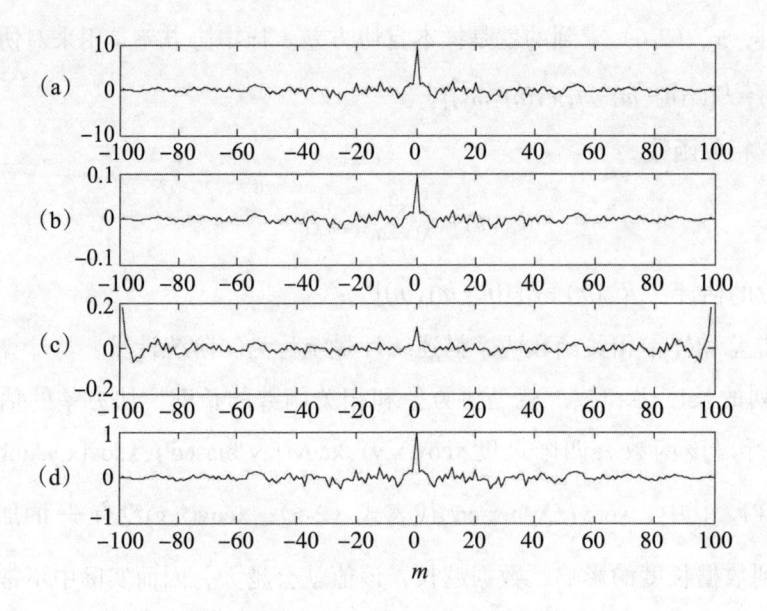

图 2-4 协方差估计的四种尺度

【例 2-4】设 x 是平稳随机实信号，证明自相关函数的 3 个有用性质：中心值最大 $R_x(0) \geq R_x(m)$、对称性 $R_x(m) = R_x(-m)$、极限值 $R_x(\infty) = m_x^2$。

证明：$\because E[x(n) - x(n+m)]^2 \geq 0$

$$\therefore E[x^2(n) - 2x(n)x(n+m) + x^2(n+m)] \geq 0$$

$$\therefore R_{xx}(0) \geq R_{xx}(m)$$

$m=0$ 时，自相关函数达到最大。

$$R_{xx}(-m) = E[x(n)x(n-m)] = E[x(k+m)x(k)] = R_{xx}(m)$$

自相关函数具有对称性。

$$R_{xx}(\infty) = \lim_{m \to \infty} E[x(n+m)x(n)]$$

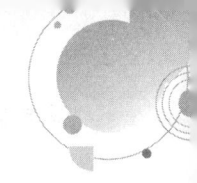

当 m 无穷大时，两个变量间的关联性越来越弱，两者间可以看成相互独立的，因此

$$R_{xx}(\infty) = \lim_{m \to \infty} E[x(n+m)]E[x(n)] = m_x^2$$

极限值可以用来估计均值。

（6）样本直方图。

直方图可以拟合一个信号的分布情况，绘制直方图即把信号最大值和最小值的间距平均分成若干个区域，数落在每个区域的个数，因而横坐标表示信号的大小，纵坐标表示分布情况。用该图可以推测信号的概率分布函数，下面是通过直方图估计信号概率分布的例子，分别以20个间隔计数得到如图2-5和图2-6所示的直方图，明显观察到图2-5中信号接近于在0到1之间的均匀分布，图2-6中信号接近于在–3到3之间的正态分布。有了假设后，可以继续用Matlab的拟合工具箱进行拟合（例如ksdensity函数能进行概率密度函数的估计），也可以直接在直方图基础上对 Y 轴大小进行调节（即单位间隔下每个间隔计数的比例），以图2-5为例，横坐标中每个间隔长度为1/20，每个间隔计数的比例等于纵坐标大小/1 000，概率密度函数曲线值近似为（纵坐标大小/1 000）/（1/20），图2-5中第一个间隔位置的幅度大小约为50，则概率密度大小约为1。

Matlab 代码：
x=rand(1,1000);%均匀分布信号
y=randn(1,1000);%正态分布信号
hist(x,20);%绘制直方图
figure;hist(y,20);%绘制直方图

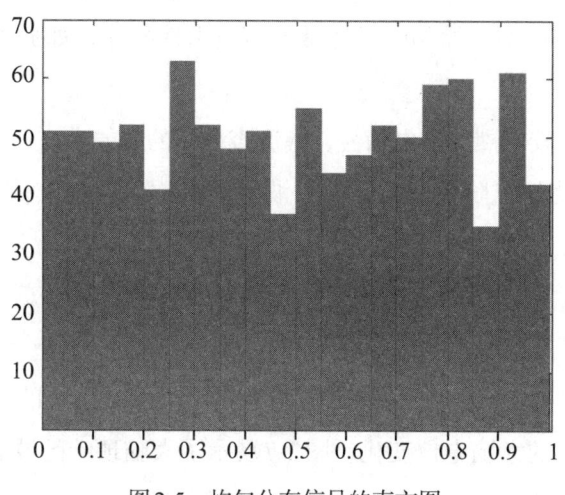

图2-5 均匀分布信号的直方图

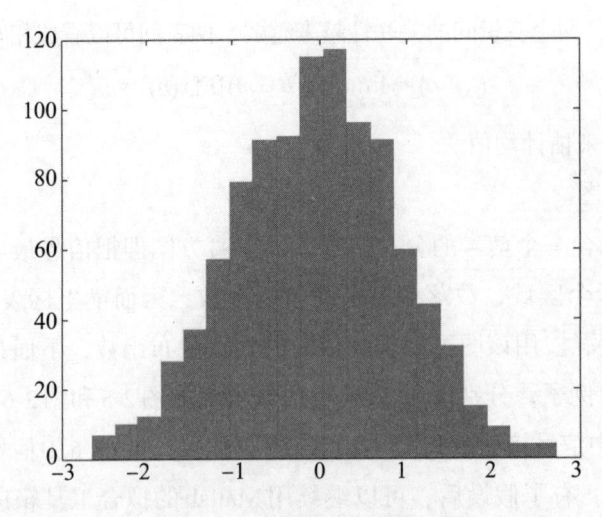

图 2-6　正态分布信号的直方图

5. 时域信号分析举例

从时域角度分析和获取信号特征的方法，已在脑电、心电、语音等类型的信号中较多采用。虽然语音信号具有时变特性，即非平稳性，但是在一个短时间范围内（一般认为在 10~30 ms），其特性基本保持不变，即语音信号具有短时平稳性。脑电信号也具有分段平稳的特性，但时间范围可以分钟计。分段后信号时域参数有短时能量、短时过零率、短时自相关函数和短时平均幅度差函数等多种特征。

以脑电信号为例，常采用以下参数刻画信号特征。

（1）采用过零间隔和峰值检测进行特征提取。前一指标突出背景活动的节律，后一指标突出瞬态特征。前者对大的慢波较适用，后者对小的快波较适用。

（2）利用直方图进一步提取特征，例如幅度直方图可以提取以下特征。

①均值——当均值不断漂移时，通常提示技术性故障，如放大器性能变差或电极接触不良。

②方差——起伏较剧烈的脑电信号，幅度直方图的方差大。

③偏歪度——就是三阶中心矩，表示波形的对称性，当其值显著地不为零时，表明波形有单向趋势。

④峭度——表示直方图的尖锐程度。当脑电的频率或幅度变化不大时，其值为负；当脑电含瞬态尖波时，峭度呈较大正值。

事件相关电位是指当外加一种特定的刺激作用于感觉系统的某一部位，在给予或撤销刺激时所产生的大脑电位变化。图 2-7 展示了大脑顶叶区域的事件相关电位变化情况，横坐标代表时间，0 时刻代表给予或撤销刺激的起始时刻，纵坐标代表电

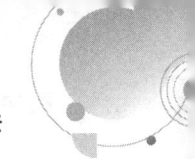

位。对于ERP时域信号，测量指标主要包括两个：第一个是潜伏期，测量每个峰值点对应的时刻，例如125 ms对应第一个正峰（简写为P1），160 ms对应第一个负峰（N1），这些时刻被称为潜伏期；第二个参数即幅度大小，可以是对应于峰值的幅度，也可以是一个时间窗的平均幅度，例如图2-7的晚成分有一个负的慢波，就可以测量600～1 000 ms的平均幅度。每个样本都可以测量出相应的潜伏期和幅度，多个样本就可以进行统计分析。

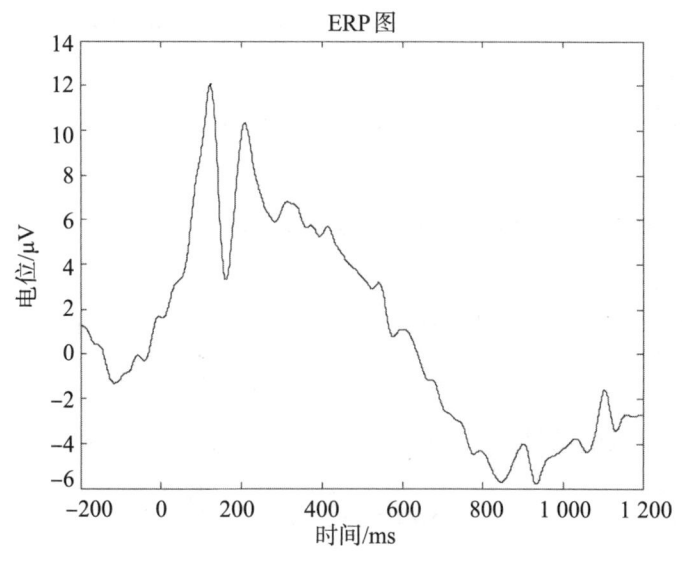

图2-7 事件相关电位示意图

心电信号（图1-8）中包含R、P、T等典型的与时间相关的波峰，这些波的潜伏期和幅度能一定程度反映心脏生理特征，也需要能检测和提取出这些时间相关的成分的潜伏期和幅度，例如常常需要对心电R波进行检测或对RR间隔大小进行估计，以估计心率大小和监测健康情况。

第二节 频域分析方法

1. 确定信号的频域分析

从不同的角度分析信号能获得不同的特征，时域和频域从不同方面展示了一个信号的不同特征。傅里叶变换提供了频域分析的理论基础：把一个无论多复杂的信号分解成多频率复指数信号的线性组合，即可获得对应频率成分的幅度和相位值。

离散傅里叶变换（Discrete Fourier Transform，DFT）作为傅里叶变换理论的一种近似而得到广泛应用，它的快速傅里叶算法（Fast Fourier Transform，FFT）保证了DFT在信号处理中的应用。

在信号处理过程中，由于傅里叶变换理论，可以把一个无论多复杂的输入信号分解成复指数信号的线性组合，那么系统的输出是相同频率的复指数信号的加权线性组合，加权值就是该系统在对应频率的频率响应值。即，如果一个线性时不变系统的输入可以表示为周期复指数信号的线性组合，那么输出也一定能表示成这种形式，并且输出的线性组合中的加权系数与处理系统中对应的参数有关。由此可知傅里叶变换的作用：一方面可多角度提取和理解信号特征，另一方面使得处理信号变得简单。

对于确定信号，频域分析的参数主要包括以下两个。

（1）幅度谱。

设 N 点长序列 $x(n)$ 的DFT为 $X(k)$，$X(k)$ 通常为离散的复序列，可以用下式表示：

$$X(k) = |X(k)| e^{j\angle X(k)} \tag{2-8}$$

代入傅里叶变换的反变换公式有：

$$x(n) = \frac{1}{N} \sum_{k=0}^{N-1} |X(k)| e^{j\left[\frac{2\pi}{N}kn + \angle X(k)\right]} \tag{2-9}$$

离散傅里叶变换的模 $|X(k)| = \sqrt{[\text{Re}(X(k))]^2 + [\text{Im}(X(k))]^2}$，表示信号 $x(n)$ 的各复指数信号的频率分量（$\omega_k = \frac{2\pi}{N}k, 0 \leqslant k \leqslant N-1$）的相对大小。例如，如果在 $k=0$ 附近小范围以外 $|X(k)|=0$，那么 $x(n)$ 信号集中在低频成分。如果序列 $x(n)$ 是实序列，那么 $X(k)$ 偶对称，$X(k) = X^*(N-k)$，即模数相等 $|X(k)| = |X(N-k)|$，幅角相反 $\angle X(k) = -\angle X(N-k)$。这时画出的幅度谱就是偶对称的，往往只需要画一半频率即可。

画幅度谱时，采用对数坐标也是很常见的，即幅度大小用 $20\lg|X(k)|$ 来代替，这时纵坐标的单位就是分贝（dB），0 dB对应 $|X(k)|$ 等于1，20 dB就对应10倍的增益，-20 dB对应衰减0.1，等等。

（2）相位谱。

$\angle X(k)$ 表示相位角，$\angle X(k) = \arctan \frac{\text{Im}[X(k)]}{\text{Re}[X(k)]}$，它的大小不会影响各复指数频率分量的大小，但能提供这些频率的初始相位信息。$\angle X(k)$ 对信号 $x(n)$ 的性质有着显

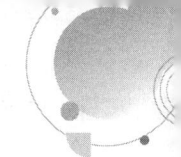

著的影响，因此一般包含了信号的大量信息，用相同的幅度谱和不同的相位谱组合得到的信号完全不同。

如果序列 $x(n)$ 是实序列，那么 $\angle X(k) = -\angle X(N-k)$，即相位谱奇对称。

【例2-5】设信号为 $x(n) = 2\cos\left(0.48\pi n + \frac{\pi}{3}\right) + \cos\left(0.52\pi n + \frac{\pi}{4}\right)$，利用Matlab的快速傅里叶算法FFT函数来分析下列情况的幅度谱和相位谱。

a.采集数据长度 $N=10$ 点，即 $0 \leqslant n \leqslant 9$，做10点的DFT。

b.采集数据长度 $N=10$ 点，但补90个零，做100点的DFT。

c.采集数据长度 $N=100$ 点。

解：该信号包含两个频率成分，分别为 0.48π 和 0.52π，对应的初相位分别为 $\frac{\pi}{3}$ 和 $\frac{\pi}{4}$。利用FFT编程实现上述三种情况下的幅度谱和相位谱，分别计算10点FFT值、补零到100点FFT值和100点FFT值。为了比较频率，把点数坐标 k 通过 $\omega_k = \frac{2\pi}{N}k$ 转化成频率坐标，由于幅度谱和相位谱均具有对称性，只画出一半的频域结果即可，因此 ω_k 的范围为 $0 \sim \pi$，把它归一化，则Matlab代码如下，最后结果如图2-8所示。图2-8中，左侧为幅度谱，右侧为相位谱，横坐标以π为单位，由上至下分别为a、b、c条件的结果。

```matlab
Matlab代码：
clear
n=0:99;
x=2*cos(0.48*pi*n+pi/3)+cos(0.52*pi*n+pi/4);
a=fft(x(1:10));%10点DFT
b=fft(x(1:10),100);%补零到100点DFT
c=fft(x);%100点DFT
subplot(321);stem(2*[0:5]/10,abs(a(1:6)));%画出幅度谱
subplot(323);stem(2*[0:50]/100,abs(b(1:51)));
subplot(325);stem(2*[0:50]/100,abs(c(1:51)));
subplot(322);stem(2*[0:5]/10,angle(a(1:6)));%画出相位谱
subplot(324);stem(2*[0:50]/100,angle(b(1:51)));
subplot(326);stem(2*[0:50]/100,angle(c(1:51)));
```

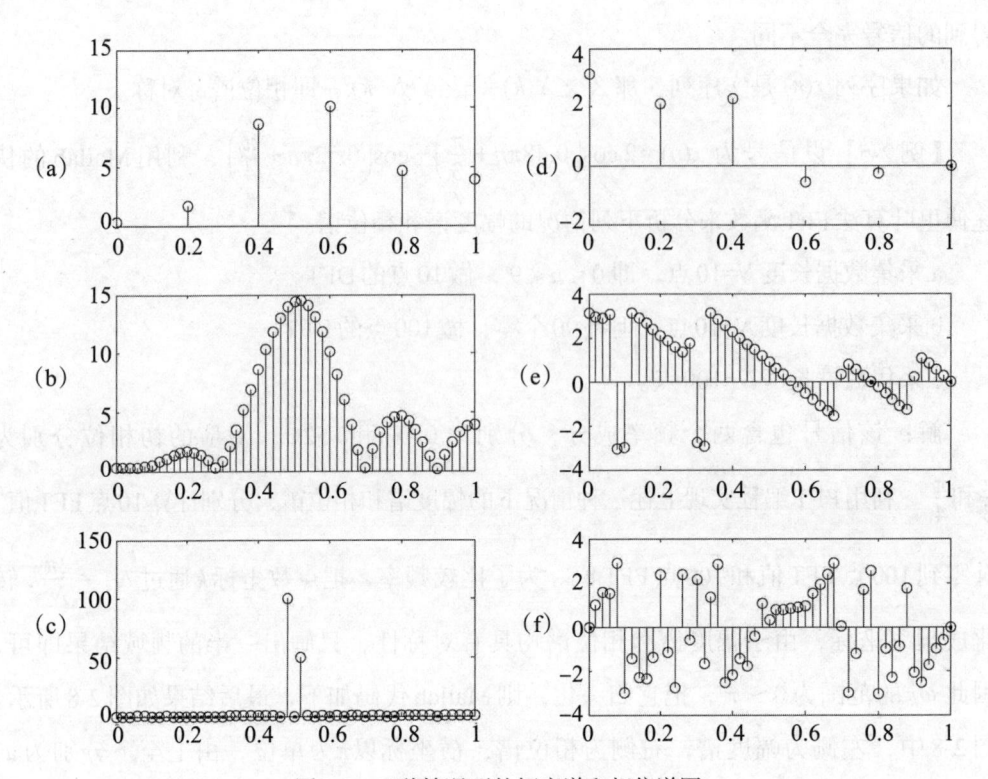

图2-8 三种情况下的幅度谱和相位谱图

先观察幅度谱结果，图2-8（a）是采集10点，然后做傅里叶变换，由于数据点数太少，频域分辨率为 $\frac{2\pi}{10}=0.2\pi$，分辨率太低，发生混叠现象，幅度谱反映该信号频率分布情况主要包括0.2π、0.4π、0.6π、0.8π、π等成分，不能真实反映原信号成分。图2-8（b）是10个信号点再补90个零后的幅度谱，即高密度频谱图，可以改善栅栏现象，从图中可以看出该信号包含最大成分$\omega=0.52\pi$，几乎包括了所有频率成分，这个结果也和原信号只包含两个频率成分不相符合。图2-8（c）采集了100个数据点，我们可以计算出它的分辨率为 $\frac{2\pi}{100}=0.02\pi$，由于有足够的数据，幅度谱清晰地反映了原信号包含的两个频率成分0.48π和0.52π，且低频成分幅度是高频成分的2倍，这就是高分辨率频谱图，能够分辨靠得很近的频率成分。

再来观察相位谱图，a和b条件下结果无法反映信号特征；c中0.48π和0.52π对应的纵坐标恰好是 $\frac{\pi}{3}$ 和 $\frac{\pi}{4}$ [图2-8（f）]，为什么其他频率位置也出现了相位值呢？进一步观察FFT的结果，发现数据变量c(1:3)= 1.0e–013*(0.031 1　0.148 1 + 0.239 2i　0.001 5

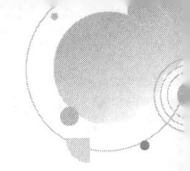

+ 0.288 9i），即由于计算误差原因，实部和虚部不为零，还留有非常小的数据，因此就会计算出相应的相位值，这些值都需要抛弃，实际中可以利用幅度谱结果来处理。例如当幅度谱为零时，相位谱也设为零。

通过上述讨论，利用FFT做谱分析时各参数的选择需要注意以下几点。

采样频率应满足采样定理：

$$f_s \geqslant 2F_h \tag{2-10}$$

或

$$T \leqslant 1/2F_h \tag{2-11}$$

往往一段信号的频谱是在整个频率范围内，因而要先通过一个带通滤波器来限制信号的最高频率。

离散傅里叶变换的点长 N 与采样率和要求达到的频域分辨率有关，为

$$N = \frac{f_s}{\Delta f} \geqslant \frac{2F_h}{\Delta f} \tag{2-12}$$

一般地，为了FFT计算快速，N 都尽量取为2的幂次。

采集信号的持续时间为

$$t_p = NT \tag{2-13}$$

2. 随机信号的频域分析

随机信号是能量无穷的信号，是功率信号，不满足傅里叶变换的条件，即不能直接用傅里叶变换求得，但可以估计其平均能量，即功率谱密度，以此来反映它的频率成分以及各成分的相对强弱。根据帕塞瓦尔定理（能量守恒），计算信号的能量可以从时域入手也可以从频域入手，公式如下：

$$\sum_{n=-\infty}^{\infty} |x(n)|^2 = \frac{1}{2\pi} \int_{-\pi}^{\pi} |X(e^{jw})|^2 dw \tag{2-14}$$

则平均能量即功率谱密度为

$$P_x(e^{jw}) = E\left(\sum_{n=-\infty}^{\infty} |x(n)|^2\right) = E\left(\frac{1}{2\pi}\int_{-\pi}^{\pi} |X(e^{jw})|^2 dw\right) = E\left(|X(e^{jw})|^2\right) \tag{2-15}$$

因而随机信号的频域分析有多种方法来估计式（2-15），这里介绍两种经典估计方法和一种改进的方法。

（1）自相关法。

自相关法的理论基础是维纳-辛钦定理，美国数学家布莱克曼（Blackman）和图

基（Tukey）提出利用自相关法实现，也称为"BT法"。假设记录了随机信号的有限长序列 $x(n)$，该序列为实序列，且点长为 N，如何采用 N 点长序列 $x(n)$ 来估计式（2-15）的功率谱密度呢？

由于
$$\hat{P}_x(e^{jw}) = E\left(\left|X(e^{jw})\right|^2\right) = E\left(\lim_{N\to\infty}\left|X_N(e^{jw})\right|^2\right) \tag{2-16}$$

式中
$$X_N(e^{jw}) = \sum_{n=0}^{N-1} x(n)e^{-jwn} = \sum_{n=-\infty}^{+\infty} x(n)w(n)e^{-jwn} \tag{2-17}$$

$w(n)$ 是 N 点长的矩形窗函数。

则
$$\hat{P}_x(e^{j\omega}) = E(\lim_{N\to\infty}\left|X_N(e^{j\omega})\right|^2) = E\left[\lim_{N\to\infty}\left(X_N(e^{j\omega})X_N^*(e^{j\omega})\right)\right]$$

$$= E\left[\lim_{N\to\infty}\left(\sum_{n=-\infty}^{\infty} x(n)w(n)e^{-jwn}\sum_{k=-\infty}^{\infty} x(k)w(k)e^{jwk}\right)\right]$$

$$= E\left\{\lim_{N\to\infty}\left[\sum_{n=-\infty}^{\infty}\sum_{k=-\infty}^{\infty} x(n)x(k)w(n)w(k)e^{-jw(n-k)}\right]\right\}$$

$$= \lim_{N\to\infty}\left\{\sum_{n=-\infty}^{\infty}\sum_{k=-\infty}^{\infty} E[x(n)x(k)]w(n)w(k)e^{-jw(n-k)}\right\}$$

$$= \lim_{N\to\infty}\left[\sum_{n=-\infty}^{\infty}\sum_{k=-\infty}^{\infty} R_x(n-k)e^{-jw(n-k)}w(n)w(k)\right]$$

由于两个矩形窗的时间范围都是 [0, N–1]，则

$$\hat{P}_x(e^{jw}) = \lim_{N\to\infty}\left[\sum_{n=0}^{N-1}\sum_{k=0}^{N-1} R_x(n-k)e^{-jw(n-k)}\right]$$

令 $m=n-k$，则 m 变量范围为 [–(N–1), N–1]，考虑两个求和符号转变为一个求和符号。当 $m=0$，即 $n=k$ 时，共有 N 项求和；当 $m=1$，即 $n=k+1$ 时，共有 $N-1$ 项求和；当 $m=N-1$，即 $n=k+N-1$ 时，只有 1 项求和；当 $m=-(N-1)$，即 $n=k-(N-1)$ 时，也只有 1 项求和。总结出两个求和符号转变成一个求和符号时有 $(N-|m|)$ 项求和，则功率谱估计公式化简为

$$\hat{P}_x(e^{jw}) = \lim_{N\to\infty}\left[\sum_{m=-(N-1)}^{N-1}(N-|m|)R_x(m)e^{-jwm}\right]$$

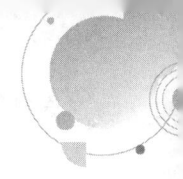

设 $v(m) = \begin{cases} N-|m|, |m|<N, \\ 0, 其他, \end{cases}$ DTFT $\Rightarrow V(e^{j\omega}) = \left(\dfrac{\sin\dfrac{N\omega}{2}}{\sin\dfrac{\omega}{2}}\right)^2$

式中，DTFT 为离散时间傅里叶变换；$v(m)$ 是一个三角窗，则功率谱为

$$\hat{P}_x(e^{jw}) = \lim_{N\to\infty}\left(\sum_{m=-(N-1)}^{N-1} v(m)R_x(m)e^{-jwm}\right)$$

由于时域相乘对应于频域的卷积，当 N 趋于无穷时，三角窗趋于一个冲击函数，因此频域卷积结果还是自相关函数的傅里叶变换，即功率谱与自相关函数是一对傅里叶变换对：

$$\hat{P}_x(e^{jw}) = \sum_{m=-\infty}^{\infty} R_x(m)e^{-jwm} \tag{2-18}$$

而自相关函数也只能通过有限长序列（N 点长）进行估计 [式（2-7）]，实际功率谱估计公式如下：

$$\hat{P}_x(e^{j\omega}) = \sum_{m=-\infty}^{+\infty} \hat{R}_x(m)e^{-j\omega m} = \sum_{m=-(N-1)}^{N-1} \hat{R}_x(m)e^{-j\omega m} \tag{2-19}$$

实际数值计算时，先计算出 m 从 $-(N-1)$ 到 $N-1$ 的 $2N-1$ 个相关函数值，自相关函数具有对称性，但这是对 Y 轴的对称，为了保证功率谱估计结果为实数，自相关序列需要具有周期内的偶对称性。因而需要把自相关函数的左部分 $-(N-1)$ 到 -1 部分移动到 $N-1$ 后，然后对这些数据进行 FFT 计算（参考下面的实例 2-6），最终获得功率谱估计值。

（2）周期图法。

19 世纪末，英国物理学家舒斯特（Schuster）提出用傅里叶级数的幅度平方作为函数中功率的度量，并将其命名为"周期图"（periodogram）。这是经典谱估计的最早提法，至今仍然被沿用，从式（2-16）易推出 N 点长序列 x 的功率谱密度为

$$\hat{P}_x(e^{j\omega}) = \dfrac{1}{N}|X(e^{j\omega})|^2 \tag{2-20}$$

【例 2-6】用自相关法和周期图法估计闭眼脑电信号的功率谱密度，数据采样率为 250 Hz。

解：利用式（2-19）和式（2-20），可以估计出功率谱，需要注意的就是数据点长的问题。本例的信号数据长度为 4 500 点，先估计该信号的自相关函数，自相关函数长度为 8 999 点；然后把左半边移到右边，这样能保证自相关的最大值 $R(0)$ 出现在

自相关序列的第一个值，才能确保该函数的偶对称性，对其傅里叶变换后，则值也是实偶对称的。但由于计算误差，观察到有极小的虚部值，所以需要取实部运算。估计出来的功率谱长度为 8 999 点，对应频域范围为 0—125—0 Hz，由于功率谱具有偶对称性，表现数据结果时，通常取一半数据来表达（4 500），代表频域范围为 0～125 Hz。

周期图法估计需要先求信号的 FFT，再取模平方，在计算 FFT 时注意点长的确定，可以计算与信号等长的 FFT，但为了和自相关法进行比较，本例把计算 FFT 的点长设为 8 999。下面是 Matlab 代码，图 2-9 显示自相关法和周期图法估计的功率谱结果完全相同，即两种方法虽然有差异，但估计结果完全等同。同时，也观察到闭眼脑电主要集中在 alpha 波段，即 8～13 Hz。

```
Matlab 代码：
clear
load eegclose
data=eegclose(:,76);fs=250;
N=length(data);
rx=xcorr(data,'biased');          %估计自相关函数
rxx=[rx(N:end);rx(1:N-1)];
%把左半边移到右边去，m=0:N-1放在前面，确保实偶对称性
P_xiangguanfa=real(fft(rxx));     %实偶对称，但有计算误差，取实部
P_zhouqitu=abs(fft(data,length(rxx))).^2/N;   %周期图法
%画一半频率的功率谱
subplot(211);plot(0:fs/2/N:fs/2-fs/2/N,P_xiangguanfa(1:N));
title('自相关法');xlabel('频率/Hz');ylabel('功率/μV平方')
subplot(212);plot(0:fs/2/N:fs/2-fs/2/N,P_xiangguanfa(1:N));
title('周期图法');xlabel('频率/Hz');ylabel('功率/μV平方')
```

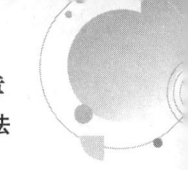

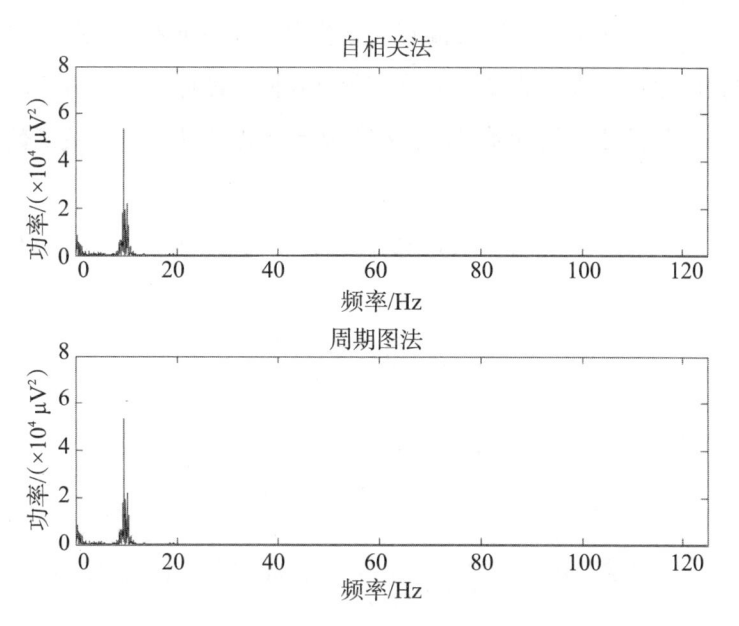

图 2-9　闭眼脑电信号的两种功率谱估计方法对比 1

图 2-9 的纵坐标达到 10^4，可以转为 dB 单位，重新绘出功率谱估计结果（如图 2-10 所示），可以观察到功率谱估计的方差特性不好，起伏剧烈；如果改变数据长度再重复上述过程，会发现数据越长起伏越严重。下面就来分析这两种估计方法的质量。

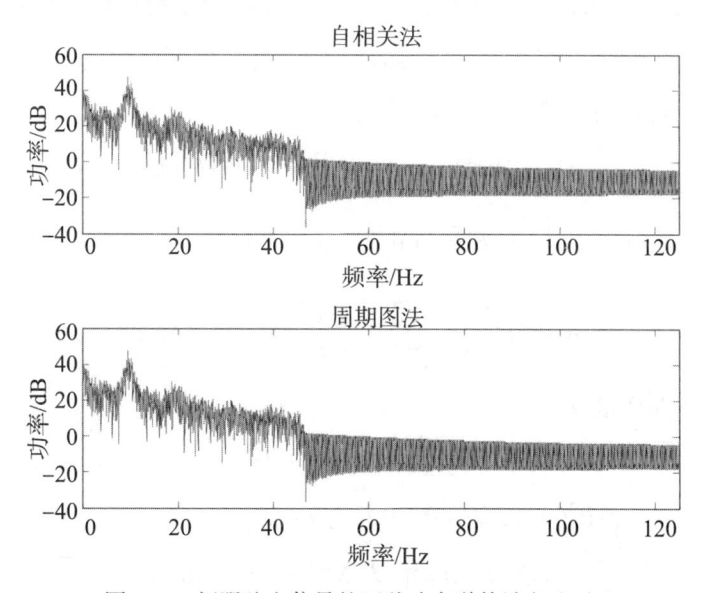

图 2-10　闭眼脑电信号的两种功率谱估计方法对比 2

估计的质量一般从两方面进行衡量：一是偏差，看估计的均值，即多个样本估计的平均是否与真实值相等（无偏还是有偏估计）；二是方差，看多个样本估计的方差是否为零。若满足无偏（渐进无偏）且方差为零（趋于零），则估计是一致估计。由于上述两种功率谱估计方法结果一致，所以我们只需评估一种方法的估计质量即可，下面评估自相关法的估计质量。自相关法首先需要估计自相关函数，那么这个估计质量如何呢？

【例2-7】 设有来自零均值高斯过程的一个N点长序列样本$x(n)$，自相关函数估计是否为一致估计？

解：
$$\hat{R}_x(m) = \frac{1}{N} \sum_{n=0}^{N-1} x(n+m)x(n)$$

为保证$x(n+m)$不超过数据长度，有

$$n + |m| \leq N-1 \Rightarrow n \leq N - |m| - 1$$

$$\therefore \hat{R}_x(m) = \frac{1}{N} \sum_{n=0}^{N-|m|-1} x(n+m)x(n), m = 0, \pm 1, \pm 2, \cdots$$

（1）首先看偏差：

$$E[\hat{R}_x(m)] = \frac{1}{N} \sum_{n=0}^{N-|m|-1} E[x(n+m)x(n)] = \frac{N-|m|}{N} R_x(m)$$

m越大，偏差越大，$m=N$时，$E[\hat{R}_x(m)] = 0$，偏差了$R_x(N)$。

因此，使用xcorr函数的无偏估计参数，系数加权会采用$[1/(N-\mathrm{abs}(m))]$。

当$N \to \infty$时，$E[\hat{R}_x(m)] = R_x(m)$。因而是有偏估计，但渐进无偏。

（2）方差：自相关函数估计的方差是否为零。

证明：
$$\mathrm{Var}[\hat{R}_x(m)] = E[\hat{R}_x^2(m)] - E^2[\hat{R}_x(m)]$$

$$\because E[\hat{R}_x(m)] = \frac{N-|m|}{N} R_x(m)$$

$$E[\hat{R}_x^2(m)] = \frac{1}{N^2} \sum_{i=0}^{N-|m|-1} \sum_{j=0}^{N-|m|-1} E(x_i x_{i+m} x_j x_{j+m})$$

对零均值高斯变量有

$$E(x_i x_{i+m} x_j x_{j+m}) = E(x_i x_{i+m})E(x_j x_{j+m}) + E(x_i x_j)E(x_{i+m} x_{j+m}) + E(x_i x_{j+m})E(x_j x_{i+m})$$

$$= R_x^2(m) + R_x^2(i-j) + R_x(i-j+m)R_x(i-j-m)$$

$$\therefore \mathrm{Var}[\hat{R}_x(m)] = E[\hat{R}_x^2(m)] - E^2[\hat{R}_x(m)]$$

$$= \frac{1}{N^2} \sum_{i=0}^{N-|m|-1} \sum_{j=0}^{N-|m|-1} [R_x^2(i-j) + R_x(i-j+m)R_x(i-j-m)]$$

把两个求和符号转换为一个求和符号：

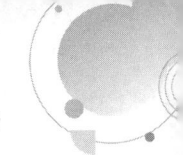

令 $l=i-j$，则 $-(N-|m|-1) \leq l \leq N-|m|-1$。

当 $l=0$，即 $i=j$ 时，共有 $N-|m|$ 项求和；

当 $l=1$，即 $i=j+1$ 时，共有 $N-|m|-1$ 项求和；

当 $l=N-|m|-1$，即 $i=j+N-|m|-1$ 时，只有 1 项求和；

当 $l=-(N-|m|-1)$，即 $i=j-(N-|m|-1)$ 时，也只有 1 项求和。

总结，有 $(N-|m|-|l|)$ 项求和。

$$\therefore \mathrm{Var}[\hat{R}_x(m)] = \frac{1}{N^2} \sum_{l=-(N-|m|-1)}^{N-|m|-1} (N-|m|-|l|)[R_x^2(l) + R_x(l+m)R_x(l-m)]$$

$$= \frac{1}{N} \sum_{l=-(N-|m|-1)}^{N-|m|-1} \frac{(N-|m|-|l|)}{N} [R_x^2(l) + R_x(l+m)R_x(l-m)]$$

当 N 趋于无穷时上式将趋于零，自相关函数估计的方差趋于零。

因此相关函数的直接估计法是一致估计，估计质量较好。

为了更好地理解自相关函数的估计是一致估计，下面用数值计算的方式展现估计的偏差和方差的情况，用 randn 产生零均值、方差为 1 的高斯分布信号 x。

```
Matlab 代码：
clear
Num=100;                    %样本数，用多个样本代替无穷长样本
x=randn(1000,Num);          %产生100个1000点长的序列样本
for i=1:Num
    [y(:,i),lag]=xcorr(x(:,i),'biased');  %估计每个样本的自相关函数
end
plot(lag,mean(y,2))         %自相关函数估计的均值
figure
plot(lag,var(y'))           %自相关函数估计的方差
```

由图 2-11（a）可知，零均值高斯过程信号的自相关函数估计的平均值接近理想值，即只有 $m=0$ 时有值且为方差大小（1），其他延迟值 m 时都为 0，所以是渐进无偏。图 2-11（b）显示当样本数较大时（本例为 1 000），自相关函数估计的方差刻度最大是 2.5×10^{-3}，趋于零，因此自相关函数的估计是一致估计。

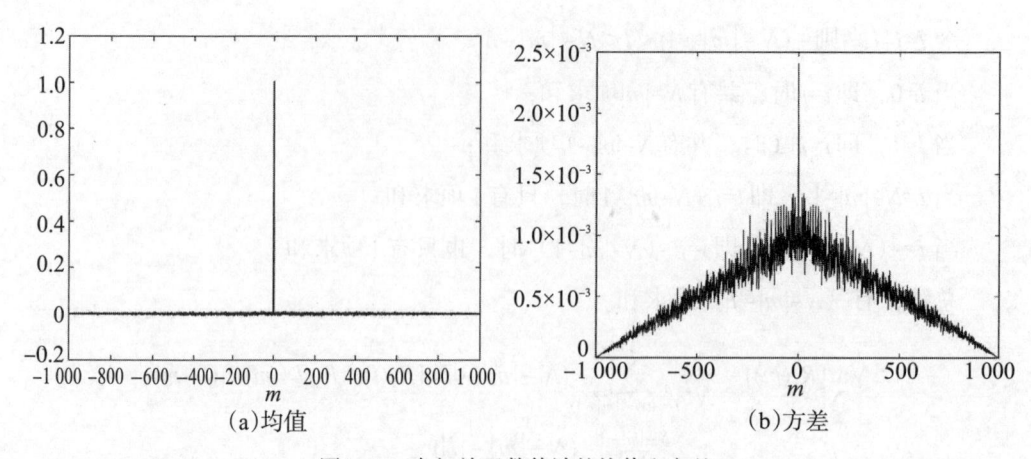

图 2-11 自相关函数估计的均值和方差

【例2-8】 设有来自零均值高斯过程的一个 N 点长序列样本 $x(n)$，功率谱密度估计是否为一致估计？

解：（1）首先计算偏差：

$$E[\hat{P}_x(e^{j\omega})] = E[\sum_m \hat{R}_x(m)e^{-j\omega m}] = \sum_m E[\hat{R}_x(m)]e^{-j\omega m}$$

$$\because E[\hat{R}_x(m)] = \frac{N-|m|}{N} R_x(m)$$

$$\therefore E[\hat{P}_x(e^{j\omega})] = \sum_m \frac{N-|m|}{N} R_x(m)e^{-j\omega m}, \quad m \subset [-(N-1), N-1]$$

设

$$v^N(m) = \begin{cases} 1 - \frac{|m|}{N}, & |m| < N \\ 0, & \text{其他} \end{cases} \quad \text{DTFT} \Rightarrow V^N(e^{j\omega}) = \frac{1}{N}\left(\frac{\sin\frac{N\omega}{2}}{\sin\frac{\omega}{2}}\right)^2$$

则

$$E[\hat{P}_x(e^{j\omega})] = \sum_m [R_x(m) \, v^N(m)]e^{-j\omega m} = FT[R_x(m) \cdot v^N(m)]$$

时域相乘等于频域卷积，上式化为

$$E[\hat{P}_x(e^{j\omega})] = \frac{1}{2\pi}\int_{-\pi}^{\pi} P_x(e^{j\lambda})V^N(e^{j(\omega-\lambda)})d\lambda$$

从时域上看，是相关函数乘以了三角窗函数，使得该估计为有偏估计；从频域上看，真实功率谱被窗口谱所卷积。当 N 无穷大时，窗口谱趋于冲击函数，真实功率谱等于理想功率谱，所以是渐进无偏。为了防止加窗造成的泄漏效应，窗口谱的主叶宽要小于真实谱中最窄峰宽 B，即 $4\pi f/N < B$，即观测点足够多即可。

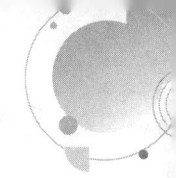

(2) 计算方差：功率谱估计的方差是否为零。

$$\because \text{cov}(xy) = E[(x-E(x))(y-E(y))] = E(xy) - E(x)E(y)$$

$$\therefore \text{cov}[\hat{P}_x(\omega_1)\hat{P}_x(\omega_2)] = E[\hat{P}_x(\omega_1)\hat{P}_x(\omega_2)] - E[\hat{P}_x(\omega_1)]E[\hat{P}_x(\omega_2)]$$

其中，

$$\because \hat{P}_x(\omega) = \frac{1}{N}|X(\omega)|^2 = \frac{1}{N}\sum_{l=0}^{N-1}\sum_{k=0}^{N-1}x_l x_k e^{j\omega(k-l)}$$

$$\therefore E[\hat{P}_x(\omega)] = \frac{1}{N}\sum_{l=0}^{N-1}\sum_{k=0}^{N-1}E[x_l x_k]e^{j\omega(k-l)} = \sigma_x^2$$

又有

$$E[\hat{P}_x(\omega_1)\hat{P}_x(\omega_2)] = \frac{1}{N^2}\sum_{l=0}^{N-1}\sum_{k=0}^{N-1}\sum_{m=0}^{N-1}\sum_{n=0}^{N-1}E[x_l x_k x_m x_n]e^{j\omega_1(k-l)+j\omega_2(m-n)}$$

对零均值高斯变量有

$$E[x_k x_l x_m x_n] = E[x_k x_l]E[x_m x_n] + E[x_k x_m]E[x_l x_n] + E[x_k x_n]E[x_l x_m]$$

$$= \begin{cases} \sigma_x^4, & \text{当} k=l, \ m=n \text{或} k=m, \ l=n \text{或} k=n, \ l=m \text{时} \\ 0, & \text{其他} \end{cases}$$

$$\therefore E[\hat{P}_x(\omega_1)\hat{P}_x(\omega_2)] = \frac{\sigma_x^4}{N^2}\left[N^2 + \sum_{m=0}^{N-1}\sum_{n=0}^{N-1}e^{j(\omega_1+\omega_2)(m-n)} + \sum_{m=0}^{N-1}\sum_{n=0}^{N-1}e^{j(\omega_1-\omega_2)(n-m)}\right]$$

$$= \sigma_x^4\left[1 + \left(\frac{\sin\frac{N(\omega_1+\omega_2)}{2}}{N\sin\frac{(\omega_1+\omega_2)}{2}}\right)^2 + \left(\frac{\sin\frac{N(\omega_1-\omega_2)}{2}}{N\sin\frac{(\omega_1-\omega_2)}{2}}\right)^2\right]$$

$$\Rightarrow \text{cov}[\hat{P}_x(\omega_1)\hat{P}_x(\omega_2)] = E[\hat{P}_x(\omega_1)\hat{P}_x(\omega_2)] - E[\hat{P}_x(\omega_1)]E[\hat{P}_x(\omega_2)]$$

$$= \sigma_x^4\left[\left(\frac{\sin\frac{N(\omega_1+\omega_2)}{2}}{N\sin\frac{(\omega_1+\omega_2)}{2}}\right)^2 + \left(\frac{\sin\frac{N(\omega_1-\omega_2)}{2}}{N\sin\frac{(\omega_1-\omega_2)}{2}}\right)^2\right]$$

当 $\omega_1 = \omega_2 = \omega$，$\text{Var}[\hat{P}_x(\omega)] = \sigma_x^4\left[1 + \left(\frac{\sin N\omega}{N\sin\omega}\right)^2\right]$，$N \to \infty$ 时，方差趋于 σ_x^4。

功率谱估计的方差不为零，因此周期图法或自相关法的功率谱估计不是一致估计，估计质量较差，方差变化剧烈。

另外，当 $\omega_1 = 2\pi k/N$，$\omega_2 = 2\pi l/N$ 时，有

$$\text{cov}[\hat{P}_x(\omega_1)\hat{P}_x(\omega_2)] = \sigma_x^4 \left[\left(\frac{\sin(k+l)\pi}{N\sin\frac{(k+l)\pi}{N}}\right)^2 + \left(\frac{\sin(k-l)\pi}{N\sin\frac{(k-l)\pi}{N}}\right)^2\right]$$

当 $k \neq l$ 时，上式为零，说明这两频率点的估计值不相关。当 N 越大时，说明临近频率的估计值都不相关，即估计结果变化剧烈，起伏严重。

为了更好地理解功率谱的估计不是一致估计，下面用数值计算的方式展现估计的偏差和方差情况，用 randn 产生零均值、方差为1的高斯分布信号 x。

```
Matlab 代码：
clear
Num=10000;                          %样本数
x=randn(1000,Num);                  %产生10000个1000点长的序列样本
for i=1:Num
    y(:,i)=abs(fft(x(:,i))).^2/1000;  %用周期图法估计每个样本的功率谱
end
plot(linspace(0,2,1000),mean(y,2))  %功率谱估计的均值
figure
plot(linspace(0,2,1000),var(y'))    %功率谱估计的方差
```

由图2-12（a）可知，零均值高斯过程信号的功率谱估计的平均值在1上下起伏，接近理想值，即在整个频段（0~2π）范围内功率谱为常数（1），所以功率谱估计是渐进无偏。图2-12（b）显示，当样本数较大时（本例为10 000），功率谱估计的方差在频率π处接近2，其他频率都接近1，与例2-8中推导得到的理论值接近：$\text{Var}[\hat{P}_x(\omega)] = \sigma_x^4\left[1 + \left(\frac{\sin N\omega}{N\sin\omega}\right)^2\right]$。当 $\omega = \pi$，$N \to \infty$ 时，$\text{Var}[\hat{P}_x(\omega)] = \sigma_x^4[1+1] = 2$；其他频率值时，$\text{Var}[\hat{P}_x(\omega)] = \sigma_x^4 = 1$。说明估计的方差不趋于零，因此方差特性不好，估计不是一致估计。

（3）改进周期图法。

由于自相关和周期图这两种功率谱估计方法都不是一致估计，陆续有研究者提出了其他改进的功率谱估计方法：平均法，即对同一随机过程多段信号做多次周期

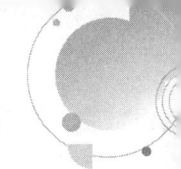

图法,再加以平均;平滑法,即对信号加窗以对单一功率谱估计加以平滑;Welch法,该方法结合了平均法和平滑法。由于Welch法估计的质量较好,均值是渐进无偏,方差趋于零,是一致估计,故该估计法被广泛应用于功率谱估计。

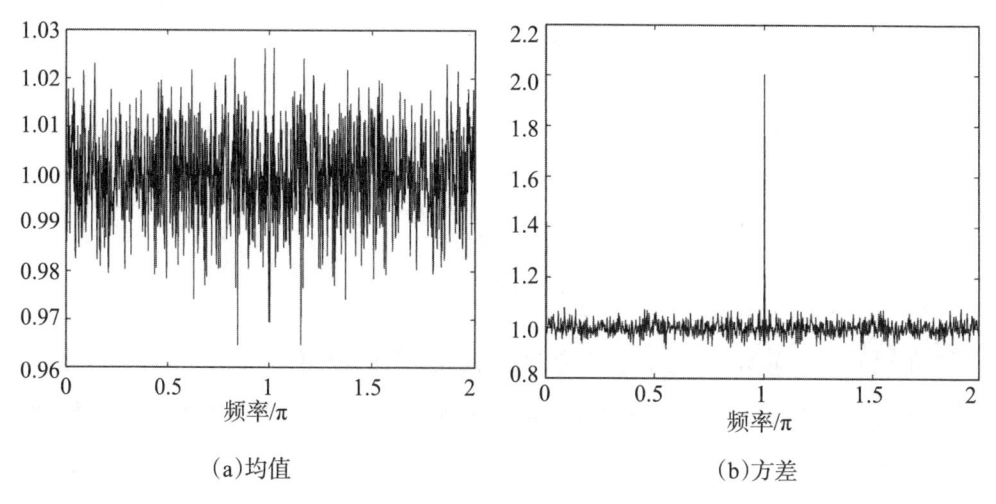

图2-12 周期图法估计功率谱的均值和方差

Welch方法实现步骤[Matlab的pwelch( )函数]:
① N 点信号 $x(n)$ 分成 k 段 L 点长的小段,每段可重叠;
② 每段信号加窗, $x_i(n) \otimes w(n)$;
③ 每段信号补零至 M 点长, M 为2的幂次;
④ 每段计算FFT,得到 $X_i(k)$, $0 \leqslant k \leqslant M-1$;
⑤ 用周期图法求每段的功率谱, $P_i(k) = \dfrac{1}{N}|X_i(k)|^2$;

⑥ 对 k 段功率谱求平均, $\hat{P}_x(K) = \dfrac{1}{ku}\sum\limits_{i=1}^{k}P_i(K)$,归一算子 $u = \dfrac{1}{M}\sum\limits_{n=0}^{M-1}w^2(n)$ 。

对例2-6采用Welch方法计算闭眼信号的功率谱,计算结果如图2-13所示,对比图2-10可观察到,该结果方差特性较好,不会有剧烈变化,同时清楚观察到闭眼有强alpha波;但也观察到Welch方法估计的alpha波峰值在20 dB左右,与图2-10显示的40 dB左右有较大差异。这个差异和运用该方法时自行设置的参数 k 、是否重叠、重叠多长、加什么窗等相关。

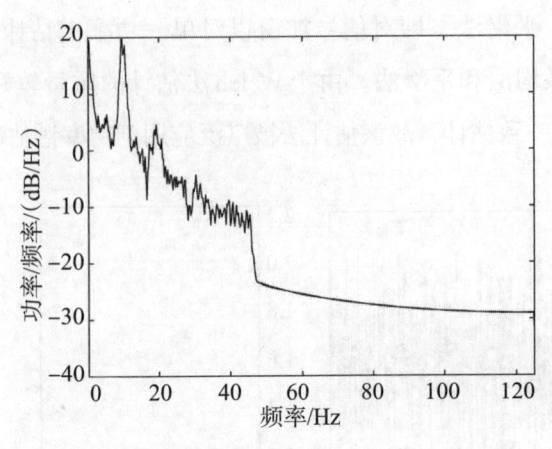

图 2-13　闭眼脑电信号 Welch 功率谱估计图

为了更好地理解 Welch 法，首先介绍 pwelch 函数的使用，pwelch 函数可以采用如下语句：[power,frequency]=pwelch(x,hamming(512),256,1 024,250)，等式左边代表两个输出，power 为功率大小，frequency 代表频率大小，等式右边五个输入参数分别代表要估计的信号 x、加 512 点长的汉明（hamming）窗、每段信号重叠 256 点、每段补零至 1 024 点、信号采样率为 250 Hz。

为了更好地理解 Welch 法估计功率谱是一致估计，用数值计算的方式展现该方法估计的偏差和方差情况，还是和前面类似，采用 randn 产生零均值、方差为 1 的高斯分布信号 x。

```
Matlab 代码：
clear
Num=10000;                    %样本数
x=randn(1000,Num);            %产生 10000 个 1000 点长的序列样本
for i=1:Num
    y(:,i)= pwelch(x(:,i), hamming(512),256,1024);  %用 Welch 法估计每个样本的功率谱
end
plot(linspace(0,1,513),mean(y,2))   %功率谱估计的均值
figure
plot(linspace(0,1,513),var(y'))     %功率谱估计的方差
```

由图 2-14（a）可知，零均值高斯过程信号的功率谱估计的平均值在 0.318 上下起

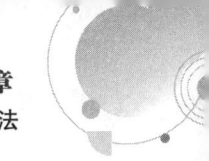

伏，与理论值1相比衰减了，所以功率谱估计可以看成是渐进无偏，但整体功率加权了0.318，这就是加窗平滑对功率谱大小的影响，图2-13和图2-10相比整体功率要低。图2-14（b）显示，当样本数较大时（本例为10 000），功率谱估计的方差约为0.05，趋于0，与图2-12相比，估计的方差趋于零，因此方差特性得到改善，估计可以看成是一致估计。

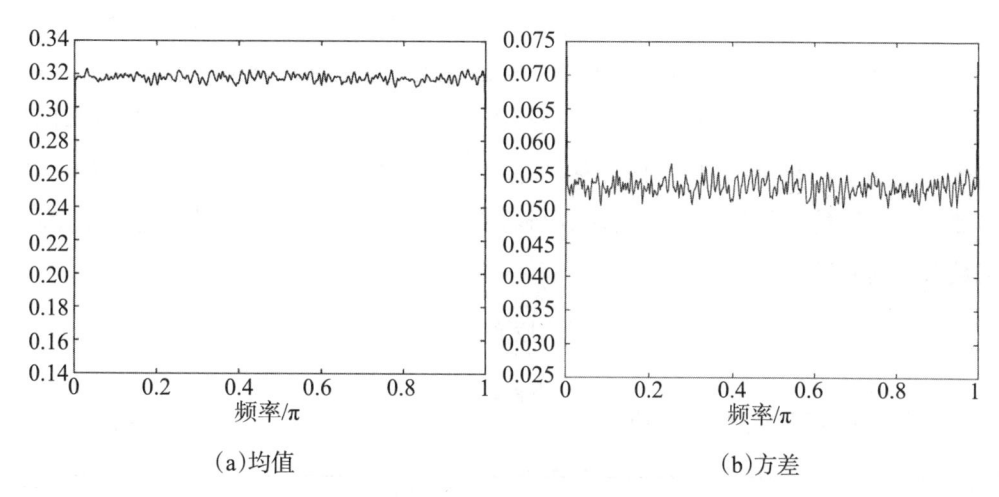

图2-14　Welch法估计功率谱的均值和方差

本小节介绍了三种功率谱估计的方法，周期图法和自相关法效果完全一样，方差特性差，当信号足够长时，建议采用改进的周期图法，获得功率谱的一致估计。但要注意测量功率谱大小时需要保持估计方法的一致，不能用周期图法的测量结果和Welch法结果对比，例如图2-10和图2-13测量出alpha波功率后对比就会产生错误的结论。

第三节　时频分析方法

假如信号非平稳，用上述方法对全部时间点信号估计功率谱可能得到错误的结论。短时傅里叶变换提供了一种简单的时频分析方法，可用来估计每个时刻对应的频谱。图2-15展示了短时傅里叶变换的过程，图2-15（a）为一段原始脑电数据，假设想要得到200 ms时间点上的频谱，可以用汉明窗对信号加窗截取500 ms的长度（200±250 ms），截取的信号如图2-15（a）中的方框所示；截取后的数据如图2-15（b）所示，其中①号线表示时间窗[-50, 450] ms中的原始数据，②号线表示用汉明窗截断的数据；对截取后的数据做快速傅里叶变换，获得幅度谱，结果如图 2-15（c）所示，展示了在时间点 200 ms 上的频谱。当选用的时间窗口在时间轴上移动时，便可以得到所有时间点上的频谱，全部计算完后，在每个时刻都有一个幅度谱向量，数据变成二维数据，通常用横坐标表示时间，纵坐标表示频率，不同颜色表示大小，形成一个图像。

采用滑动窗口的短时傅里叶变换方法时，一旦时间窗口选定，信号的频谱分辨率也就确定了。如果时间窗口选择不当，就会造成频谱泄漏或其他一些不需要的效应。为了避免此类问题，窗函数 $w(n)$ 的选择要尽量平滑。简单来说，好的时间窗口至少需要有以下三个标准：（1）时间窗口在频域是窄带的；（2）频域中，窗口有较少的旁瓣；（3）不能降低信号的信噪比。当需要分析信号的相对功率时，还需要除以窗函数自身的能量。

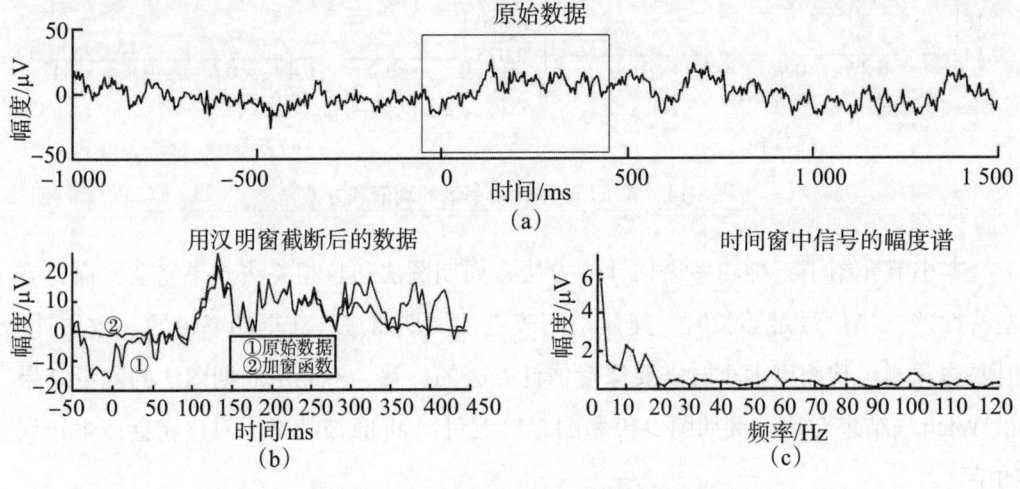

图 2-15 短时傅里叶变换步骤示例

【例 2-9】采用如下 Matlab 程序产生线性调频 chirp 波形，分别采用傅里叶变换和短时傅里叶变换方法估计该信号的幅频响应特性，并与时域波形对照进行分析。

```
Matlab 代码：
clear
fs=1000;                %1 000 的采样率
t=0:1/fs:2;             %2 s 的时间过程
y=chirp(t,0,1,50);      %线性调频信号，在 1 s 位置频率达到 50 Hz
plot(t,y); xlabel('时间/s'); ylabel('幅值')
```

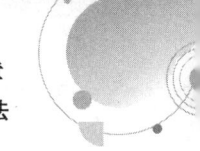

解：根据代码获得如图 2-16 的 chirp 信号，观察图，明显地，该信号随着时间的变化频率线性增加，具有非平稳性。

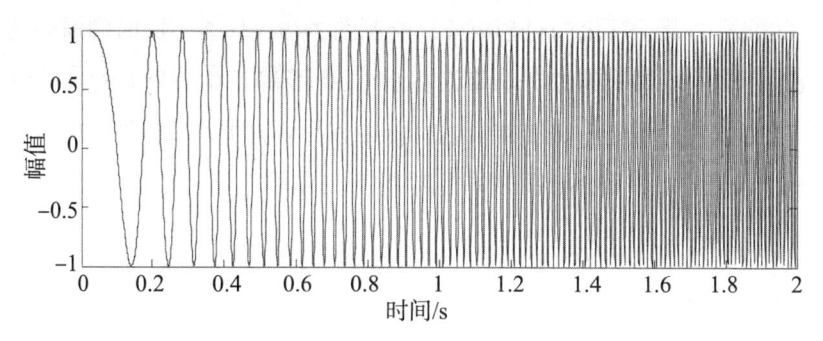

图 2-16　一段线性调频信号，在 1 s 时刻频率为 50 Hz

分别采用傅里叶变换方法和短时傅里叶方法估计该信号的幅频响应，代码如下。图 2-17 是对整个信号进行傅里叶变换后的幅频响应曲线，发现该信号频率成分主要集中在 0～100 Hz 频段，该图无法表现随时间变化频率的变化过程，且傅里叶变换是对整个时间过程的平均频率响应，处理对象通常为平稳信号，或者分段平稳信号。因而该结果具有片面性。

Matlab 代码：接上，傅里叶变换

fft_y=abs(fft(y));

figure(2);plot(0:0.5:500,fft_y(1:1001))

xlabel('频率/Hz');ylabel('幅值')

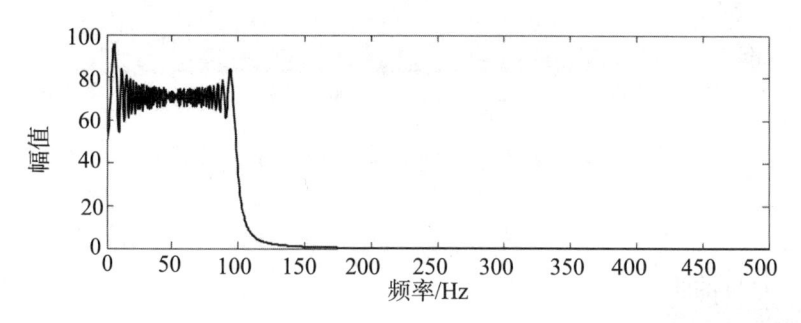

图 2-17　线性调频信号傅里叶变换法的幅频响应 1

图 2-18 为短时傅里叶变换分析的结果，随时间的变化，频率线性增加到 100 Hz，在 t=1 s 位置时，频率为 50 Hz。为了更多地了解 spectrogram 函数，首先解释语句[ffty,fre,times,p_res]=spectrogram(y,256,250,256,fs)中的输入输出变量含义，输入的五个变量的含义与 pwelch 函数类似，分别代表待分析的信号 y、加 256 点长的 hamming 窗、

重叠点长 250、计算 256 点长的 fft、信号采样频率为 fs；输出变量代表短时傅里叶变换矩阵 ffty、频率轴向量 fre、时间轴向量 times、不同时间窗的功率谱矩阵 p_res。取出频率和时间变量，及计算出的时频矩阵，绘制图 2-19，代表不同时间窗的功率谱曲线，可以观察到在不同时间窗口，功率谱在 0～100 Hz 频率中分别有对应的峰值，与线性调频信号频域特性相符。图 2-20 给出了 t=1 s 时对应的功率谱图，观察发现频域峰值在 50 Hz。这三个图反映出短时傅里叶变换在非平稳信号中具有非常好的应用价值。

```
Matlab 代码：接上
spectrogram(y,256,250,256,fs)      %短时傅里叶变换频率响应估计
[ffty,fre,times,p_res]=spectrogram(y,256,250,256,fs);
figure(3);plot(fre,p_res);xlabel('频率/Hz');ylabel('功率谱')  %绘制不同时间窗的功率谱图
figure(4);plot(fre,p_res(:,146));xlabel('频率/Hz');ylabel('功率谱')  %绘制对应 t=1s 的功率谱图
```

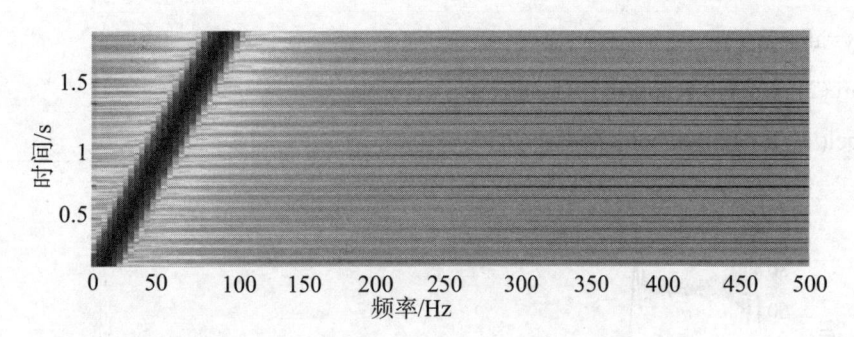

图 2-18　线性调频信号傅里叶变换法的幅频响应 2

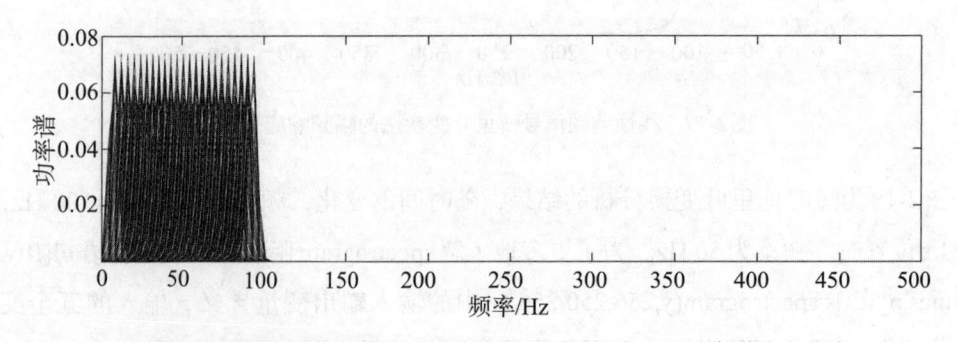

图 2-19　线性调频信号傅里叶变换法的不同时间窗上的功率谱响应曲线

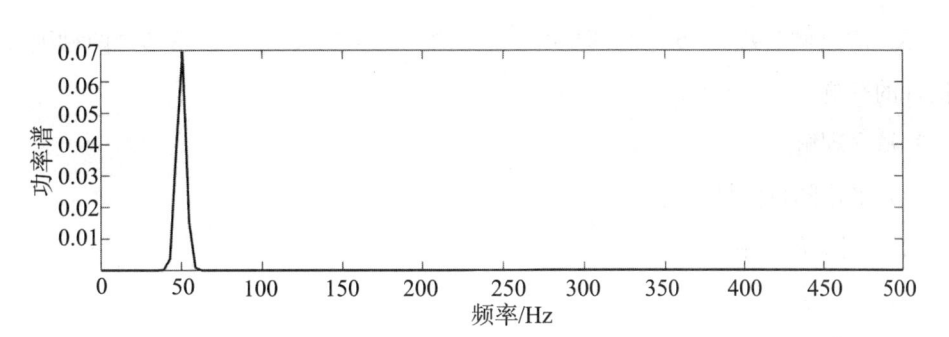

图 2-20 取出对应 $t=1$ s时的功率谱响应

本章学习了从三个不同角度对信号进行分析的方法，即时域分析方法、频域分析方法、时频分析方法。在生物医学信号中，这三种方法是非常常用的，并且不可互相取代。例如，时域分析方法中测量波峰及潜伏期是ERP信号中最经典的测量方法，在心电信号中对R峰的检测、在估计肌电信号的过零点个数等应用都属于时域分析方法。频域分析方法主要在平稳信号中应用，例如对脑电EEG信号进行谱估计。时频分析方法主要用在非平稳信号中的频域分析，例如不同状态下肌电信号的频谱分析，不同状态下的脑电信号分析等。在实际数据分析中，首先要学会观察时域信号，然后选择合适的特征提取方式。

习 题

1. 研讨题（分小组，每小组4～6人，完成数据分析、讨论、展示三部分工作）

（1）一阶、二阶、概率密度函数等统计特征的估计方法（数据用eegclose）。

（2）心电R波检测方法及RR波间隔估计方法（数据为ECG3～ECG6，采样率为200 Hz）。

（3）ERP脑电信号的时域事件或特征的提取（数据为erp1_1）。

（4）EEG脑电信号的theta波、alpha波的提取和比较（数据为eegclose和eegopen）。

（5）闭眼和睁眼EEG脑电功率谱的差异比较（数据为eegclose和eegopen）。

2. 上机练习题

（1）仿照本章例2-6，采用自相关法、周期图法、Welch法、短时傅里叶变换方法对脑电信号进行频谱估计。

（2）观察四种方法的峰值大小的差异，如有差异，为什么有？

(3) 仿照例2-9，改变短时傅里叶方法的窗口类型及其宽度，总结这两种因素对谱估计的影响。

3. 概念理解

(1) 平稳随机信号。

(2) 一阶统计特征。

(3) 二阶统计特征。

(4) 傅里叶变换。

(5) 短时傅里叶变换。

第三章
医学信号的时域、频域和相位相关技术

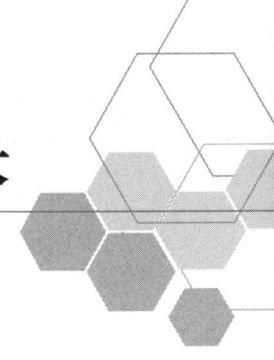

通过前两章的学习，我们对生物医学信号建立了初步认知，同时也能对信号的时域或频域的特征进行提取。除第二章所述的时间事件/频谱分布等典型特征外，近年来，越来越多的信号特征提取已不再局限于对单个信号特征的提取和对比了，而是去寻找信号内或信号间不同频段的幅度/相位特征间是否具有相关性，也常常被称为耦合特性，并进行量化。本章将从常用的衡量信号间相关性的线性相关技术入手，然后介绍频域相干技术，最后介绍相位耦合技术。

第一节　线性相关技术

1. 线性相关及其应用

第二章我们学习了自相关和互相关函数，了解相关是一种运算，可以利用该函数从时域上衡量两个信号的相似程度，也可以说线性相关技术就是互相关函数的一种应用。线性相关是讨论两个信号之间的同步性（synchronism）或相似性（similarity），或两个信号的变化规律是否具有线性关系（linear relationship）或接近线性关系的程度。我们回顾一下互相关函数的定义和计算：设有离散信号 $x(n)$ 和 $y(n)$，其线性相关函数为

$$R_{xy}(m) = E[x(n+m)y(n)] \quad (3-1)$$

相关函数的 Matlab 函数为 xcorr，其采用

$$\hat{R}_{xy}(m) = \frac{1}{n}\sum_{i=1}^{n} x_{i+m} y_i \quad (3-2)$$

对上述定义进行估计，该函数不同的参数设置会对该估计式进行调整。

观察式（3-2），线性相关是两数字序列对应项相乘再相加的运算。式中 m 表示位移量，$m>0$ 表示 $x(n)$ 序列左移，$m<0$ 表示右移，不同的 m 得到不同的 $R_{xy}(m)$ 值，如

$R_{xy}(0)$、$R_{xy}(1)$、$R_{xy}(-1)$。$R_{xy}(m)$ 值大于 0 则表示两个信号变化趋势相似，小于 0 表示两个信号变化趋势相反，等于 0 表示两序列正交或者相互独立。

自相关函数主要用来研究信号本身，例如信号波形的同步性、周期性等，这里主要利用周期信号和白噪声信号的自相关函数的特性，可以通过自相关函数从噪声中检测到有用信号。

下面给出周期信号和白噪声信号的自相关函数。

（1）信号为正弦波的自相关函数。

设 $x(n) = A\sin(\omega_0 n + \phi)$，周期为 M，则自相关函数为

$$R_{xx}(m) = \lim_{N \to \infty} \frac{1}{N} \sum_{n=0}^{N-1} A\sin(\omega_0 n + \omega_0 m + \phi) \cdot A\sin(\omega_0 n + \phi)$$

$$= \lim_{N \to \infty} \frac{1}{N} \sum_{n=0}^{N-1} \frac{A^2}{2}[\cos(\omega_0 m) - \cos(2\omega_0 n + \omega_0 m + 2\phi)]$$

$$= \frac{A^2}{2}\cos(\omega_0 m)$$

即周期信号的自相关函数和原信号有相同的周期，$R_{xx}(m+M) = R_{xx}(m)$。

（2）信号为白噪声的自相关函数。

设有一功率谱为 σ^2 的白噪声，由于功率谱与相关函数是一对傅里叶变化对，则自相关函数为

$$R(m) = \sigma^2 \delta(m)$$

从上式就能理解"白"的含义，即序列即使只移动一个位置自相关值就为零，即相邻变量之间没有任何相关性。另外还有一种带限白噪声，它的功率谱为一矩形波，即在某段频率上为常数，因此自相关函数呈现 sinc 函数形状，$m=0$ 时有最大值，m 足够大时趋近于零。一般干扰噪声的自相关函数性质与带限白噪声的性质相同。

利用上面的自相关函数性质，当观测信号 $x(n)$ 中包含了周期信号 $s(n)$ 和白噪声 $w(n)$ 时，即 $x(n) = s(n) + w(n)$，若信号和噪声互不相关，则自相关函数为

$$R_{xx}(m) = R_{ss}(m) + R_{ww}(m)$$

当 m 足够大时，观测信号的自相关函数仍不为零，则表明在背景噪声中含有周期信号，并且可以估计出该信号的周期。下面用实例来说明如何用相关函数实现信号的检测。

【例 3-1】设周期信号 $s(n) = 0.6\sin\left(\frac{\pi}{5}n\right)$，噪声 $w(n)$ 为随机产生的白噪声，观测信号 $x(n) = s(n) + w(n)$，分别画出这三个信号及其自相关函数，并进行比较，观察如何进行信号检测。

解：信号自相关函数的计算可以直接调用函数 xcorr( )，参数采用 'biased'；周期信号的自相关函数参数采用 'unbiased'。具体代码如下：

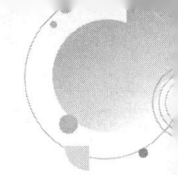

第三章
医学信号的时域、频域和相位相关技术

```
Matlab 代码：
clear; N=300; n=0:N-1;
w=randn(1,N); rww=xcorr(w,'biased');              %白噪声及其相关
s=0.6*sin(pi/5*n); rss=xcorr(s,'unbiased');        %周期信号及其相关
x=s+w; rxx=xcorr(x,'biased');                      %观测信号及其相关
figure(1);subplot(3,1,1);plot(n,w);title('纯干扰 w')
subplot(3,1,2);plot(n,s);title('周期信号 s')
subplot(3,1,3);plot(n,x);title('包含周期信号的观测信号 x'),xlabel('n')
figure(2);m=-(N-1):N-1;
subplot(3,1,1);plot(m,rww);title('纯干扰信号的自相关函数 rww')
subplot(3,1,2);plot(m,rss);title('周期信号的自相关函数 rss')
subplot(3,1,3);plot(m,rxx);title('观测信号的自相关函数 rxx'),xlabel('m')
```

三个时域信号如图 3-1 所示，观察 $x(n)$ 信号，直观上不容易看出其包含周期信号。三个信号的自相关函数如图 3-2 所示，可以明显观察到白噪声的自相关函数主要在 $m=0$ 时有较大的值，其他位置则趋于零，即具有白噪的自相关函数特性，另外周期信号的自相关函数也具有周期性，且周期与原信号一致。观测信号 $x(n)$ 的自相关函数可尝试两种参数的计算，这里采用'biased'参数，观察结果发现在 m 较大时还能观察到具有一个衰减的周期性。

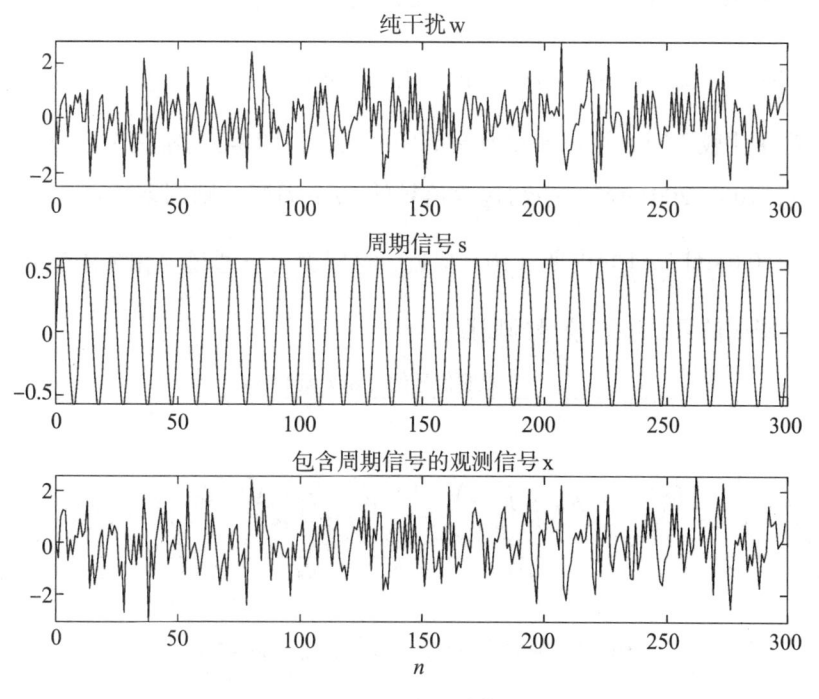

图 3-1 三个时域信号

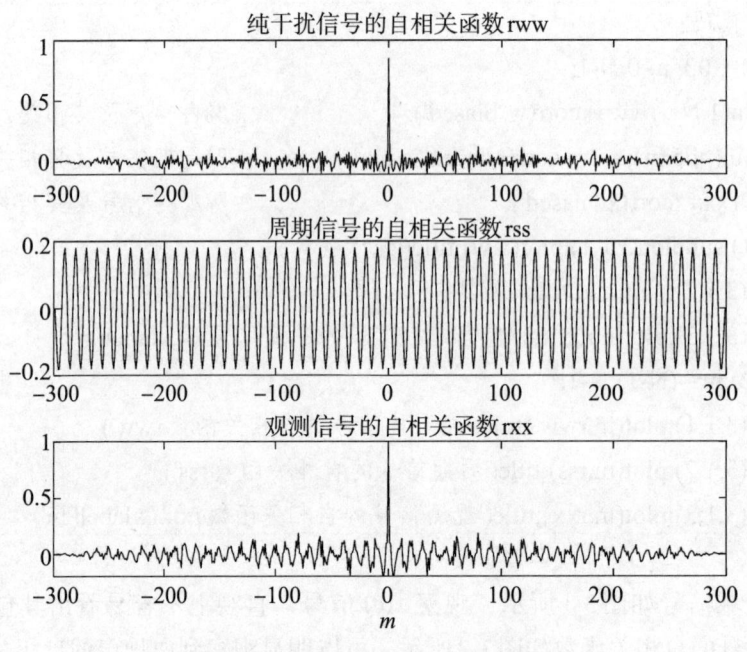

图 3-2 三个信号的自相关函数

从图 3-1 的时域图中很难判断观测信号中是否包含有周期信号以及判断出该周期信号的周期。分别对它们求自相关后发现（图 3-2），干扰信号的自相关函数类似于冲激函数，$m=0$ 时接近 1；正弦信号的自相关函数还是周期信号，最大值为 $\frac{A^2}{2}=\frac{0.6^2}{2}=0.18$，与前面给的结论一致 [周期信号的自相关函数 $R(m)=\frac{A^2}{2}\cos(\omega_0 m)$]。观测信号的自相关函数，当 m 比较大时，可以看出具有周期振荡，把图 3-2 的第三个图放大，部分如图 3-3 所示，100～200 的窗口中约包含信号的 10 个周期，则周期估计为 10，与理想的信号 $s(n)=0.6\sin\left(\frac{\pi}{5}n\right)$ 的周期（10）接近，这样就可以通过自相关函数来判断噪声中是否包含周期信号，以及信号的周期。

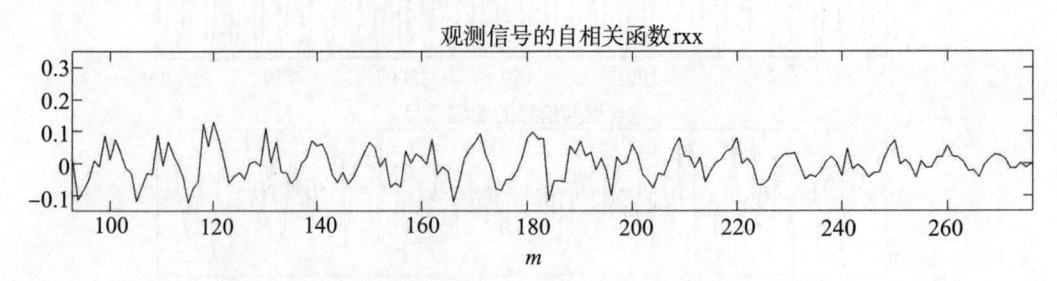

图 3-3 观测信号的自相关函数 $m=100$～260

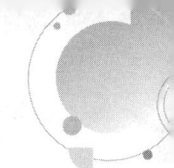

互相关函数则主要用来研究两个信号的同一性或相似性程度,为了用简洁的指标来衡量两个信号的相似性,最常用的就是皮尔逊相关系数,通常用r表示,取值范围为[-1,+1]。相关系数只是一个比率,不是等单位的度量,也不是相关的百分数,一般取小数点后两位来表示。相关系数的正负号只表示相关的方向,绝对值表示相关的程度。因为不是等单位的度量,所以不能说相关系数0.7是0.35的两倍,只能说相关程度更为密切。当$r_{xy}=0$时,称x和y信号不相关;$|r_{xy}|=1$时,称x和y信号完全相关,此时,两个信号之间具有线性函数关系;当$|r_{xy}|<1$时,x信号的改变会引起y信号的部分改变,r_{xy}的绝对值越大,x的改变引起y的改变就越大。通常当$|r_{xy}|>0.8$时称为高度相关,当$|r_{xy}|<0.3$时称为低度相关,其他区间为中度相关。统计学中需要对皮尔逊相关系数进行统计检验,即检验线性相关是否达到显著,如果没有达到统计显著性,即使r值较高也不能推断两个信号间具有线性相关。Matlab中corrcoef()函数能计算出相关系数r的大小,同时给出相应的统计显著概率p的大小。当p小于0.05时,表示两个信号之间没有线性相关性的概率是小事件概率,即两者具有显著相关性。下面给出相关系数计算公式的推导过程。

设有两个离散信号$x(n)$和$y(n)$,为了比较这两个信号的线性相似程度,可以用常数a乘上其中一个信号,使得两者之间误差能量最小,a可以用最小二乘法来估计。令误差能量为ε^2,则有

$$\varepsilon^2 = \sum_{n=-\infty}^{+\infty}[x(n)-ay(n)]^2 \tag{3-3}$$

要使误差能量最小,可对a求导等于0:

$$\frac{d\varepsilon^2}{da}=2\sum_{n=-\infty}^{+\infty}[x(n)-ay(n)][-y(n)]=0 \tag{3-4}$$

从而得到a以及最小误差能量:

$$a=\frac{\sum_{n=-\infty}^{+\infty}x(n)y(n)}{\sum_{n=-\infty}^{+\infty}y^2(n)} \tag{3-5}$$

$$\varepsilon^2_{\min}=\sum_{n=-\infty}^{+\infty}x^2(n)-\frac{\left[\sum_{n=-\infty}^{+\infty}x(n)y(n)\right]^2}{\sum_{n=-\infty}^{+\infty}y^2(n)} \tag{3-6}$$

以$x(n)$的能量为基准,得到相对最小误差能量$e^2_{\min}$:

$$e^2_{\min}=\frac{\varepsilon^2_{\min}}{\sum_{n=-\infty}^{+\infty}x^2(n)}=1-\frac{\left[\sum_{n=-\infty}^{+\infty}x(n)y(n)\right]^2}{\sum_{n=-\infty}^{+\infty}x^2(n)\sum_{n=-\infty}^{+\infty}y^2(n)} \tag{3-7}$$

令

$$r_{xy}^2 = \frac{\left[\sum_{n=-\infty}^{+\infty} x(n)y(n)\right]^2}{\sum_{n=-\infty}^{+\infty} x^2(n) \sum_{n=-\infty}^{+\infty} y^2(n)} \tag{3-8}$$

r_{xy} 就是相关系数。将上式进行推广，在一个序列移动的情况下，相关系数就变成归一的相关函数，它是 m 的函数，用 $r_{xy}(m)$ 表示：

$$r_{xy}^2(m) = \frac{\left[\sum_{n=-\infty}^{+\infty} x(n+m)y(n)\right]^2}{\sum_{n=-\infty}^{+\infty} x^2(n) \sum_{n=-\infty}^{+\infty} y^2(n)} \tag{3-9}$$

易知 $|r_{xy}| \leq 1$，$|r_{xy}(m)| \leq 1$。将 $R_{xy}^2(0)$、$R_{xy}^2(m)$ 分别代入式（3-8）和式（3-9）的分子部分，将 $R_{xx}(0) \cdot R_{yy}(0)$ 代入分母部分，得到

$$r_{xy} = \frac{R_{xy}(0)}{[R_{xx}(0) \cdot R_{yy}(0)]^{\frac{1}{2}}} \tag{3-10}$$

$$r_{xy}(m) = \frac{R_{xy}(m)}{[R_{xx}(0) \cdot R_{yy}(0)]^{\frac{1}{2}}} \tag{3-11}$$

相关函数 $R_{xy}(m)$ 归一化后，函数值的大小就与信号值本身的大小无关，因而易于比较不同数量级信号的相关程度。它不仅可以表示同相相干性，而且可以表示移相（或延时）相干性。当 $m=0$ 时，即为通常意义下的互相关系数 r_{xy}，因而也可以说式(3-11)扩展了统计学中的相关系数的意义，有很大的实用价值。

【例3-2】 假设观测信号 $x(n) = s(n) + a*w(n)$，其中 $s(n) = 0.8\sin\left(\frac{\pi}{5}n\right)$，噪声 $w(n)$ 为随机产生的白噪声，改变噪声加权大小 a，使得信噪比为 10 dB、5 dB、0 dB、−5 dB、−10 dB，计算信号 s 与观测信号 x 的相关系数，比较噪声大小对相关性的影响。

解： 信噪比 $SNR=10\lg(P_s/P_n)$。首先计算出信噪比为 10 dB、5 dB、0 dB、−5 dB、−10 dB 的噪声加权值 a，即 $10*\log_{10}\{\text{var}[s(n)]/\text{var}[a*w(n)]\}$ 等于这五个信噪比，代码如下，计算出 a 分别为 0.19、0.34、0.61、1.08、1.92。从常识来说，信噪比越小则观测信号与原信号之间的相似性会越弱，现在采用量化值来表达它们之间的关系。我们求得 $x(n)$ 和 $s(n)$ 之间的相关系数 r，分别为 0.95、0.86、0.68、0.45、0.25，其统计检验 p 值均小于 0.05，说明观测信号与原信号相似性达到显著。图3-4画出了信噪比与相关系数的关系，由图可看出信噪比越高，则相关系数越大，信噪比与相关系数间呈

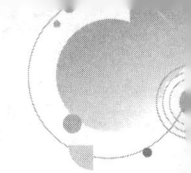

现正相关性。即噪声越大，则观测信号与原信号之间的相关系数越小，说明噪声会模糊扭曲原信号。在运行程序时要注意，这些数值结果可能会有轻微的变化，这是因为白噪函数每次产生的序列值有差异。

```
Matlab 代码：
clear; N=300; n=0:N-1;
s=0.8*sin(pi/5*n); w=randn(1,N);        %产生信号和噪声
snr=[10 5 0 -5 -10];                    %设置信噪比值
a=sqrt(var(s)/var(w)*10.^(-snr/10));    %求出五个加权值
for i=1:5
   x(i,:)=s+a(i)*w;                     %构建观测信号
   [r4,p4]=corrcoef(x(i,:)',s');        %求相关系数及其显著性
   r(i)=r4(1,2); p(i)=p4(1,2);          %从2*2矩阵中取出r与p值
end
plot(snr,r,'o-');xlabel('信噪比/dB');ylabel('相关系数')
```

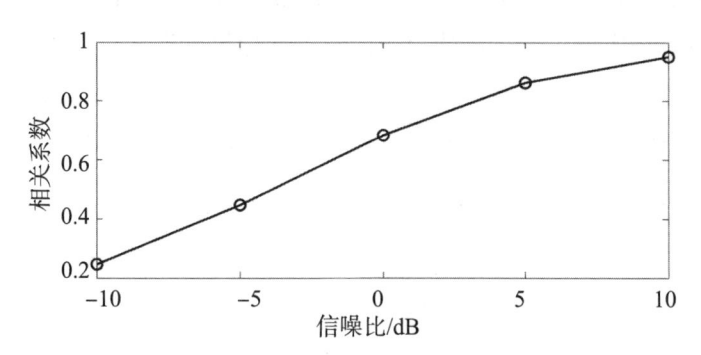

图3-4　信噪比与观测信号和原信号之间的相关系数图

结合生物医学信号，线性相关技术可以应用于生物系统的自发振荡的检测和振荡周期的估计，还可以对脑诱发电位进行检测（利用单次信号与模板信号之间的相关系数大小来判断是否含有诱发电位）等。相关系数也是很多研究领域用来衡量算法有效性的客观指标。

2. 延时相关及其应用

互相关函数主要用来研究两个信号的相似程度，也可以用来估计两个相似信号的时间延迟关系，即延时相关。例如，测定两个信号间的时间滞后或提前性，如果两个信号波形相同，则其互相关函数会在提前、滞后处出现峰值。

【例3-3】 设 $x(n)=e^{-0.06n}\cos\left(\dfrac{\pi}{4}n\right)$，$y(n)$ 信号是对 $x(n)$ 信号的循环右移 n_0 个位置，且幅度有所压缩：$y(n)=0.8x(n-n_0)$，它们的波形如图3-5所示。估计延迟 n_0。

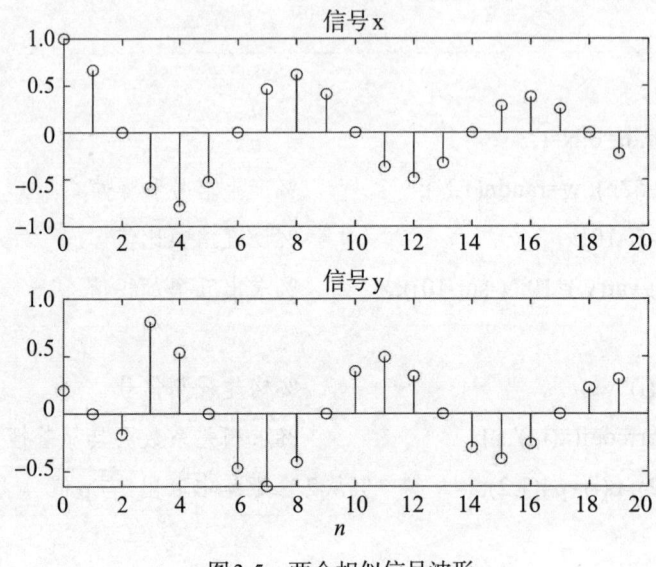

图3-5 两个相似信号波形

解：观测到两个相似波形后，为了估计它们的延迟可以计算互相关函数 $R_{xy}(m)$，然后找到最大值，利用该值对应的 m 可推导出延迟 n_0。互相关函数调用函数xcorr( )计算，代码如下，结果如图3-6所示，当 $m=-3$ 时，相关值最大。由互相关函数的定义：$R_{xy}(m)=E[x(n+m)y(n)]$，当 $m=-3$［代表 $x(n)$ 信号右移了3个位置］时与 $y(n)$ 信号相关值最大，因而延迟 $n_0=-m=3$。

```
Matlab 代码：
clear
N=20;n=0:N-1;
x=exp(-0.06*n).*cos(pi/4*n);            %仿真x信号
y=0.8*circshift(x,[0,3]);               %仿真y信号
[rxy,lag]=xcorr(x,y,'biased');          %计算x与y的互相关函数
subplot(211);stem(n,x),title('信号x')
subplot(212);stem(n,y),title('信号y'),xlabel('n')
figure
plot(lag,rxy);title('x 与 y 的互相关函数'),xlabel('m')  %画出互相关函数
```

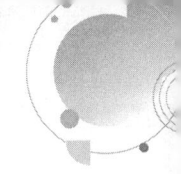

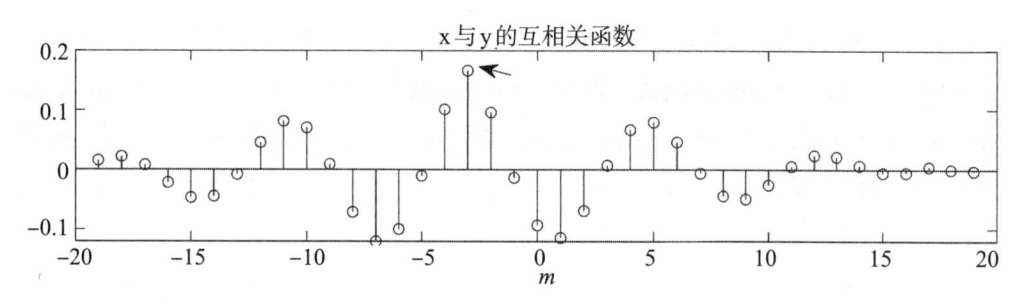

图 3-6　互相关函数 $R_{xy}(m)$

利用延时相关，可以通过在不同位置点上采集墙面对声音信号的反射回波信号来估计这两点位置的平面距离，这里需要放置扬声器、两个拾音器。计算两位置点采集到信号的互相关函数，找到最大值对应的时间，结合声速就可以计算出距离，当然如果两点位置是在三维空间中问题将更复杂。结合生物医学信号，可以利用延时相关技术对微血管中红细胞的流速进行测量，也可以用延时相关技术检测超声脉冲回波等。

第二节　频域相干技术

1. 频域相干函数

线性相关主要是从时域角度出发的相似性比较，当然也可以推广到频域，比较两个信号不同频率成分之间的相关性。设有两个信号 $x(n)$、$y(n)$，它们的功率谱及互功率谱分别为 $P_x(k)$、$P_y(k)$、$P_{xy}(k)$，这里 k 代表频率大小，可以把点 k 转换为频率 $\omega_k = \frac{2\pi}{N}k$，为了衡量这两个信号不同频率成分之间的相关性，定义频域相干函数，也称为幅值平方相干函数：

$$C_{xy}(k) = \frac{\left|P_{xy}(k)\right|^2}{P_x(k)P_y(k)} \qquad (3\text{-}12)$$

该指标取值范围为 0~1，当它等于 0 时，说明两个信号频域不相干；当它为 1 时，说明两个信号某个频率上是完全相干的，即某个频率的信号可以完全由另一个信号线性表达；当它在 0 和 1 之间时，说明两个信号某个频率存在部分频域相干性，越接近 1，说明该频率相关程度越高，通常两个实际测量的含噪信号的频域相干值都在 0~1 之间。频域相干函数可以从频域上表示两个信号各个频率成分之间的关联程度。Matlab 中提供了 mscohere 函数来计算频域相干函数，同时需要注意该指标与

Welch法估计功率谱息息相关，因而也是一种估计结果，如果改变估计功率谱的方法也会改变相干值。mscohere函数的使用与pwelch函数类似，例如语句[coherence, frequency]=mscohere(x1,x2,hamming(512),256,1024,fs)，输入参数分别为要计算的两个信号x1、x2、加512点长的hamming窗、重叠点长为256、计算FFT的点长为1 024、采样频率为fs，输出参数为频域相干值coherence、频率值frequency。

【例3-4】 在例3-2产生的五个不同信噪比信号的基础上，计算这五个含噪的观测信号与原信号之间的频域相干性，并分析结果。其中 $s(n)=0.8\sin\left(\dfrac{\pi}{5}n\right)$，噪声 $w(n)$ 为随机产生的白噪声，观测信号 $x(n)=s(n)+a*w(n)$。

解： 首先分析原信号 $s(n)$ 的功率谱，这是一个单频信号，频率为 0.2π。我们可以预见在这个频率上原信号与观测信号之间的频域相干性应该是最强的，同时与信噪比越高的观测信号间具有越强的相干值。接着例3-2的代码，计算原信号与观测信号的频域相干，结果如图3-7所示，图中自上而下分别为原信号与信噪比为10 dB、5 dB、0 dB、-5 dB、-10 dB的观测信号之间的频域相干结果图。显然，在 0.2π 频率下，相干值分别约为0.996 4、0.988 5、0.964 3、0.893 8、0.721 2，随着噪声的增加，相干性变弱。观察图3-7，我们也看到在其他频率上也有些小峰值，这些实际是不能真实反映原信号与观测信号之间关系的，不能被误导得到 0.6π 左右频率上也有相干性的结论。怎样才能区分这些干扰相干项呢？实际分析数据时只要把握一个原则就很容易区分哪些是干扰、哪些是需要报告的重要结果：无论怎样改变数据分析的参数都不会发生变化的结果就是重要结果，而简单改变一些参数峰值就消失的结果就可以忽略不计。本例中，可尝试改变数据点长N的大小，然后观察结果就会发现，无论怎么改变N，0.2π 频率处的峰都不会消失，而其他频率位置的峰只是偶尔出现，则可以判断重要的频率就是 0.2π。因此可以采用多次重复分析，然后统计检验某个频率的相干值与零是否有显著差异。

从本例中也能看出，分析数据结果需要有背景知识，否则给出的结论往往会经不起推敲并且是错误的。与线性相关系数相比，频域相干技术具有更好的抗噪特性，当信噪比为-10 dB时，频域相干值仍然较高，达到0.721 2，但是线性相关系数只有0.25，很容易误导得出两个信号间没有相关性的结论。因而对数据结果下结论时一定要小心，避免下错误结论。

Matlab代码：续例3-2的代码
subplot(5,1,1);mscohere(s,x(1,:))

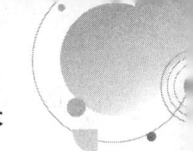

```
subplot(5,1,2);mscohere(s,x(2,:))
subplot(5,1,3);mscohere(s,x(3,:))
subplot(5,1,4);mscohere(s,x(4,:))
subplot(5,1,5);mscohere(s,x(5,:))
%参数默认使用 Hamming 窗，重叠50%，fft 点长为数据点长补到2的密次值
```

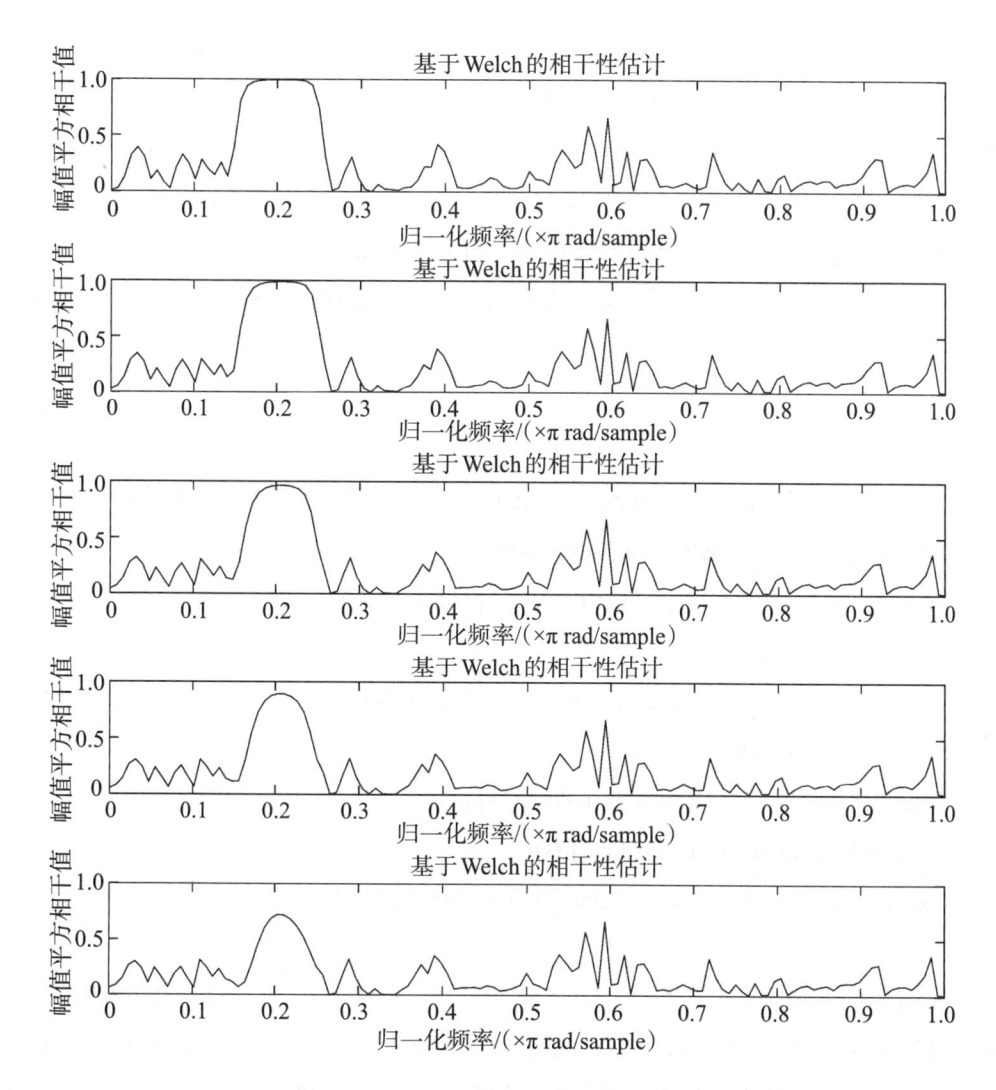

图3-7　原信号与不同信噪比的观测信号之间的频域相干结果

2. 频域相干的实际应用

在脑电信号分析中，大量研究以脑电功率谱为分析指标，该指标只能描述某一频段单一脑区的活动状态，而无法对不同脑区间同一频段下的功能相关进行深入探

讨。频域相干法就能分析某一特定脑电频段内不同脑区信号间的相关，这样就能提供特定频率下脑电活动的空间同步信息，即反映大脑皮层不同神经网络间的空间关系。

【例3-5】 现有一段睁眼和闭眼脑电数据，尝试用频域相干技术分析闭眼状态下两个脑区之间的频域关系，及不同状态下相同脑区之间的频域关系，并对结果进行讨论。

解： 无论是计算频域相干还是线性相关，Matlab都提供了相应函数，使得计算变得简单，但是需要注意的是如何对结果进行正确的讨论，任意输入两段数据理论上都能得到结果值，但是结果有没有意义就需要仔细观察数据及结果。在做频域相干分析时，首先要观察两个信号的功率谱结果，结合该结果才能正确分析相干值代表的真实含义。下面代码将给出功率谱及频域相干结果图。

首先是分析闭眼状态下两个脑区之间的关系，结果如图3-8所示，然后分析睁眼和闭眼状态下同一个脑区信号的关系，如图3-9所示。

```
Matlab 代码：
clear; load eegclose;load eegopen; fs=250;          %加载信号及采样率
data1=eegclose(:,1); data2=eegclose(:,45);
figure(1); subplot(3,1,1); pwelch(data1,[],[],[],fs);   %功率谱估计
subplot(3,1,2); pwelch(data2,[],[],[],fs);
subplot(3,1,3); mscohere(data1,data2,hamming(1024),512,1024,fs);  %频域相干值估计
data3=eegopen(:,1);
figure(2);subplot(3,1,1);pwelch(data1,[],[],[],fs);
subplot(3,1,2);pwelch(data3,[],[],[],fs);
subplot(3,1,3); mscohere(data1,data3,hamming(1024),512,1024,fs)   %频域相干值估计
```

仔细观察闭眼状态两个脑区的功率谱图 [图3-8的 (a) 和 (b)]，显示该信号功率主要集中在低频0～20 Hz段，且在直流成分和8～12 Hz中具有明显的峰，48 Hz以上成分的功率已经低于–20 dB；观察对应的频域相干值 [图3-8 (c)]，这里尤其要注意，不要被48 Hz以上的接近1的相干值所误导，这些结果没有任何意义，是脑电预处理数据时用了一个0～48 Hz的低通滤波器导致的。在0～20 Hz中最大的相干值为0.92，出现在9 Hz，该结果说明在alpha波段两个不同脑区之间具有大的相干性。脑电同步采集的多通道信号具有非常强的相干性，这在图中也能体现出，整体相干值

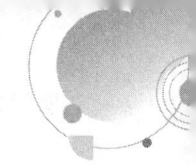

偏大。一般会采用分段平均的方式求出不同频段的平均相干值，如果把所有脑区相互之间的alpha波段的相干值都计算出来就可以获得一个相干矩阵，也就是静息态脑网络的一种数据表现。但要注意这样求到的脑网络没有考虑大脑的容积导体效应，一般需要先通过信号处理方法弱化这个效应再计算频域相干脑网络。

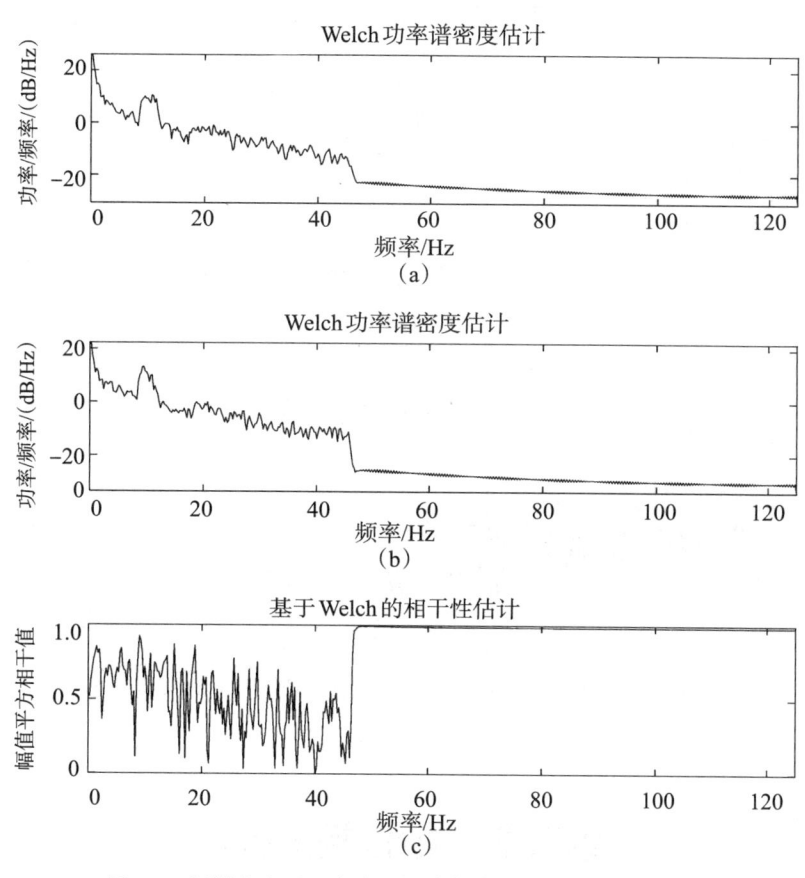

图3-8 闭眼状态下两个脑区的功率谱及其频域相干函数

仔细观察睁眼的脑电功率谱图［图3-9（b）］，显示该信号主要集中在低频0～20 Hz段，且与睁眼不同的是，在8～12 Hz中没有明显的峰，这说明alpha波是闭眼的特征波段，睁眼后消失；观察图3-9（c），发现整体相干值下降了，最大值为0.57，出现在11 Hz，该结果说明不同状态下同一脑区间的相干同步性低于相同状态下不同脑区间的相干性。

分析实际的生物医学信号一定要注意信号的质量，信号采集质量高则估计出来的相干值可靠性更高，直接对脑电不同频段的相干值大小进行比较有时候是不合适的，原因就是不同频段的信噪比水平不同。通常高频信号信噪比非常低，这时的相干值往往受到噪声干扰而不能反映真实情况。

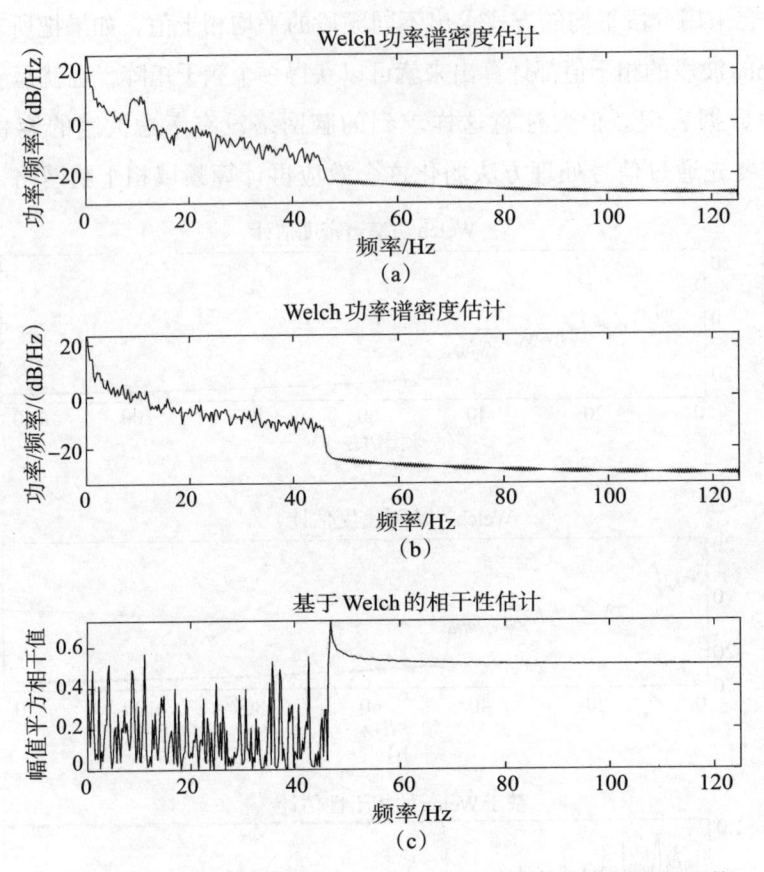

图 3-9 闭眼和睁眼状态下同一个脑区的功率谱及其频域相干函数

第三节　相位相关技术

1. 瞬时相位的提取

前面两小节内容分别从信号的幅度和频域特征入手讨论信号间的相关性，下面介绍一种从相位特征入手的互频率耦合分析，即相位-相位耦合技术，并实现该方法。首先需要提取信号的瞬时相位，通常的方法是采用希尔伯特变换对信号进行扩展。

假设信号 $s(t)$ 的复合扩展形式如下：

$$\zeta(t) = s(t) + i\bar{s}(t) \tag{3-13}$$

这个就是复合频谱的时间表达式，其中 $s(t)$ 就是信号本身，虚部 $\bar{s}(t)$ 是通过对信号进行希尔伯特变换得到

$$\bar{s}(t) = H(s) = \frac{1}{\pi}\int_{-\infty}^{\infty}\frac{s(\tau)}{t-\tau}d\tau \tag{3-14}$$

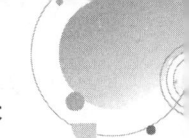

希尔伯特变换后得到的信号 $\bar{s}(t)$ 与原信号 $s(t)$ 功率是一样的，只是在每一个频段上有 $-\frac{\pi}{2}$ 的相位移动。例如，$\cos(\omega t)$ 的希尔伯特变换为 $\sin(\omega t)$，则 $\cos(\omega t)$ 的复频率表达式是单位圆上的轨迹：$\cos(\omega t)+i\sin(\omega t)$。对每个频段信号单独进行希尔伯特变换便可以得到各个频段的时间-频率表达式。如图3-10展示了采用希尔伯特变换将原始信号转换成复合信号的实部和虚部信号。图3-10（a）为原始信号，希尔伯特变换之后的信号如图3-10（b）所示，其中①号线为复合信号的实部，②号线为复合信号的虚部。Matlab提供了hilbert函数，输入为 $s(t)$ 后输出为式（3-13）的复信号 $\zeta(t)$。

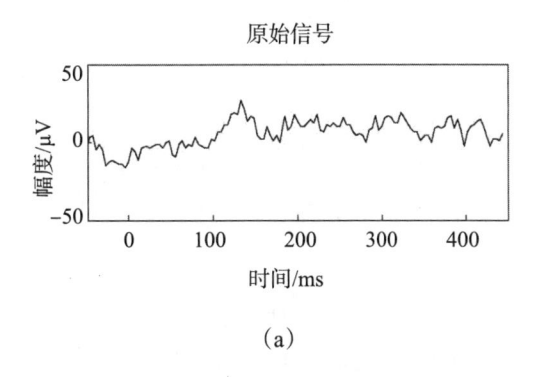

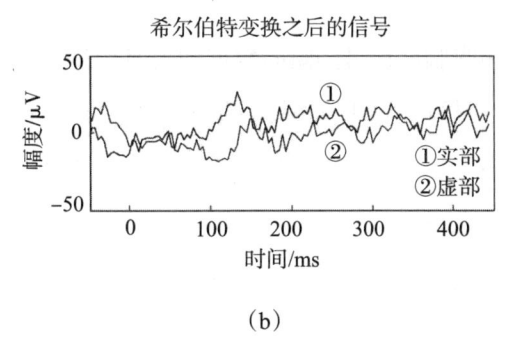

图3-10 一个实信号进行希尔伯特变换前后的信号

假设有两个信号分别是 $S_1(n)$ 和 $S_2(n)$，从中提取的某个频段信号 $x_1(n)$ 和 $x_2(n)$ 的复合形式为 $S_1^F(n)$ 和 $S_2^F(n)$：

$$S_1^F[n] = x_1[n] + iy_1[n] = a_1[n]e^{i\phi_1[n]} \tag{3-15}$$

$$S_2^F[n] = x_2[n] + iy_2[n] = a_2[n]e^{i\phi_2[n]} \tag{3-16}$$

其中，$\phi_1[n]$ 和 $\phi_2[n]$、$a_1[n]$ 和 $a_2[n]$ 分别是这两个频段信号 $x_1(n)$ 和 $x_2(n)$ 的瞬时相位和瞬时幅度。

可以根据式（3-14）进行希尔伯特变换，然后提取复信号的瞬时相位和瞬时幅度。图3-11画出了一个信号幅度和相位的示例，图3-11（a）中的①号线为原始信号，②号线为信号包络（即瞬时幅度），图3-11（b）为原始信号的瞬时相位。

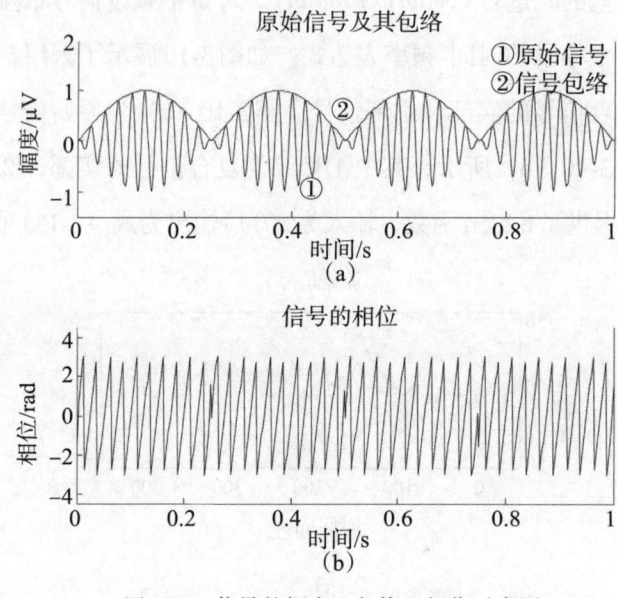

图3-11 信号的幅度、包络、相位示意图

【例3-6】 提取2 s闭眼脑电信号的瞬时幅度和瞬时相位。

解：根据式（3-14）和式（3-15），编写如下代码，提取出瞬时幅度和相位，结果如图3-12所示。在图3-12（a）中，①为原信号，②为希尔伯特变换后的虚部，③为瞬时幅度。

```
Matlab 代码：
clear; load eegclose; fs=250;
data1=eegclose(1:2*fs,1);           %提取2 s数据
h_tran=hilbert(data1);              %希尔伯特变换
t_time=0:1/fs:2-1/fs;
fudu=abs(h_tran);                   %提取瞬时幅度
xiangwei=angle(h_tran);             %提取瞬时相位
subplot(2,1,1);plot(t_time,real(h_tran),t_time,imag(h_tran),'r',t_time,fudu,'g');
subplot(2,1,2);plot(t_time,xiangwei);
```

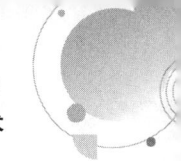

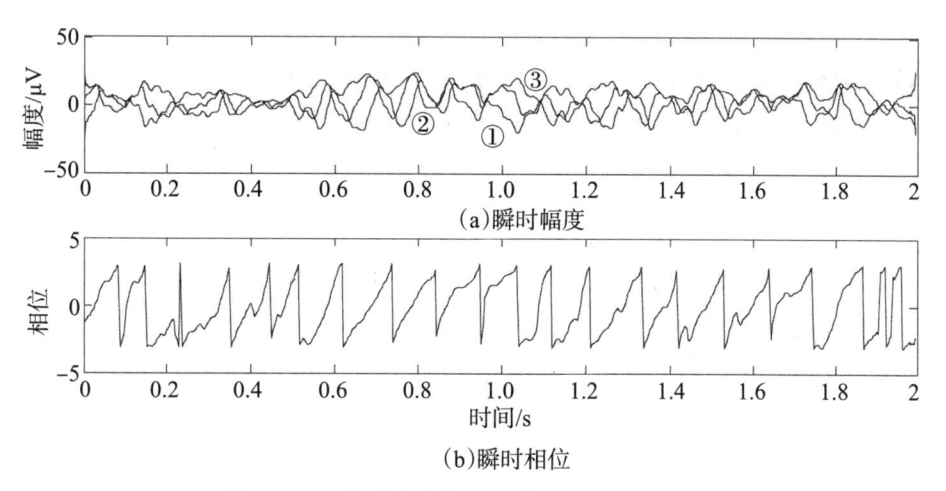

图3-12 2 s闭眼脑电信号的瞬时幅度和瞬时相位

2. 相位-相位耦合技术——相位同步指标

提出两个信号的瞬时相位后，就可以计算这两个信号相位之间的关系。目前，比较常用的方法是基于圆形的统计法：Lachaux等人在1999年提出相位同步值（phase-locking value，PLV）的概念，计算不同信号的同一频率之间的相位耦合关系，公式为

$$PLV = \left| \frac{1}{N} \sum_{n=1}^{N} e^{i[\phi_1(n) - \phi_2(n)]} \right| \tag{3-17}$$

其中，N为时间样本点的长度；$\phi_1(n)$、$\phi_2(n)$分别是这两个信号某段频率下的瞬时相位[见式（3-15）、式（3-16）]；PLV代表这两个信号的瞬时相位差在单位圆上分布的重心到原点的距离。假如相位差在单位圆上的分布均匀，则重心就会接近原点，PLV值就较小，说明相位差并不接近于常数，即两个信号的相位不同步；假如两个信号的相位差接近常数，则在单位圆上就会集中分布，则重心就会接近单位圆而远离原点，PLV值就较大，说明两个信号的相位具有同步性。

图3-13展示了一个相位-相位耦合的示例，帮助理解PLV的含义，图3-13（a）①号线和②号线条分别是从两个脑电电极（P1和Pz电极）提取的脑电信号滤波后的单频信号（5 Hz），图3-13（b）分别为这两个信号的瞬时相位时间序列，图3-13（c）为这两个信号的幅度差，图3-13（d）为两个信号的相位差，图3-13（e）在单位圆显示两个信号的相位，有很多重叠，图3-13（f）在单位圆显示两个信号相位的差值。从图3-13（d）中可以很明显地看出两个信号的相位差集中在0°左右，利用式（3-17）计算出来的PLV指数为0.952 1。说明这两个脑电信号在5 Hz频率上具有很强的相位同步性。

综上，计算相位耦合指标 PLV 的步骤如下：

（1）对两个信号进行滤波，获得某一频率成分的时间序列；

（2）对滤波后信号计算希尔伯特变换，获得瞬时相位时间序列；

（3）按照式（3-17）计算 PLV 值；

（4）改变频率，重复（1）—（3）步骤，获得不同频率下的 PLV 值；

（5）假如是多路信号，则重复以上（1）—（4）步骤，获得相位同步网络；

（6）假如有多个样本数据，则重复以上（1）—（5）步骤，然后进行统计检验，找到一致同步效应。

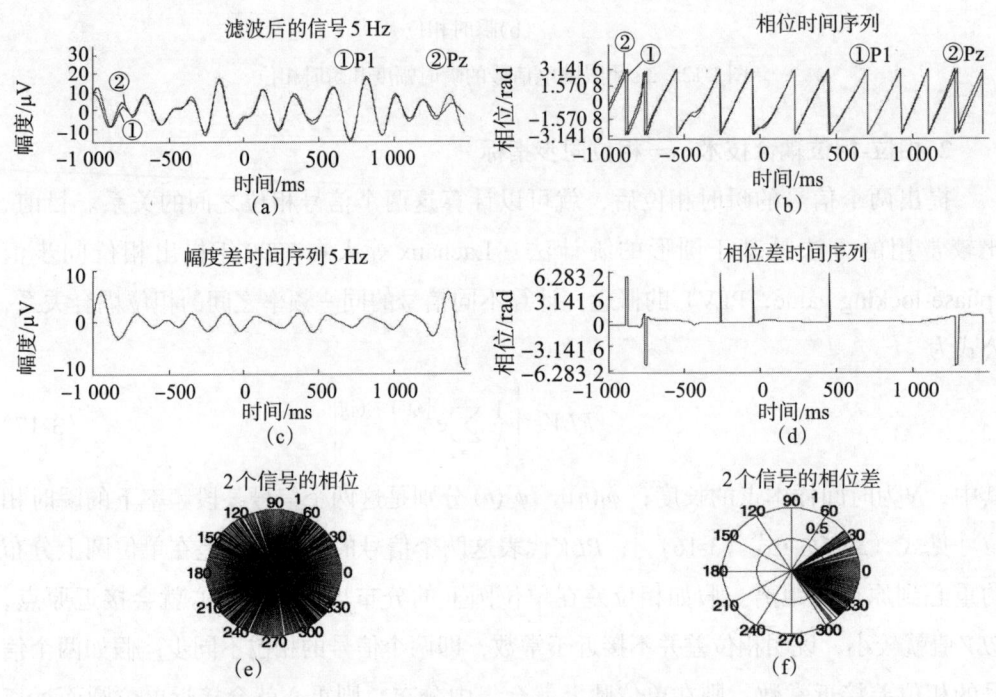

图 3-13 对两个 5 Hz 的脑电信号进行基于圆形统计的相位-相位耦合估计示例图

【例 3-7】 在例 3-6 基础上，计算 2 s 闭眼脑电信号的第 1 导联和第 45 导联在频率为 10 Hz 下的相位同步指数 PLV 值，并与例 3-5 的频域相干结果进行比较。

解：参考代码如下框内。按照计算步骤，首先需要提取该频段的信号，现阶段我们可以采用一个窄带滤波器来实现，以后学习小波变换后可以采用小波滤波方法提取某个频段的信号，图 3-14 展示了设计的带通滤波器幅频响应，可以观察到该滤波器符合本例要求。图 3-15 展示了滤波前后信号，显然滤波后信号更加平滑整齐，可以看到 10 Hz 成分是这两个信号的主要成分。图 3-16 展示了瞬时相位差，显然两个信号相位差集中在 0°附近，因而具有较高的相位同步特性，PLV 值计算结果为 0.813 6。

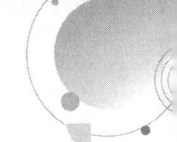

通过修改滤波器中心频率参数，可以获得3~20 Hz下的 *PLV* 值，类似于频域相干结果，横坐标为频率，纵坐标为相位同步值。图3-17给出了该结果，可看出在11 Hz达到最大，为0.93，而例3-5的频域相干最大值出现在9 Hz处。两种方法结果有一定的差异，原因是频域相干比较的是某个频段两信号幅度间的相似性，相位同步指标比较的是某个频段两信号相位间的同步性。为了获得更准确的瞬时相位值，建议使用更长的序列，这样结果会与实际理论值更接近。

```matlab
Matlab 代码：
clear; load eegclose; fs=250;
t_time=0:1/fs:2-1/fs;
data1=eegclose(1:2*fs,1);              %提取2秒数据
data2=eegclose(1:2*fs,45);             %提取2秒数据
N=length(data1);
%滤波器设计，提取10 Hz信号
f_cen=10;
wp1=2*(f_cen-1)/fs*pi;ws1=2*(f_cen-3)/fs*pi;
wp2=2*(f_cen+1)/fs*pi;ws2=2*(f_cen+3)/fs*pi;     %带通滤波器参数
tr_width=wp1-ws1;
M=ceil(6.6*pi/tr_width);
wc1=(wp1+ws1)/2;
wc2=(wp2+ws2)/2;
b=fir1(M,[wc1 wc2]/pi,'bandpass');              %设计一个FIR带通滤波器
h=b(1:end-1);
freqz(h,1,[],fs)
%滤波
data1_filted=conv(data1,h, 'same');
data2_filted=conv(data2,h, 'same');
figure;subplot(211);plot(t_time,data1,t_time,data1_filted,'r');
xlabel('时间 /ms');ylabel('幅度/uV');title( '滤波前后信号 ' )
subplot(212);plot(t_time,data2,t_time,data1_filted,'r');
xlabel('时间 /ms');ylabel('幅度/uV');title( '滤波前后信号 ' )
```

```
%提取瞬时相位，计算相位差，计算PLV
h_data1=hilbert(data1_filted); h_data2=hilbert(data2_filted);  %希尔伯特变换
xiangwei1=angle(h_data1);xiangwei2=angle(h_data2);      %提取瞬时相位
diff_xw=xiangwei1-xiangwei2;                %相位差
figure;plot(t_time,diff_xw)
xlabel('时间/ms)';ylabel('相位 /rad)');title('相位差时间序列')
PLV=abs(mean(exp(j*diff_xw)));              %计算PLV指标
```

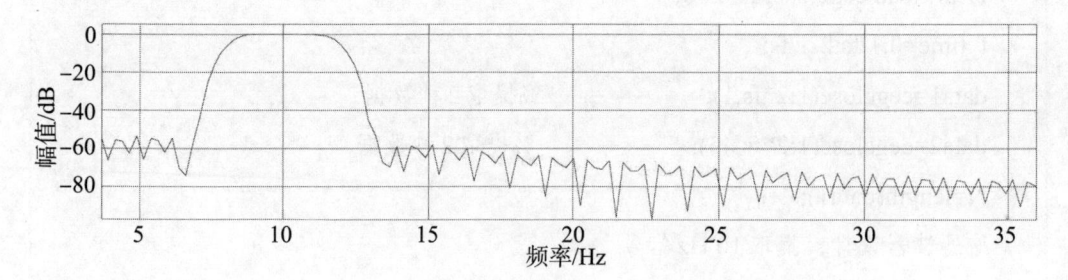

图 3-14 滤波器的幅频响应曲线，10 Hz 为中心频率

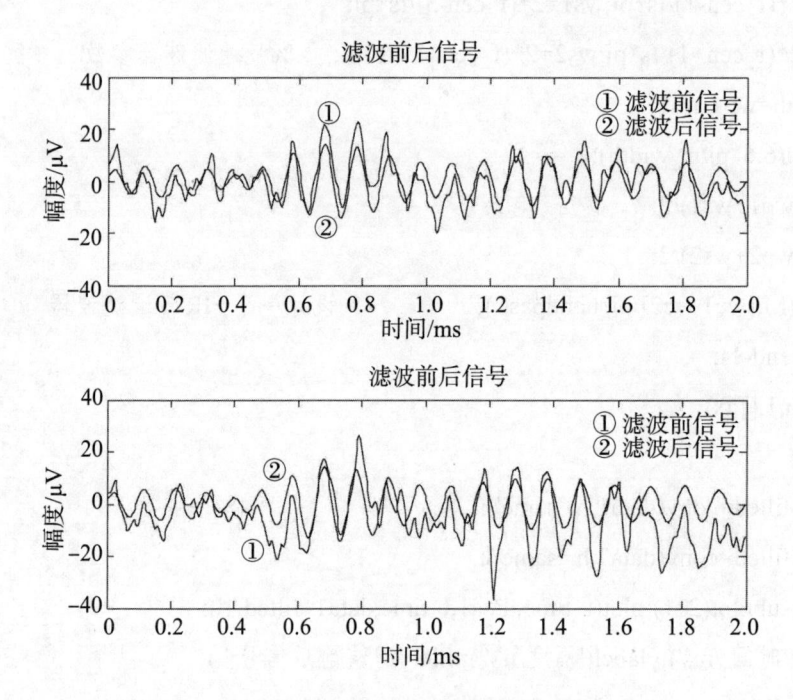

图 3-15 两导脑电信号滤波前后波形

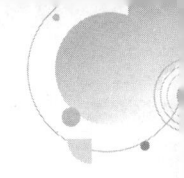

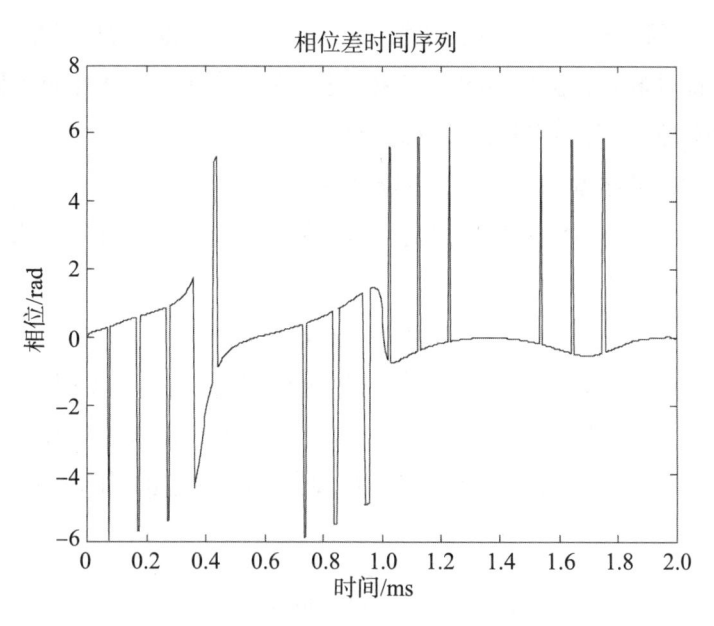

图 3-16 两导信号相位差

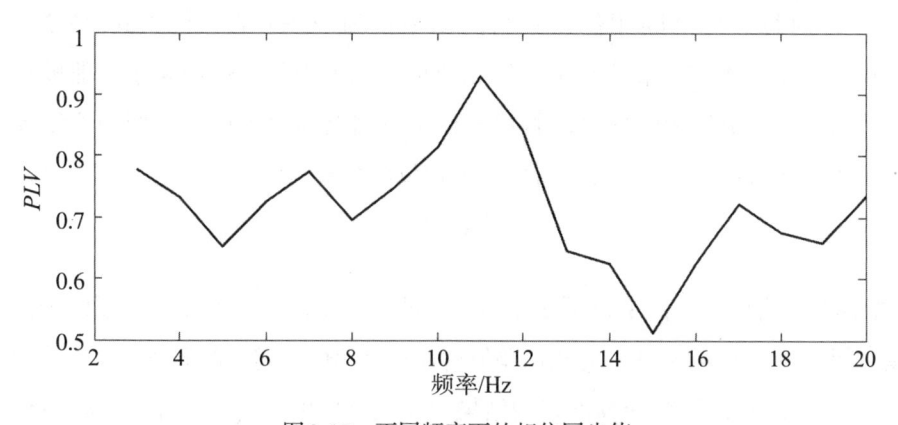

图 3-17 不同频率下的相位同步值

除了类似例 3-7 计算两路信号某一个频率的相位耦合值外，还可以进行拓展，例如在探索某导采集信号的低频信号和高频信号之间是否存在某种编码规律，也常常采用幅度-幅度或相位-相位耦合关系来衡量。除了采用式（3-17）来计算相位耦合指标外，还有多种拓展的方法，例如可提取出高频信号成分包络的瞬时相位，与低频信号成分的相位进行耦合值估计。假设低频信号为 $S_1(n)$，高频信号为 $S_2(n)$。此时的计算公式如下：

$$PLV = \left| \frac{1}{N} \sum_{n=1}^{N} e^{i[\phi_1(n) - \phi_{a_2}(n)]} \right| \tag{3-18}$$

其中，$\phi_{a_2}(n)$ 为高频信号 $S_2(n)$ 幅度包络 $a_2(n)$ 的相位；$\phi_1(n)$ 为低频信号 $S_1(n)$ 的相位。该公式能衡量低频相位与高频幅度相位之间的耦合大小。可根据实际问题的编解码设想来构建 PLV 指标，寻找最敏感的指标。

3. 相位-相位耦合技术——基于信息熵的指数

基于信息熵的耦合指数也是根据两个信号相位之间的差值计算出来的。首先计算出两个信号之间的瞬时相位差序列：

$$\Phi(n)=\phi_1(n)-\phi_2(n) \tag{3-19}$$

注意这时的相位差范围为 $[-2\pi，2\pi]$，需要将其转换成一个 2π 周期内；随后将相位差范围 $[-\pi，\pi]$ 平均分成 N 个区间，计算落在每个区间相位差值数目的概率 p_k（其中 $k=1，2，\cdots，N$），类似直方图计算过程，概率可用比率来近似。相位差信息熵的定义如下：

$$h=-\sum_{k=1}^{N} p_k \log p_k \tag{3-20}$$

通常信息熵指标在系统最混乱的情况下会达到最大，也就是在相位差均匀分布时获得，即对每一个区间相位差数目的概率都为 $p_k=1/N$，代入式（3-20），则 $h_{\max}=\log N$，是最大信息熵。容易理解相位耦合越大则信息熵值越小，即耦合程度与 h 成反比。为了衡量两个信号的相位差在单位圆上的聚集程度，即相位的耦合程度，因而用最大信息熵 $h_{\max}$ 和 h 构造出一个相位耦合指标：

$$\hat{h}=\frac{h_{\max}-h}{h_{\max}} \tag{3-21}$$

$\hat{h}$ 指标范围为 $0\sim1$。图 3-18 展示了该方法的一个示例，图 3-18（a）为 2 个信号的相位差时间序列，图 3-18（b）为相位差值落在每个相位区间中的概率，这里将相位差平均分成 25 个区间，最终计算出来的结果为 $h=1.424\,0$，$h_{\max}=3.218\,9$，$\hat{h}=0.557\,6$。与图 3-13 的 $PLV=0.952\,1$ 的指标相比，该指标结果偏小。

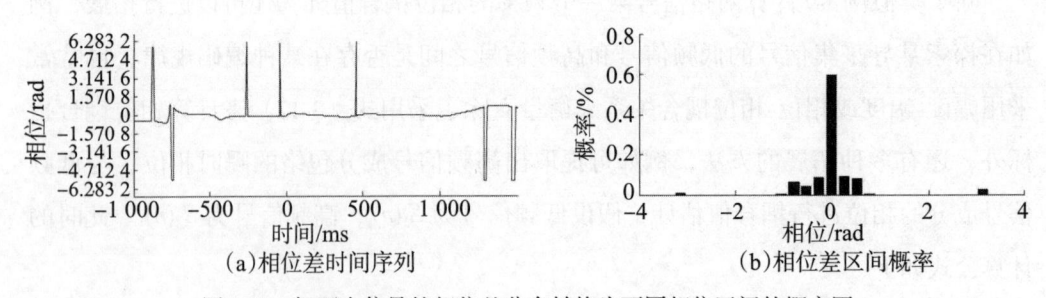

（a）相位差时间序列　　（b）相位差区间概率

图 3-18　把两个信号的相位差分布转换为不同相位区间的概率图

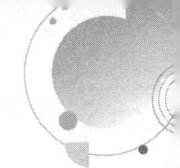

【例3-8】 在例3-7基础上,计算2 s闭眼脑电信号的第1导联和第45导联在频率为10 Hz下的基于信息熵的同步指标$\hat{h}$,并与例3-7的结果进行比较。

解:提取相位差之前的代码与例3-7都一致,下面给出后面部分的代码,最后计算得到同步值$\hat{h}$=0.322 9。与PLV=0.813 6的指标相比,信息熵指标偏低,但是代表的含义都是类似的,即相位差的分布集中度。

```
Matlab 代码:
diff_xw=xiangwei1-xiangwei2;diff_new=diff_xw;      %相位差
temp1=find(diff_xw>pi);temp2=find(diff_xw<-pi);    %转化到[-π,π]区间
for i=1:length(temp1)
    diff_new(temp1(i))=diff_xw(temp1(i))-2*pi;
end
for i=1:length(temp2)
    diff_new(temp2(i))=diff_xw(temp2(i))+2*pi;
end
number_N=15;h_max=log(number_N);                   %分成15个区间
pk=hist(diff_new,number_N)/N;                      %计算每个区间数目概率
h=-sum(pk.*log(pk)); h_index=1-h/h_max;            %计算同步指数
```

本章重点介绍了衡量两个信号之间关系的三种技术:线性相关技术、频域相干技术、相位相关技术。其中线性相关技术是最为常用和成熟的,主要是从幅度上衡量两个信号间的关系:若两个信号幅度同时增加或同时降低,则相关系数为正;若一个信号幅度增加、另一个信号幅度降低,则相关系数为负。频域相干技术主要是从两个信号是否共同包含某个频率成分来衡量它们的关系,也可以理解为如果两个信号都含有较大功率的某个频率成分,则它们在该频率上的相干就高,仅仅一个信号含有某个频率成分,则它们该频率上的频域相干就低,也可以理解为在该频率上一个信号无法线性表达另一个信号。相位相关技术则衡量两个信号的相位差是否接近常数,两个信号的相位差稳定为某个常数,就说明相位达到同步,具有相位耦合性。为了找到两个信号之间的编码规律,可以尝试从这三种方法入手,寻找两者之间可能存在的关系。这三种方法是最基本的关系构建技术,对于复杂的生物医学信

号，还有更多在这三种方法基础之上拓展改进的算法及提出的相应衡量指标，我们需要注意选择合适的技术和指标，同时能反映数据结果代表的含义。

习 题

1. 研讨题（分小组，每小组4~6人，完成收集资料、讨论、展示三部分工作）

（1）查阅线性相关技术在信号检测的应用科学文献，展示综述至少三个领域的应用。

（2）查阅频域相关技术的应用科学文献，展示综述至少三个领域的应用。

（3）查阅相位相关或耦合技术的应用科学文献，展示综述至少三个领域的应用。

（4）查阅生物医学信号处理的科学文献，比较和分析这三种技术的应用范围和频率。

2. 上机练习题

（1）自行编写代码实现本章所有上机实例。

（2）仿照例3-7，首先提取出闭眼脑电信号任意一路信号的10 Hz成分，接着再仿照例3-2，对这个10 Hz成分叠加上白噪声，使得信噪比为−10 dB、−5 dB、0 dB、5 dB、10 dB，然后采用本章介绍的三种技术分别估计加噪信号与原10 Hz成分的线性相关系数、频域相干值、相位同步PLV值，画出三个信噪比-相关值图，比较和分析三种技术对噪声的鲁棒性。

（3）在（2）的基础上，改变闭眼脑电信号的长度，例如截取2 s、3 s、4 s、5 s、6 s的数据长度，重复（2）的步骤，比较和分析不同数据长度对这三种技术的影响。

（4）采用频域相干技术，对闭眼和睁眼脑电信号的10 Hz成分构建相干网络，比较和分析闭眼和睁眼网络的差异。

3. 概念理解

（1）瞬时相位。

（2）瞬时幅度。

（3）希尔伯特变换。

（4）相位耦合。

第四章
维纳滤波器设计和实现

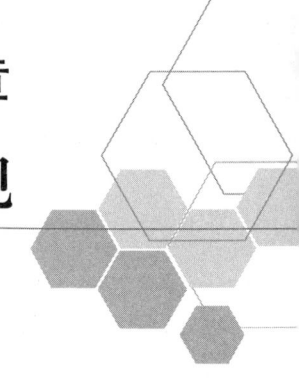

通过前三章的学习，我们已经能对生物医学信号的时域、频域、相位等特征进行提取，以及具备三种衡量信号内或信号间不同频段的幅度、相位等特征的相关技术，利用线性相关、频域相干、相位同步技术均可以对信号进行检测，探测测量信号中是否含有有用信号。检测到有用信号后，就需要考虑如何提取该信号，在第一章我们了解到生物医学信号普遍信噪比较低，为了提取有用信号，除了使用常用的低通、带通、带阻、高通、平滑等滤波器抑制一定程度的噪声，还需要设计一种最佳线性滤波器。当信号和噪声同时输入该滤波器时，在输出端能将信号尽可能精确地提取出来。信号处理的目的就是要提取包含在随机信号中的确定成分或共性成分，并探求它与生理、病理过程的关系，为医学决策提供一定的依据。例如从自发脑电中提取诱发脑电信号，就是把自发脑电看成是干扰信号，从中提取出需要的信息成分。维纳滤波就是用来解决这样一类问题的方法：从噪声中提取出有用的信号。实际上，这种线性滤波方法也被看成是一种估计方法或者线性预测方法。

设有一个线性系统，它的单位脉冲响应是 $h(n)$，若输入一个观测信号 $x(n)$，简称"观测值"，且该信号包含噪声 $w(n)$ 和有用信号 $s(n)$，简称"信号"，也即

$$x(n) = s(n) + w(n) \tag{4-1}$$

则输出 $y(n)$ 为

$$y(n) = x(n) * h(n) = \sum_{m=-\infty}^{+\infty} h(m)x(n-m) \tag{4-2}$$

希望输出得到的 $y(n)$ 与有用信号 $s(n)$ 尽量接近，因此称 $y(n)$ 为 $s(n)$ 的估计值。用 $\hat{s}(n)$ 来表示 $y(n)$，就有了维纳滤波器的系统框图，如图4-1所示。这个系统的单位脉冲响应 $h(n)$ 也称为对于 $s(n)$ 的一种估计器。

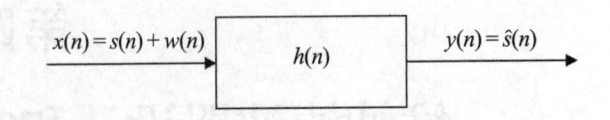

$$x(n)=s(n)+w(n) \longrightarrow \boxed{h(n)} \longrightarrow y(n)=\hat{s}(n)$$

图 4-1　维纳滤波器的输入输出关系

若该系统是因果系统，则式(4-2)的 m 必须大于等于 0，即 m 为 0，1，2，…。m 小于 0 时 $h(m)$ 为零。输出的 $\hat{s}(n)$ 可以看成是由当前时刻的观测值 $x(n)$ 和过去时刻的观测值 $x(n-1)$，$x(n-2)$，$x(n-3)$，…线性组合而获得的估计值。用当前和过去的观测值来估计当前的信号 $y(n)=\hat{s}(n)$ 称为滤波；用过去的观测值来估计当前的或将来的信号 $y(n)=\hat{s}(n+N)$，$N\geqslant 0$，称为预测；用过去的观测值来估计过去的信号 $y(n)=\hat{s}(n-N)$，$N\geqslant 1$，称为平滑或者内插。本章将讨论滤波问题。

从图 4-1 的系统框图中估计到的 $\hat{s}(n)$ 信号和我们期望得到的有用信号 $s(n)$ 不可能完全相同，这里用 $e(n)$ 来表示真值和估计值之间的误差：

$$e(n)=s(n)-\hat{s}(n) \tag{4-3}$$

显然，$e(n)$ 是随机变量，维纳滤波器设计的误差准则就是最小均方误差准则：

$$E[e^2(n)]=E[(s(n)-\hat{s}(n))^2] \tag{4-4}$$

维纳滤波是解决线性滤波和预测问题的方法，并且以均方误差最小为准则，维纳滤波是根据全部过去观测值和当前观测值来估计信号的当前值，因此它的解形式是系统的传递函数 $H(z)$ 或单位脉冲响应 $h(n)$ 或频域响应 $H(e^{j\omega})$。维纳滤波只适用于平稳各态遍历随机过程，同时设计维纳滤波器要求已知信号与噪声的相关函数，这些都会影响和限制维纳滤波器的应用。

第一节　维纳滤波器的设计

设计维纳滤波器的过程就是寻求在最小均方误差下滤波器的单位脉冲响应 $h(n)$ 或频域响应 $H(e^{j\omega})$ 或传递函数 $H(z)$ 的表达式，其实质就是解维纳-霍夫（Wiener-Hopf）方程。下面从时域入手求最小均方误差下的 $h(n)$，用 $h_{opt}(n)$ 表示最佳线性滤波器。注意本章只讨论因果可实现滤波器的设计。

1. 维纳-霍夫方程

设 $h(n)$ 是物理可实现的，也即是因果序列：

$$h(n)=0, \quad n<0$$

因此，从式（4-1）、式（4-2）、式（4-3）、式（4-4）推导得

$$y(n)=\hat{s}(n)=\sum_{m=0}^{+\infty}h(m)x(n-m) \tag{4-5}$$

$$E[e^2(n)]=E\left[\left(s(n)-\sum_{m=0}^{+\infty}h(m)x(n-m)\right)^2\right] \tag{4-6}$$

要使得均方误差最小，则将上式对各 $h(m)$，$m=0$，1，…，求偏导，并且等于零，得

$$2E\left[\left(s(n)-\sum_{m=0}^{+\infty}h_{\text{opt}}(m)x(n-m)\right)x(n-j)\right]=0, \quad j=0, 1, 2, \cdots \tag{4-7}$$

即

$$E[s(n)x(n-j)]=\sum_{m=0}^{+\infty}h_{\text{opt}}(m)E[x(n-m)x(n-j)], \quad j\geqslant 0 \tag{4-8}$$

用相关函数 R（第二章定义 $R_{xy}(m)=E[x(n+m)y(n)]$）来表达上式，则得到维纳-霍夫方程的离散形式：

$$R_{sx}(j)=\sum_{m=0}^{+\infty}h_{\text{opt}}(m)R_{xx}(j-m), \quad j\geqslant 0 \tag{4-9}$$

从维纳-霍夫方程中解出的 h 就是最小均方误差下的最佳 h，即 $h_{\text{opt}}(n)$。假设已求到 $h_{\text{opt}}(n)$，则这时的均方误差为最小：

$$E[e^2(n)]_{\min}=E\left[\left(s(n)-\sum_{m=0}^{+\infty}h_{\text{opt}}(m)x(n-m)\right)^2\right]$$

$$=E\left[s^2(n)-2s(n)\sum_{m=0}^{+\infty}h(m)x(n-m)+\sum_{m=0}^{+\infty}\sum_{r=0}^{+\infty}h_{\text{opt}}(m)x(n-m)h_{\text{opt}}(r)x(n-r)\right]$$

$$=R_{ss}(0)-2\sum_{m=0}^{+\infty}h_{\text{opt}}(m)R_{sx}(m)+\sum_{m=0}^{+\infty}h_{\text{opt}}(m)\left[\sum_{r=0}^{+\infty}h_{\text{opt}}(r)R_{xx}(m-r)\right]$$

由式（4-9）进一步化简，最后得

$$E[e^2(n)]_{\min}=R_{ss}(0)-\sum_{m=0}^{+\infty}h_{\text{opt}}(m)R_{sx}(m) \tag{4-10}$$

观察式（4-9），等号右侧代表 $h_{\text{opt}}(j)$ 与 $R_{xx}(j)$ 两个信号的卷积和运算，即可以写成

$$R_{sx}(j)=h_{\text{opt}}(j)*R_{xx}(j) \tag{4-11}$$

两边傅里叶变换转为频域，则有

$$P_{sx}(e^{j\omega}) = H_{opt}(e^{j\omega}) \cdot P_{xx}(e^{j\omega}) \tag{4-12}$$

由式（4-11）可知，对于随机信号通过线性系统的输入输出信号关系已经不再直接针对信号序列本身（因为样本序列可以有无数的不同值），而是针对随机信号相对稳定的统计特征，这里就是借助于信号的二阶统计量：相关函数。例如，可采用 Matlab 函数 randn 产生多个样本序列，这些序列值均有差异，但它们的功率谱是稳定的、接近常数，自相关函数接近冲击信号，这样就把对随机信号通过线性系统的问题转成确定信号输入输出关系的问题了。

2. 有限脉冲响应法求解维纳-霍夫方程

如何去求解维纳-霍夫方程，即式（4-9）中解 $h_{opt}(n)$ 的问题，设 $h(n)$ 是一个因果序列且可以用有限长（N点长）的序列去逼近它，则式（4-5）～式（4-10）分别发生变化：

$$y(n) = \hat{s}(n) = \sum_{m=0}^{N-1} h(m)x(n-m) \tag{4-13}$$

$$E[e^2(n)] = E\left[\left(s(n) - \sum_{m=0}^{N-1} h(m)x(n-m)\right)^2\right] \tag{4-14}$$

$$2E\left[\left(s(n) - \sum_{m=0}^{N-1} h_{opt}(m)x(n-m)\right)x(n-j)\right] = 0, \quad j=0,1,2,\cdots,N-1 \tag{4-15}$$

$$E[s(n)x(n-j)] = \sum_{m=0}^{N-1} h_{opt}(m)E[x(n-m)x(n-j)], \quad j=0,1,\cdots,N-1 \tag{4-16}$$

$$R_{sx}(j) = \sum_{m=0}^{N-1} h_{opt}(m)R_{xx}(j-m), \quad j=0,1,2,\cdots,N-1 \tag{4-17}$$

维纳-霍夫方程实际是 N 个线性方程组：

$$\begin{cases} j=0 & R_{sx}(0)=h(0)R_{xx}(0)+h(1)R_{xx}(1)+\cdots+h(N-1)R_{xx}(N-1) \\ j=1 & R_{sx}(1)=h(0)R_{xx}(1)+h(1)R_{xx}(0)+\cdots+h(N-1)R_{xx}(N-2) \\ \vdots & \vdots \\ j=N-1 & R_{sx}(N-1)=h(0)R_{xx}(N-1)+h(1)R_{xx}(N-2)+\cdots+h(N-1)R_{xx}(0) \end{cases}$$

写成矩阵形式有

$$\begin{bmatrix} R_{xx}(0) & R_{xx}(1) & \cdots & R_{xx}(N-1) \\ R_{xx}(1) & R_{xx}(0) & \cdots & R_{xx}(N-2) \\ \vdots & \vdots & \cdots & \vdots \\ R_{xx}(N-1) & R_{xx}(N-2) & \cdots & R_{xx}(0) \end{bmatrix} \begin{bmatrix} h(0) \\ h(1) \\ \vdots \\ h(N-1) \end{bmatrix} = \begin{bmatrix} R_{sx}(0) \\ R_{sx}(1) \\ \vdots \\ R_{sx}(N-1) \end{bmatrix} \tag{4-18}$$

简化形式为

$$R_{xx}H = R_{sx} \tag{4-19}$$

式中，$H=[h(0)\ h(1)\cdots h(N-1)]'$，是待求的单位脉冲响应；

$R_{sx}=[R_{sx}(0), R_{sx}(1), \cdots R_{sx}(N-1)]'$，是有用信号与观测信号的互相关函数序列；

$$R_{xx}=\begin{bmatrix} R_{xx}(0) & R_{xx}(1) & \cdots & R_{xx}(N-1) \\ R_{xx}(1) & R_{xx}(0) & \cdots & R_{xx}(N-2) \\ \vdots & \vdots & \cdots & \vdots \\ R_{xx}(N-1) & R_{xx}(N-2) & \cdots & R_{xx}(0) \end{bmatrix}$$，是观测信号自相关函数组成的矩阵，是一个对称矩阵，主对角线及平行的斜对角线上的元素都相同，称为 N 阶托普利兹矩阵（Toeplitz）。

只要 R_{xx} 是非奇异的，就可以求解 H：

$$H=R_{xx}^{-1}R_{sx} \tag{4-20}$$

求得 $h_{opt}(n)$ 后，这时均方误差为最小：

$$E[e^2(n)]_{min} = E\left[\left(s(n)-\sum_{m=0}^{N-1}h_{opt}(m)x(n-m)\right)^2\right]$$

$$= E\left[s^2(n)-2s(n)\sum_{m=0}^{N-1}h(m)x(n-m)+\sum_{m=0}^{N-1}\sum_{r=0}^{N-1}h_{opt}(m)x(n-m)h_{opt}(r)x(n-r)\right]$$

$$= R_{ss}(0)-2\sum_{m=0}^{N-1}h_{opt}(m)R_{sx}(m)+\sum_{m=0}^{N-1}h_{opt}(m)\left[\sum_{r=0}^{N-1}h_{opt}(r)R_{xx}(m-r)\right]$$

由式（4-17）进一步化简得

$$E[e^2(n)]_{min} = R_{ss}(0)-\sum_{m=0}^{N-1}h_{opt}(m)R_{sx}(m) \tag{4-21}$$

用有限长的 $h(n)$ 来实现维纳滤波器的设计时，若已知观测信号的自相关函数和观测信号与有用信号的互相关函数，就可以按照式（4-17）在时域里求解 $h_{opt}(n)$。但是当 N 比较大时，矩阵计算量较大，用时较长，并且涉及求自相关矩阵的逆矩阵问题。

观测信号的自相关函数可以直接计算估计获得，但是需要知晓 $R_{sx}(m)$ 才能求解出 $h_{opt}(n)$。假设信号 $s(n)$ 与噪声 $w(n)$ 互不相关，即

$$R_{sw}(m)=R_{ws}(m)=0$$

则有

$$R_{sx}(m)=E[s(n+m)x(n)]=E[s(n)s(n+m)+w(n)s(n+m)]=R_{ss}(m)$$

$$R_{xx}(m)=E[(s(n)+w(n))(s(n+m)+w(n+m))]=R_{ss}(m)+R_{ww}(m)$$

则式（4-17）和式（4-21）化为

$$R_{ss}(j) = \sum_{m=0}^{N-1} h_{opt}(m)[R_{ss}(j-m) + R_{ww}(j-m)] \quad j=0,1,2,\cdots,N-1 \quad (4\text{-}22)$$

$$E[e^2(n)]_{min} = R_{ss}(0) - \sum_{m=0}^{N-1} h_{opt}(m) R_{ss}(m) \quad (4\text{-}23)$$

通过式(4-22)和式(4-23)来设计维纳滤波器会更加简便。设计一个维纳滤波器需要充分掌握提取的有用信号的二阶统计量，即知晓其自相关函数，但对信号 $s(n)$ 序列未知，这点可能理解起来有一定困难。举例来说，某个系统能生成无数个样本序列 $s(n)$，每个样本序列都不同，但它们服从相同的概率密度函数，具有相同的一阶、二阶统计量，所以我们可能知道其自相关函数，但是对样本序列值未知。

【例4-1】已知图4-1中 $x(n)=s(n)+w(n)$，且 $s(n)$ 与 $w(n)$ 统计独立，其中 $s(n)$ 的自相关序列为 $R_{ss}(m)=0.8^{|m|}$，$w(n)$ 是方差为1的单位白噪声，试设计 $N=2$ 和3阶的维纳滤波器来估计 $s(n)$，并求它们的最小均方误差。

解：依题意，已知信号和噪声的自相关函数分别为 $R_{ss}(m)=0.8^{|m|}$，$R_{ww}(m)=\delta(m)$，$R_{xx}(m)=R_{ss}(m)+R_{ww}(m)$，则 $R_{xx}(0)=1+1=2$，$R_{xx}(1)=0.8$，$R_{xx}(2)=0.64$，代入式（4-22），当 $N=2$ 时得

$$\begin{cases} j=0 & 1=2h(0)+0.8h(1) \\ j=1 & 0.8=0.8h(0)+2h(1) \end{cases}$$

解得

$$h(0)=0.405, \quad h(1)=0.238$$

将上述结果代入式（4-23），求得最小均方误差：

$$E[e^2(n)]_{min} = R_{ss}(0) - \sum_{m=0}^{1} h_{opt}(m) R_{ss}(m) = 1 - h(0) - 0.8h(1) = 0.405$$

当 $N=3$ 时，得

$$\begin{cases} j=0 & 1=2h(0)+0.8h(1)+0.64h(2) \\ j=1 & 0.8=0.8h(0)+2h(1)+0.8h(2) \\ j=2 & 0.64=0.64h(0)+0.8h(1)+2h(2) \end{cases}$$

解得

$$h(0)=0.382, \quad h(1)=0.2, \quad h(2)=0.118$$

将上述结果代入式（4-23），求得最小均方误差：

$$E[e^2(n)]_{min} = R_{ss}(0) - \sum_{m=0}^{2} h_{opt}(m) R_{ss}(m) = 1 - h(0) - 0.8h(1) - 0.64h(2) = 0.382$$

若要进一步减小误差，可以适当增加维纳滤波器的阶数，但是信噪比是必须要

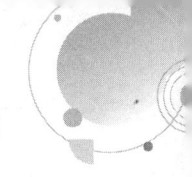

考虑的因素，维纳滤波器适合应用的范围将在下节重点讨论。实际应用中自相关函数或互相关函数都需要借助计算机来估计，因此需要借助 Matlab 来设计最优阶数的维纳滤波器。

3. 功率谱法求解维纳-霍夫方程

观察式（4-12）：$P_{sx}(e^{j\omega})=H_{opt}(e^{j\omega})\cdot P_{xx}(e^{j\omega})$，可以直接从频域角度求解维纳滤波器的 $H(e^{j\omega})$，即

$$H_{opt}(e^{j\omega})=\frac{P_{sx}(e^{j\omega})}{P_{xx}(e^{j\omega})}=\frac{\sum_m R_{sx}(m)e^{-j\omega m}}{P_{xx}(e^{j\omega})}=\frac{\sum_m R_{ss}(m)e^{-j\omega m}}{P_{xx}(e^{j\omega})}=\frac{P_{ss}(e^{j\omega})}{P_{xx}(e^{j\omega})} \quad (4\text{-}24)$$

这里同样需要知晓有用信号的功率谱 $P_{ss}(e^{j\omega})$，功率谱 $P_{xx}(e^{j\omega})$ 可以利用样本信号进行估计。

对照随机信号输入输出关系图 4-1，注意输入信号必须是平稳的，系统 $h(n)$ 是稳定的时不变系统，这时输出信号才能成为平稳信号。输入输出信号的功率谱之间还存在如下关系：

$$\begin{aligned}
P_{yy}(e^{j\omega}) &= \sum_m R_{yy}(m)e^{-j\omega m} = \sum_m \{E[y(n+m)\cdot y(n)]\}e^{-j\omega m}\\
&= \sum_m \left\{E\left[\sum_l h(l)x(n+m-l)\cdot \sum_k h(k)x(n-k)\right]\right\}e^{-j\omega m}\\
&= \sum_m \left\{\sum_k h(k)\sum_l h(l)E[x(n+m-l)\cdot x(n-k)]\right\}e^{-j\omega m}\\
&= \sum_m \left[\sum_k h(k)\sum_l h(l)R_{xx}(m-l+k)\right]e^{-j\omega m}\\
&= \sum_k h(k)\sum_l h(l)\sum_m R_{xx}(m-l+k)e^{-j\omega(m-l+k)}e^{-j\omega(l-k)}\\
&= \left[\sum_k h(k)e^{-j\omega k}\right]^* \sum_l h(l)e^{-j\omega l} P_{xx}(e^{j\omega})\\
&= |H(e^{j\omega})|^2 P_{xx}(e^{j\omega})
\end{aligned}$$

即有

$$P_{yy}(e^{j\omega})=\left|H(e^{j\omega})\right|^2 P_{xx}(e^{j\omega}) \quad (4\text{-}25)$$

输出信号功率谱为输入信号功率谱乘以系统频域响应的模平方，对上式反傅里叶变换，得到

$$R_{yy}(j) = R_{xx}(j)*h(-j)*h(j) \tag{4-26}$$

4. 预白化法求解维纳-霍夫方程

从上面分析知求解维纳-霍夫方程比较复杂。现在介绍另外一种方法，采用波德（Bode）和香农（Shannon）提出的白化的方法求解维纳-霍夫方程，得到系统函数 $H(z)$。

随机信号都可以看成是由一白色噪声 $w_1(n)$ 激励一个物理可实现的系统或模型的响应，如图 4-2 所示为 $x(n)$ 的信号模型，其中 $B(z)$ 表示系统的传递函数，对应的冲击响应为 $b(n)$。

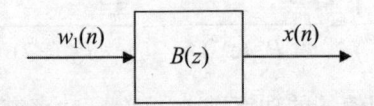

图 4-2　维纳滤波器的输入信号模型

前面学习过，白噪声的自相关函数只在 $m=0$ 时有值，即 $R_{w_1w_1}(m) = \sigma_{w_1}^2 \delta(m)$，它的 z 变换就等于 $\sigma_{w_1}^2$。假设图 4-2 中输出信号的自相关函数为 $R_{xx}(m)$，根据卷积性质有

$$R_{xx}(m) = E[x(n+m)x(n)] = E\left[\sum_{r=-\infty}^{+\infty} b(r)w_1(n+m-r) \cdot \sum_{k=-\infty}^{+\infty} b(k)w_1(n-k)\right]$$

$$= \sum_{r=-\infty}^{+\infty} b(r) \sum_{k=-\infty}^{+\infty} b(k) R_{w_1w_1}(m+k-r)$$

令 $l = r-k$，

$$\text{上式} = \sum_{l=-\infty}^{+\infty} b(k+l) \sum_{k=-\infty}^{+\infty} b(k) R_{w_1w_1}(m-l) = \sum_{l=-\infty}^{+\infty} R_{w_1w_1}(m-l) \sum_{k=-\infty}^{+\infty} b(k)b(k+l)$$

令 $f(l) = \sum_{l=-\infty}^{+\infty} b(k)b(k+l) = b(l)*b(-l)$，代入上式得

$$R_{xx}(m) = \sum_{l=-\infty}^{+\infty} R_{w_1w_1}(m-l) f(l) = R_{w_1w_1}(m)*f(m) = R_{w_1w_1}(m)*b(m)*b(-m) \tag{4-27}$$

对式（4-27）进行 z 变换得到系统函数和相关函数的 z 变换之间的关系：

$$R_{xx}(z) = \sigma_{w_1}^2 B(z) B(z^{-1}) \tag{4-28}$$

利用卷积性质还可以找到有用信号与观测信号互相关函数之间的关系：

$$R_{sx}(m) = E[s(n+m)x(n)] = E\left[\sum_{k=-\infty}^{+\infty} b(k)w_1(n-k) \cdot s(n+m)\right]$$

$$= \sum_{k=-\infty}^{+\infty} b(k) R_{sw_1}(m+k) = R_{sw_1}(m)*b(-m)$$

两边 z 变换得到

$$R_{sx}(z) = R_{sw_1}(z)B(z^{-1}) \tag{4-29}$$

如果已知观测信号的自相关函数，求它的 z 变换，按照式（4-28）等号右边的形式，找到该函数的成对零点、极点，取其中在单位圆内的那一半零点、极点构成 $B(z)$，另外在单位圆外的零点、极点构成 $B(z^{-1})$，这样就保证了 $B(z)$ 是因果的，并且是最小相位系统。

从图 4-2 可得

$$W_1(z) = \frac{1}{B(z)}X(z) \tag{4-30}$$

由于系统函数 $B(z)$ 的零点和极点都在单位圆内，即是一个物理可实现的最小相位系统，因此 $\frac{1}{B(z)}$ 也是一个物理可实现的最小相移网络函数。我们就可以利用式（4-30）对 $x(n)$ 进行白化，即把 $x(n)$ 当作输入，$w_1(n)$ 当作输出，$\frac{1}{B(z)}$ 是系统传递函数。

将图 4-1 重新给出，待求的问题就是最小均方误差下的最佳 $H(z)$，如图 4-3（a）所示，为了便于求这个 $H_{opt}(z)$，将图 4-3（a）的滤波器分解成两个级联的滤波器：$\frac{1}{B(z)}$ 和 $G(z)$，如图 4-3（b）所示，则

$$H(z) = \frac{G(z)}{B(z)} \tag{4-31}$$

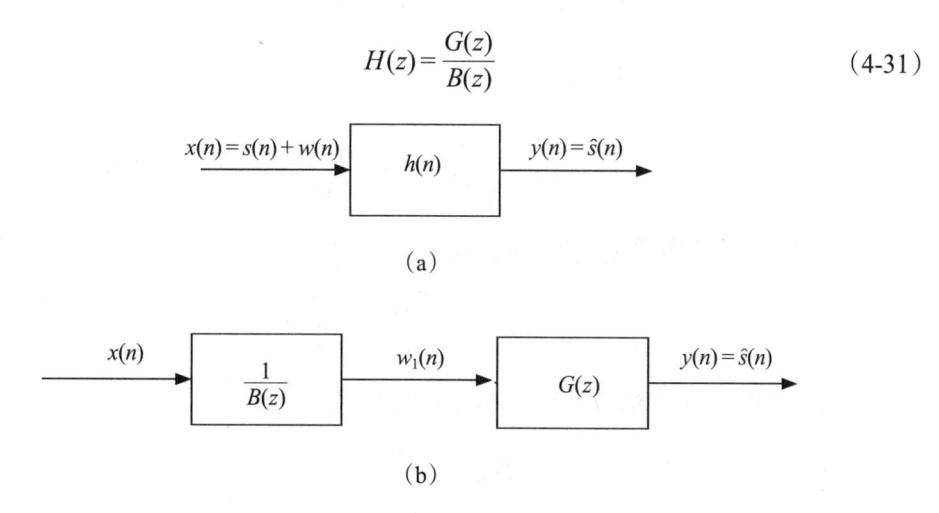

(a)

(b)

图 4-3　利用白化方法求解维纳滤波器

有了上述模型后，白化法求解维纳-霍夫方程的步骤如下：

（1）对观测信号 $x(n)$ 的自相关函数 $R_{xx}(m)$ 求 z 变换得到 $R_{xx}(z)$；

（2）利用等式 $R_{xx}(z) = \sigma_{w_1}^2 B(z)B(z^{-1})$，找到最小相位系统 $B(z)$；

（3）利用均方误差最小原则求解因果的 $G(z)$；

（4）$H(z) = \dfrac{G(z)}{B(z)}$，即得到维纳-霍夫方程的系统函数解。

在上述步骤中，$B(z)$ 可以通过已知的观测信号的自相关函数来求得，因而求解 $H_{\text{opt}}(z)$ 的问题就归结为求解 $G(z)$ 的问题了。因为 $G(z)$ 的激励源是白噪声，所以求解就变得容易多了，下面我们分析步骤（3）的求解过程。

按图 4-3（b）有

$$y(n) = \hat{s}(n) = \sum_{m=0}^{+\infty} g(m) w_1(n-m) \tag{4-32}$$

均方误差为

$$E[e^2(n)] = E\left[\left(s(n) - \sum_{m=0}^{+\infty} g(m) w_1(n-m)\right)^2\right]$$

$$= E\left[s^2(n) - 2s(n)\sum_{m=0}^{+\infty} g(m) w_1(n-m) + \sum_{m=0}^{+\infty}\sum_{r=0}^{+\infty} g(m) w_1(n-m) g(r) w_1(n-r)\right]$$

$$= R_{ss}(0) - 2\sum_{m=0}^{+\infty} g(m) R_{sw_1}(m) + \sum_{m=0}^{+\infty} g(m)\left[\sum_{r=0}^{+\infty} g(r) R_{w_1 w_1}(m-r)\right]$$

由于 $R_{w_1 w_1}(m) = \sigma_{w_1}^2 \delta(m)$，代入上式，并且进行配方得

$$E[e^2(n)] = R_{ss}(0) - 2\sum_{m=0}^{+\infty} g(m) R_{sw_1}(m) + \sigma_{w_1}^2 \sum_{m=0}^{+\infty} g^2(m)$$

$$= R_{ss}(0) + \sum_{m=0}^{+\infty}\left[\sigma_{w_1} g(m) - \dfrac{R_{sw_1}(m)}{\sigma_{w_1}}\right]^2 - \dfrac{1}{\sigma_{w_1}^2}\sum_{m=0}^{+\infty} R_{sw_1}^2(m) \tag{4-33}$$

均方误差最小也就是上式的中间项最小，所以

$$g_{\text{opt}}(m) = \dfrac{R_{sw_1}(m)}{\sigma_{w_1}^2}, \quad m \geqslant 0 \tag{4-34}$$

注意，这里的 $g(m)$ 是因果的。对该式求 z 变换，得到

$$G_{\text{opt}}(z) = \dfrac{[R_{sw_1}(z)]_+}{\sigma_{w_1}^2} \tag{4-35}$$

式中，$[R_{sw_1}(z)]_+$ 表示对 $R_{sw_1}(m)$ 求单边 z 变换。

所以维纳-霍夫方程的系统函数解为

$$H_{\text{opt}}(z) = \dfrac{G_{\text{opt}}(z)}{B(z)} = \dfrac{[R_{sw_1}(z)]_+}{\sigma_{w_1}^2 B(z)}$$

由式（4-29）把中间信号 $w_1(n)$ 化去，上式可以表示为

$$H_{opt}(z)=\frac{[R_{sw_1}(z)]_+}{\sigma_{w_1}^2 B(z)}=\frac{[R_{sx}(z)/B(z^{-1})]_+}{\sigma_{w_1}^2 B(z)} \qquad (4\text{-}36)$$

因果的维纳滤波器的最小均方误差为

$$E[e^2(n)]_{min}=R_{ss}(0)-\frac{1}{\sigma_{w_1}^2}\sum_{m=0}^{+\infty}R_{sw_1}^2(m)=R_{ss}(0)-\frac{1}{\sigma_{w_1}^2}\sum_{m=-\infty}^{+\infty}R_{sw_1}^2(m)u(m) \qquad (4\text{-}37)$$

利用帕塞伐尔定理，上式可用 z 域来表示：

$$E[e^2(n)]_{min}=\frac{1}{2\pi j}\oint_c [R_{ss}(z)-H_{opt}(z)R_{sx}(z^{-1})]\frac{dz}{z} \qquad (4\text{-}38)$$

其中，围线积分可以取单位圆。

【例4-2】已知图4-1中 $x(n)=s(n)+w(n)$，且 $s(n)$ 与 $w(n)$ 统计独立，其中 $s(n)$ 的自相关序列为 $R_{ss}(m)=0.8^{|m|}$，$w(n)$ 是方差为1的单位白噪声，试设计一个物理可实现的维纳滤波器来估计 $s(n)$，并求最小均方误差。

解：本题与例4-1参数一致，依题意，已知 $R_{ss}(m)=0.8^{|m|}$，$R_{ww}(m)=\delta(m)$，$R_{sw}(m)=0$，$R_{sx}(m)=R_{ss}(m)$。

步骤1

$$R_{xx}(m)=R_{ss}(m)+R_{ww}(m)$$

求 z 变换：

$$R_{xx}(z)=\frac{0.36}{(1-0.8z^{-1})(1-0.8z)}+1=1.6\frac{(1-0.5z^{-1})(1-0.5z)}{(1-0.8z^{-1})(1-0.8z)},\quad 0.8<|z|<1.25$$

步骤2

由于 $R_{xx}(z)=\sigma_{w_1}^2 B(z)B(z^{-1})$，容易找到最小相位系统和白噪声方差：

$$B(z)=\frac{1-0.5z^{-1}}{1-0.8z^{-1}},\quad 0.8<|z|,\quad B(z^{-1})=\frac{1-0.5z}{1-0.8z},\quad |z|<1.25,\quad \sigma_{w_1}^2=1.6$$

步骤3

利用式（4-36）得

$$H_{opt}(z)=\frac{[R_{sx}(z)/B(z^{-1})]_+}{\sigma_{w_1}^2 B(z)}=\frac{1-0.8z^{-1}}{1.6(1-0.5z^{-1})}\left[\frac{0.36}{(1-0.8z^{-1})(1-0.5z)}\right]_+$$

对括号里面求反 z 变换，注意括号内的收敛域为 $0.8<|z|<2$，有

$$z^{-1}\left[\frac{0.36}{(1-0.8z^{-1})(1-0.5z)}\right]=0.6(0.8)^n u(n)+0.6(2)^n u(-n-1)$$

取因果部分，也就是第一项，所以

$$\left[\frac{0.36}{(1-0.8z^{-1})(1-0.5z)}\right]_{+} = 0.6 \cdot \frac{1}{1-0.8z^{-1}}$$

$$H_{\text{opt}}(z) = \frac{1-0.8z^{-1}}{1.6(1-0.5z^{-1})}\left[\frac{0.6}{(1-0.8z^{-1})}\right] = \frac{3/8}{1-0.5z^{-1}}$$

$$h(n) = 0.375(0.5)^n, \quad n \geq 0$$

步骤4

最小均方误差为

$$E[e^2(n)]_{\min} = \frac{1}{2\pi j}\oint_c [R_{ss}(z) - H_{\text{opt}}(z)R_{sx}(z^{-1})]\frac{\mathrm{d}z}{z}$$

$$= \frac{1}{2\pi j}\oint_c \left[\frac{-0.45(0.625z - 0.5)}{(z-0.8)(z-1.25)(z-0.5)}\right]\mathrm{d}z$$

取单位圆为积分围线，有两个单位圆内的极点，0.8和0.5，求它们的留数和，所以

$$E[e^2(n)]_{\min} = \frac{-0.45(0.625 \times 0.8 - 0.5)}{(0.8-1.25)(0.8-0.5)} + \frac{-0.45(0.625 \times 0.5 - 0.5)}{(0.5-0.8)(0.5-1.25)} = 0.375$$

把本例结果与例4-1进行比较，$h(n) = 0.375(0.5)^n, n \geq 0$，这时系统的单位脉冲响应是无限长的，有 $h(0) = 0.375$，$h(1) = 0.188$，$h(2) = 0.094$，…，而有限脉冲响应法的结果为 $h(0) = 0.382$，$h(1) = 0.2$，$h(2) = 0.118$，可以看到两者的结果差异较小。同时也能体会到用预白化法计算推导工作量较大，是解析方式，不易采用数值计算的方法实现。

第二节　维纳滤波器的实现

本节重点探讨利用有限脉冲响应法实现维纳滤波器的设计，讨论滤波器阶数对滤波效果的影响，以及维纳滤波器的去噪能力。首先来看数据仿真效果，然后对真实数据进行探讨。

【例4-3】 回顾例3-1和例3-2，已经学过利用相关函数对有用信号进行检测。假设观测信号 $x(n) = s(n) + a*w(n)$，信噪比为10 dB、5 dB、0 dB、−5 dB、−10 dB、−15 dB、−20 dB，$s(n) = 0.8\sin\left(\frac{\pi}{5}n\right)$，噪声 $w(n)$ 为随机产生的白噪声。设计一个阶数为10的维纳滤波器，提取有用信号，计算信号 $s(n)$ 与提取信号的相关系数，分析噪声大小对信号提取效果的影响。

解：根据例3-1和例3-2，我们很快就能获得7个不同信噪比的观测信号 $x(n)$，根

据式（4-18）和式（4-19），需要先估计 $R_{sx}=[R_{sx}(0), R_{sx}(1), \cdots, R_{sx}(N-1)]'$，这是有用信号与观测信号的互相关序列；以及 $R_{xx}=\begin{bmatrix} R_{xx}(0) & R_{xx}(1) & \cdots & R_{xx}(N-1) \\ R_{xx}(1) & R_{xx}(0) & \cdots & R_{xx}(N-2) \\ \vdots & \vdots & \cdots & \vdots \\ R_{xx}(N-1) & R_{xx}(N-2) & \cdots & R_{xx}(0) \end{bmatrix}$，这是观测信号的自相关矩阵。

考虑到观测信号是一个变量，需要编写一个 Matlab 函数，实现对任意输入观测信号的维纳滤波器设计。假设输入变量为观测信号、期望信号及滤波器阶数，输出为维纳滤波器的最优单位脉冲响应 $h_{opt}(n)$ 和最小均方误差 $E[e^2(n)]_{min}$，代码如下：

```
Matlab 代码：
function [hopt,error]=wein(observed,desired,N)
% 输入的两个信号长度和格式必须一致，
len=length(observed);rxx=xcorr(observed,'biased');
Rxx=toeplitz(rxx(len:N+len-1));          %计算观测信号N阶自相关矩阵
rsx=xcorr(desired,observed,'biased');    %计算期望信号与观测信号的互相关函数
Rsx=rsx(len:len+N-1);                    %取N点互相关向量
hopt=inv(Rxx)*Rsx';                      %计算 hopt
rss=xcorr(desired,'biased');error=rss(len)-Rsx*hopt;  %计算均方误差
```

有了上述自编函数后，就可以调用该函数，注意函数名与文件名必须一致。下面来试着调用该函数，代码如下。该代码设计了7个10阶的维纳滤波器。画出信噪比高的情况下维纳滤波器的幅频响应，如图4-4所示，可看出在 0.2π 附近有一个明显的峰，该成分得以保留，与原信号 $s(n)$ 匹配，其余频率成分给予压制，该滤波器符合本例提取信号的需求。但是当信噪比较低后，滤波器功能可能达不到预期效果。图4-5显示在不同信噪比情况下（10 dB、5 dB、0 dB、−5 dB、−10 dB、−15 dB、−20 dB），维纳滤波后获得的信号与原信号 $s(n)$ 的相关系数分别为 0.99、0.98、0.95、0.86、0.71、0.52、0.35，与例3-2相比（例3-2中观测信号与原信号的相关系数分别为 0.95、0.86、0.68、0.45、0.25、0.17、0.10），维纳滤波器有效地提取了有用信号。例如，当信噪比为−10 dB时，相关性从 0.25 提高到 0.71，在−15 dB时也能有效提取信号，相关系数达到 0.52。

这里要注意，由于噪声是随机变量，因此每次运行代码结果会有些变化。还有一个问题就是关于滤波器的阶数问题，本例是指定阶数，不一定是最优阶数。下面例4-4

可来解决该问题。另外，也能注意到本例中的一个奇怪现象，即有用信号 $s(n)$ 是作为已知条件输入代码中，不禁要问，如果都已经有了 $s(n)$，还需要设计维纳滤波器吗？实际中 $s(n)$ 是未知的，这时该如何应用维纳滤波器？下一节将解决该问题。

```
Matlab 代码：
clear; N=300; n=0:N-1;
s=0.8*sin(pi/5*n); w=randn(1,N);              %产生信号和噪声
snr=[10 5 0 -5 -10 -15 -20];                   %信噪比值
a=sqrt(var(s)/var(w)*10.^(-snr/10));           %求出7个加权值
for i=1:7
    x(i,:)=s+a(i)*w;                           %生成7个观测信号
    [hopt(:,i),error(i)]=wein(x(i,:),s,10);    %设计7个10阶的维纳滤波器
    s_s(i,:)=filtfilt(hopt(:,i),1,x(i,:));     %用维纳滤波器滤波观测信号
    [r4,p4]=corrcoef(s_s(i,:)',s');            %求提取信号与原信号的相关系数及其显著性
    r(i)=r4(1,2); p(i)=p4(1,2);                %从2*2矩阵中取出r与p值
end
plot(snr,r,'o-');xlabel('信噪比/dB');ylabel('相关系数')
```

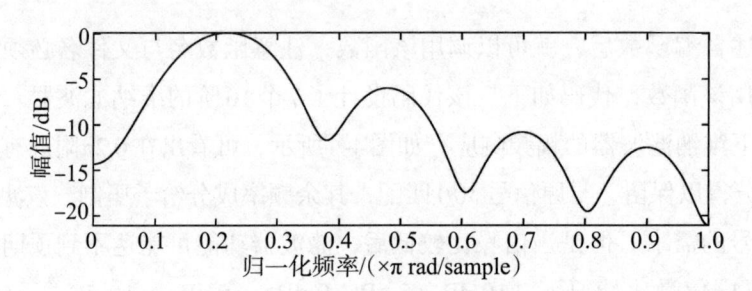

图 4-4　维纳滤波器的幅频响应

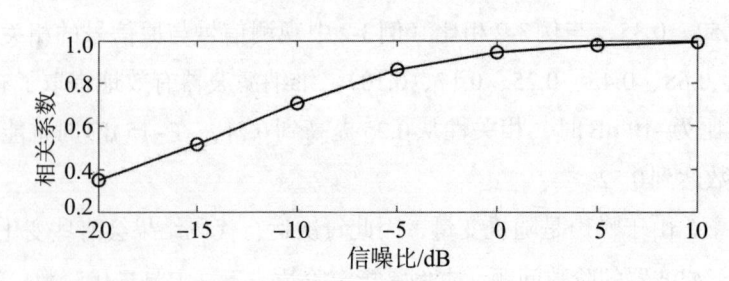

图 4-5　提取信号和原信号的相关系数与信噪比的关系

第四章
维纳滤波器设计和实现

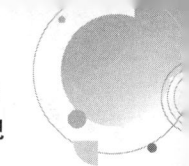

【例4-4】 在例4-3基础上，选择信噪比为–10 dB的情况，设计一个最优阶数的维纳滤波器。

解：如何获得最优滤波器的阶数，就需要结合均方误差的结果来考虑，本例数据点长共300点，下面代码可以设计出300个阶数的维纳滤波器。图4-6给出了从1阶到300阶维纳滤波器的均方误差，显然，滤波器的均方误差会随着阶数增加而下降，但达到一定阶数时就会到达平稳状态。图4-7从上到下依次给出了阶数为10、40、50、100、150的滤波器幅频响应图。仔细观察图4-6和图4-7，发现当滤波器阶数为10阶时，均方误差为0.17，离平稳值0.04差距较大，因而幅频响应表现出来的滤波器完全不是我们所预期的（0.2π处没有明显的峰）；当滤波器为40阶时，均方误差为0.08，离0.04差距缩小，这时滤波器在0.2π位置有一个明显的峰，与预想滤波器接近，我们可以选择该滤波器；当滤波器为50阶时，均方误差为0.075，误差更小了，但是与40阶滤波器差异不大；当滤波器为100、150阶时，均方误差分别为0.058、0.049，误差已经非常小了，0.2π位置具有更大的峰，但是也能观察到存在峰的偏移现象。

图4-8给出了不同滤波器阶数下，提取出的信号与原信号的相关系数，滤波器阶数为10、40、50、100、150时，相关系数分别为0.76、0.94、0.95、0.986、0.99。滤波器阶数在25时就能达到0.9的相关系数，因而可以根据实际应用情况来选择合适的滤波器阶数，本例可以选择阶数为40~50，如果0.9的相关系数效果能接受也可以选择25阶左右。另外，从滤波器的幅频响应图（图4-7）观察到滤波器对0.2π频率的成分并非全通，还是有一定的压制作用，因而提取出来的信号在幅度上有一定衰减。

从本例可知，维纳滤波器最优阶数的选择需要结合实际应用，可以选择较小的阶数，减少系统延时；也可以选择较大的滤波器阶数，来达到更好的去噪效果。

```
Matlab 代码：
clear; N=300; n=0:N-1;
s=0.8*sin(pi/5*n); w=randn(1,N);        %生成信号和噪声
snr=-10;                                %信噪比值
a=sqrt(var(s)/var(w)*10.^(-snr/10));
x(1,:)=s+a*w;                           %生成观测信号
for i=1:N
    [hopt(1:i,i),error(i)]=wein(x,s,i); %设计多个阶数的维纳滤波器
end
```

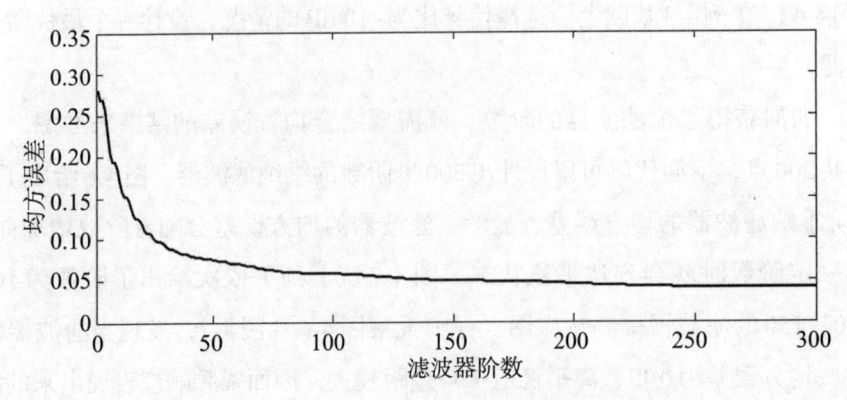

图 4-6　滤波器阶数与滤波器均方误差的关系

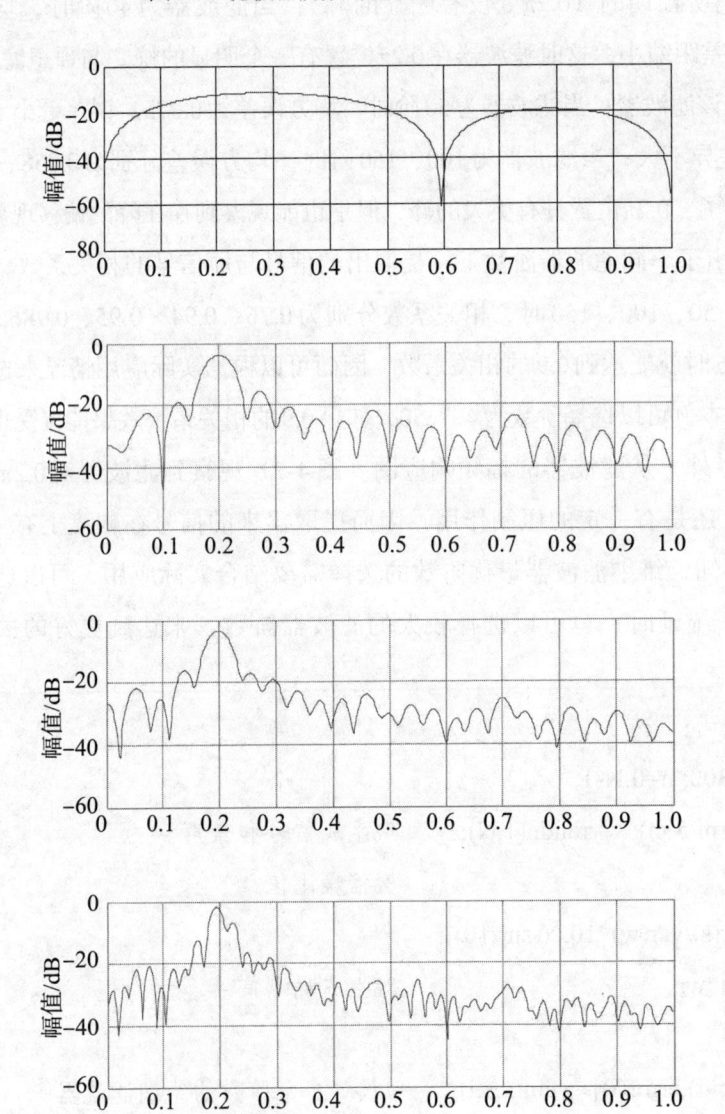

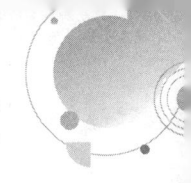

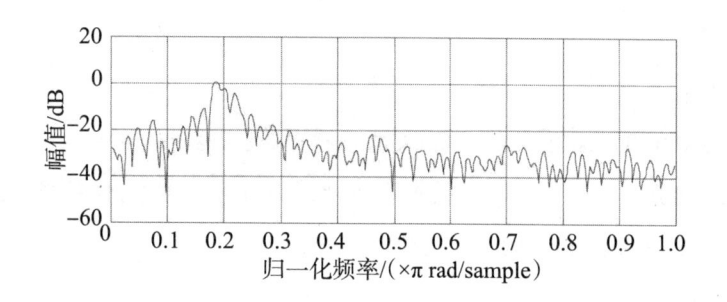

图4-7 阶数分别为10、40、50、100、150的滤波器幅频响应图

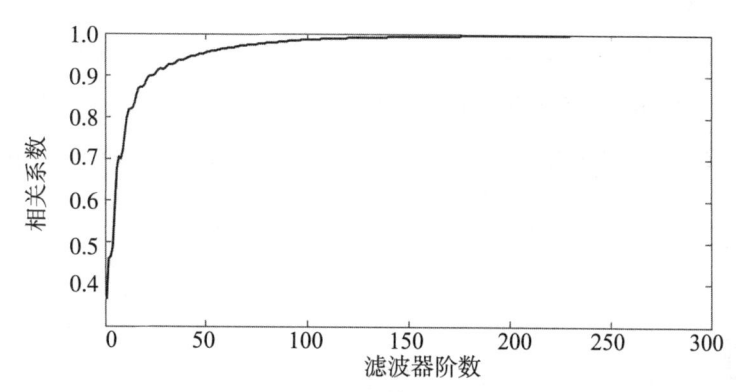

图4-8 不同滤波器阶数下，提取出的信号与原信号的相关系数

本节例4-3和例4-4展示了解决平稳信号提取的维纳滤波器设计，下面尝试在非平稳信号提取中设计维纳滤波器。

【例4-5】 采用如下Matlab程序产生线性调频chirp波形（见例2-9，请回顾该信号的波形和特征），给该信号叠加一个白噪，信噪比为–10 dB，设计一个最优阶数的维纳滤波器提取chirp信号。

解： 在–10 dB信噪比下，信号完全淹没在噪声中，例4-4显示维纳滤波器在单频信号的提取中能够解决这类信号提取问题，本例关注能否从混合信号中提取出非平稳信号。设计的代码如下，图4-9给出了滤波器阶数为1～400时，提取出的信号与原信号的相关系数，观察结果发现，无论滤波器阶数取多大，相关系数都小于0.75，无法有效地提取有用信号。另外，也可以观察到相关系数与滤波器阶数的关系并非类似图4-8的单调递增函数，而是起伏变化的。因此，维纳滤波器无法有效解决非平稳信号提取问题。本例采用的信号频率随着时间变化而变化，改变频率范围较大，因而无法提取有用信号。在实际信号中，例如心电、事件相关电位等，虽然是非平稳信号，但是跨越频段较小，应用时也将其看成是分段平稳信号，因此可以应用维纳滤波器来提取有用信号。

Matlab 代码：

```
clear; fs=1000; t=0:1/fs:2;              %1 k 的采样率，2 s 的时间过程
s=chirp(t,0,1,50);                        %产生线性调频信号，在 1 s 位置频率达到 50 Hz
w=randn(1,length(s)); snr=-10;            %信噪比值
a=sqrt(var(s)/var(w)*10.^(-snr/10)); x(1,:)=s+a*w;   %生成观测信号
for i=1:400
   [hopt(1:i,i),error(i)]=wein(x,s,i);    %设计多个阶数的维纳滤波器
   s_s(i,:)=filtfilt(hopt(1:i,i),1,x);    %用维纳滤波器提取信号
   [r4,p4]=corrcoef(s_s(i,1:300)',s(1:300)');   %求相关系数及其显著性
   r(i)=r4(1,2); p(i)=p4(1,2);            %从 2*2 矩阵中取出 r 与 p 值
end
```

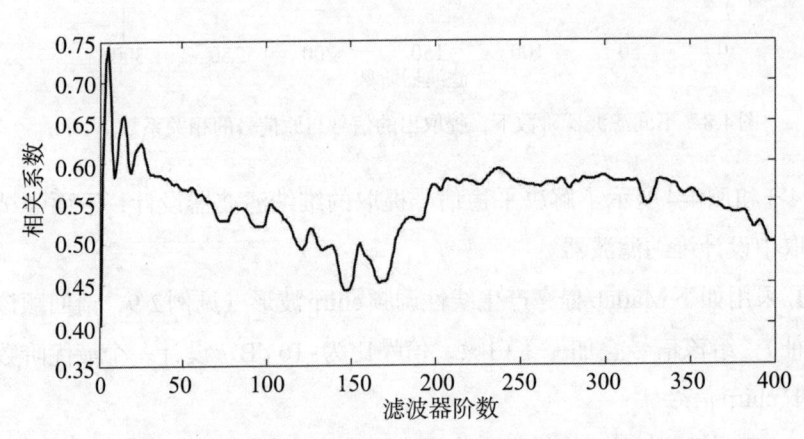

图 4-9　不同滤波器阶数下，提取出的信号与原信号的相关系数

第三节　应 用 实 例

第二节展示的例子都是针对仿真数据的维纳滤波器设计，还没有解决实际问题：实际中有用信号 $s(n)$ 是未知的，这时该如何应用维纳滤波器呢？要设计维纳滤波器必须知道观测信号和有用信号之间的互相关函数，如果不知道该函数，就需要先对它们的统计特性进行估计，然后才能设计出实际应用型的维纳滤波器，这样设计

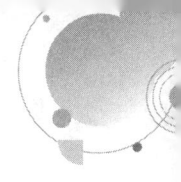

出的滤波器被称为"后验维纳滤波器"。

生物医学信号处理中一个典型的信号提取应用就是关于事件相关电位（ERP）信号的提取。ERP信号十分微弱，一般都淹没在自发脑电（EEG）中，无法从一次观测中直接得到，且ERP与EEG信号在频谱上是重叠的，使得经典滤波器失效。目前，心理学实验中都是通过多次重复刺激得到的脑电信号进行叠加来提取ERP信号。这时假设每次刺激获得的ERP信号都是确定不变的，而实际中每次刺激获得的ERP信号有可能幅度或潜伏期会发生微小的变化，所以ERP信号也是个随机样本。但我们可以假设其统计特性是一致的，EEG信号也类似，每次刺激获得的EEG信号序列不同，但统计特性认为是保持一致的。

【例4-6】重复同一个视觉刺激111次，采集脑电信号，采样率设置为1 024 Hz，假设某导电极共记录到$N=111$次观测样本：$x_i(n)=s_i(n)+w_i(n)$, $i=1, 2, \cdots, N$。其中，$s_i(n)$是第i次刺激时记录的事件相关电位ERP信号，它们之间具有强的相关系数，可以假设它们具有相同的统计特性；$w_i(n)$是第i次记录时的EEG信号，假设每次记录的EEG信号之间互不相关，统计特性类似白噪声；$x_i(n)$是观测信号；信号和噪声相互独立。要求设计一个最优维纳滤波器实现单次提取ERP信号，并评估滤波器的效果。

解： 我们的已知条件就是记录到的111个样本数据，图4-10显示了记录信号及平均叠加后的三个信号，其中，图4-10（a）展示了单个样本的记录信号图，图4-10（b）展示了平均叠加了10个样本的ERP图，图4-10（c）、（d）分别展示了平均叠加了40个和111个样本后获得的ERP图。明显地，由于EEG每次记录信号都互不相关，多次叠加后将降低EEG信号对ERP信号的干扰。假设111次样本叠加后的ERP信号与每次记录的、未知的$s_i(n)$统计特性一致，这样就能设计出后验维纳滤波器了。维纳滤波器设计的函数中输入的两个变量observed就是这里的$x_i(n)$，desired就是111个样本的平均值，代码如下。

```
Matlab 代码：
clear;load pop_1                    %数据矩阵包括111个样本
fs=1024;t=-200:1000/fs:1000+1000/fs;   %数据时间窗为–200 ms～1 000 ms
desired=mean(pop_1');
for n=1:111
    for i=1:200
```

```
            [hopt(1:i,i),error(i)]=wein(pop_1(:,n),desired,i);   %设计多个阶数的维纳滤波器
            s_s(i,:)=filtfilt(hopt(1:i,i),1,pop_1(:,n));         %用维纳滤波器提取信号
            [r4,p4]=corrcoef(s_s(i,:)',desired');                %求相关系数及其显著性
            r(n,i)=r4(1,2); p(n,i)=p4(1,2);                      %从矩阵中取出r与p值
        end
    end
    all=mean(r');good_trials=find(all>0.5);                      %寻找数据质量高的样本
```

图4-10 记录信号及平均叠加后的三个信号

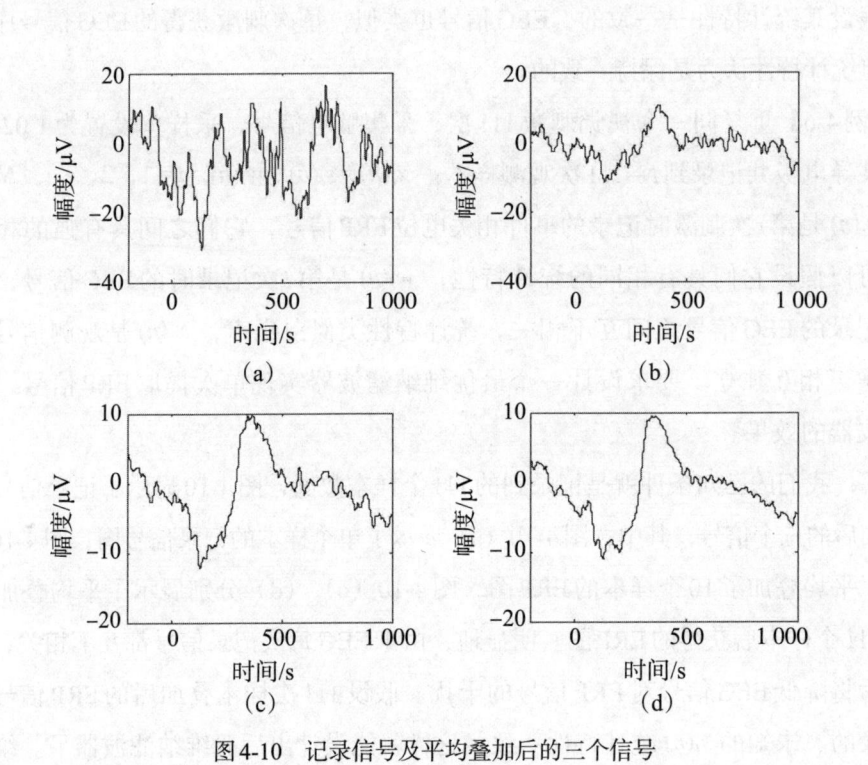

图4-11显示了维纳滤波器对111个样本提取ERP的效果，明显地，每个样本提取效果不同，即每次记录数据质量有一定差异，信噪比低的样本效果较差。可以求出相关系数的平均值，即先不考虑阶数的影响，当平均相关系数大于0.5时，认为这个样本记录数据可靠。图4-12显示了维纳滤波器提取111个样本的平均效果，相关系数<0.5的样本数据信噪比低。111个样本中有85个样本平均相关系数大于0.5，这些样本保留下来，重新给出这85个样本的滤波器阶数-相关系数图，如图4-13所示。还是可以观察到有些样本存在起伏变化，当然可以继续提高平均相关系数的阈值，这样保留下来的样本就会更少，可以自行选择合适的阈值。仔细观察图4-13，滤波器阶数

在1~40内相关系数上升明显，50阶后大部分样本的相关系数都达到一个平稳，因而这里可以选择阶数为40~50。本例最优阶数定为50。

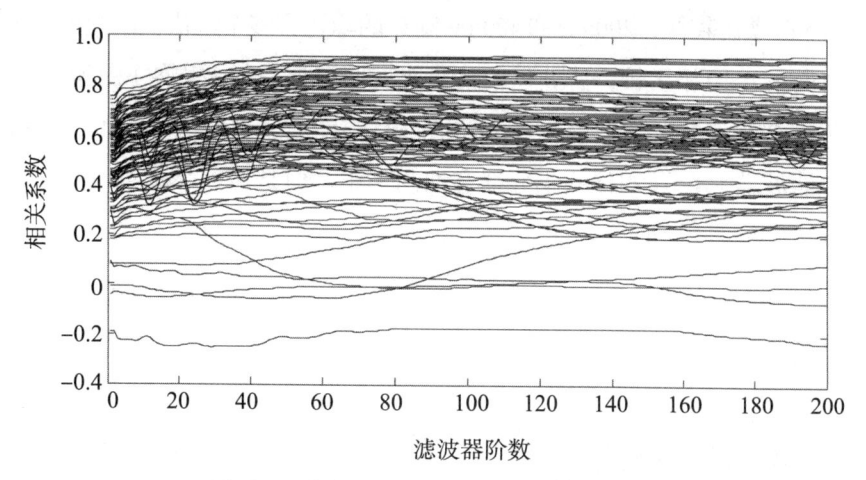

图4-11　维纳滤波器提取111个样本ERP的效果

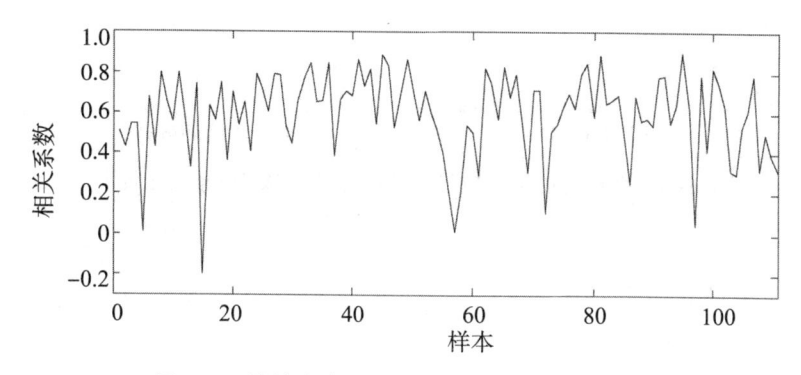

图4-12　维纳滤波器提取111个样本ERP的平均效果

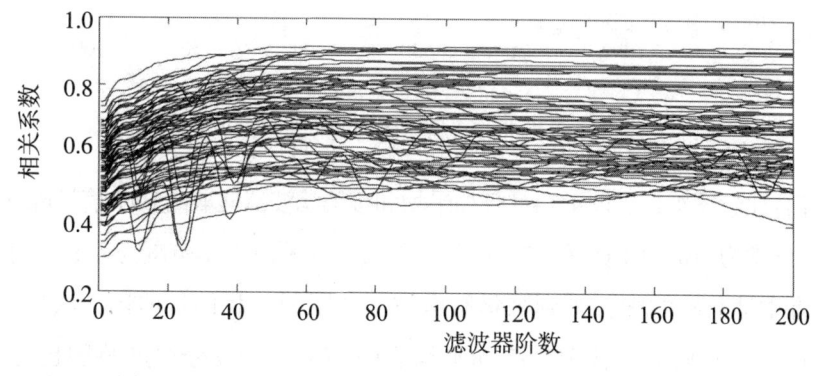

图4-13　维纳滤波器提取数据质量较好的85个样本ERP效果

我们选择图4-13中平均相关系数最高的（0.899）第95个样本和表现一般水平的

第9个样本（0.655），来评估维纳滤波器提取前后的效果。图4-14显示了单次提取前后效果。显然，第95个样本具有较高信噪比，在200 ms和400 ms附近有明显的峰；而第9个样本信噪比较低，200 ms和400 ms附近的峰包含多个起伏，因此该样本提取效果较差。与图4-10相比较，滤波后的信号幅度明显比叠加平均的ERP幅度小，这主要是因为维纳滤波器对整个信号各个频段都有幅度的衰减作用。图4-15的幅频响应说明了该滤波器对0~60 Hz的成分都有抑制作用，但是在每个频率成分上的衰减不同。

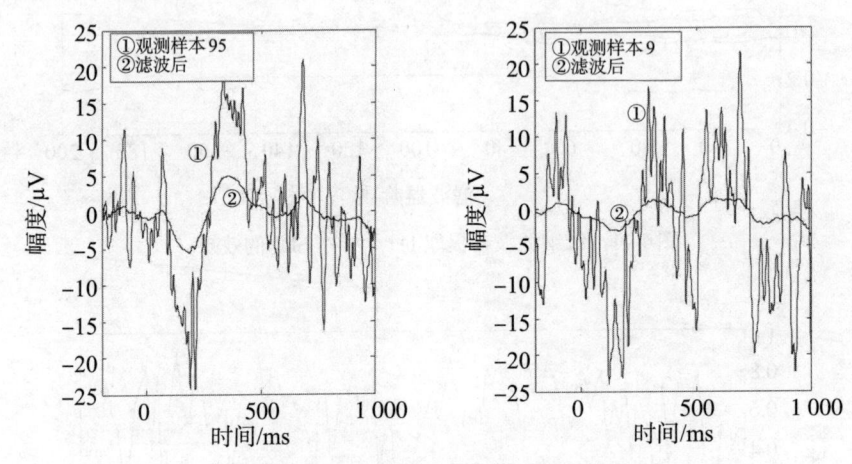

图4-14　有限脉冲响应法设计维纳滤波器提取信号前后比较

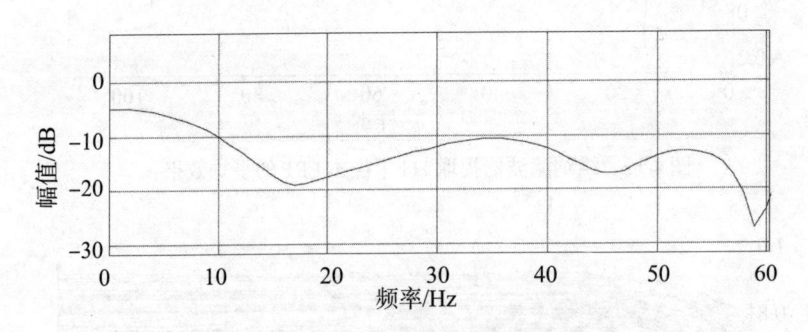

图4-15　第95个样本的维纳滤波器幅频响应图

我们综合比较图4-10、图4-14，叠加平均和维纳滤波器提取的ERP信号成分范围有很大差异，分别为-10~10 μV和-5~5 μV，而第95个样本显示范围为-25~15 μV。到底哪个范围才是准确的呢？受到采集脑电技术的限制，我们目前还无法给出答案，甚至用不同品牌的脑电设备记录叠加平均后的ERP信号成分幅度范围也有较大差异。因此在实际应用时，特别注意，需要统一使用的仪器设备和处理方法，本例中，或采用叠加平均法获得全脑的ERP，然后去测量N200或P300成分的潜伏期或幅度；或选择采用图 4-15 的维纳滤波器（固定一个滤波器）处理全脑脑电信号，获得 ERP 成分的潜伏期和幅度；或采用第一章介绍的平滑滤波器处理全脑脑电信号，获得每个样本的 ERP 信号；这样就可以在一个数量等级下测量和统计潜伏期及其对应的峰值。本例展示了如何设计一个类似图 4-15 的有效维纳滤波器，同时也能体会到在实际应用时，是无法准确计算信噪比参数的，该参数是动态变化的。另外，本例数据最高相关系数约为 0.9，无法类似图 4-8 一样通过提高滤波器阶数来提高相关系数到接近 1。这说明脑电 ERP 信号的信噪比可能低于 –10 dB，也说明维纳滤波器提取 ERP 信号的效果是有限的。

【例 4-7】 回顾图 4-1 的输入输出模型和式（4-12），还可以用功率谱法设计维纳滤波器来求解系统脉冲响应，试着编写一个函数实现该方法，并采用例 4-6 的数据进行实践和比较信号提取效果。

解：为了提取 $s(n)$ 信号，通常都假设其和噪声不相关，则有 $R_{sw}(m)=0$，因为 $x(n)=s(n)+w(n)$，所以有 $R_{xx}(m)=R_{ss}(m)+R_{ww}(m)$，$R_{sx}(m)=R_{ss}(m)$，由式（4-12）和式（4-24）可知：

$$H_{opt}(e^{j\omega}) = \frac{P_{sx}(e^{j\omega})}{P_{xx}(e^{j\omega})} = \frac{\sum_m R_{sx}(m)e^{-j\omega m}}{P_{xx}(e^{j\omega})} = \frac{\sum_m R_{ss}(m)e^{-j\omega m}}{P_{xx}(e^{j\omega})} = \frac{P_{ss}(e^{j\omega})}{P_{xx}(e^{j\omega})}$$

根据该计算式编写实现函数，代码如下。

```matlab
Matlab 代码：
function ssignal=wein_new(observed,desired)
% 输入的两个信号长度和格式必须一致
Pss=pwelch(desired,[],[],[],[],'twosided');    %计算期望信号的功率谱
Pxx=pwelch(observed,[],[],[],[],'twosided');   %计算观测信号的功率谱
H=Pss./Pxx;                                    %计算滤波器频域响应
hopt=ifft(H);                                  %fft 反变换获得系统脉冲响应
ssignal=fftfilt(hopt,observed);                %输出维纳滤波后的信号
```

使用例 4-6 的数据调用上述函数，代码如下。提取出信号与平均信号之间的相关系数，如图 4-16①号线所示，对比上例滤波后相关系数图 4-12 结果（图 4-16②号线重新绘出），发现两者有很多共同点，①、②号线的相关系数为 0.921 7，说明两种方

法虽然实现方式不同，但效果是基本一致的。例如第5个样本、第15个样本信噪比过低导致无法提取有用信号。总体比较相关系数发现，上例的有限脉冲响应法设计维纳滤波器效果稍微好些，但是上例实现过程要复杂些，需要考虑滤波器阶数问题，运算涉及矩阵求逆，计算时间长，而本例方法不需要考虑阶数问题，运算速度快，实现较简单。

```matlab
Matlab 代码：
clear;load pop_1                              %数据矩阵包括111个样本
fs=1024;t=-200:1000/fs:1000+1000/fs;          %数据时间窗为–200～1 000 ms
desired=mean(pop_1');
for n=1:111
    [s_s(:,n)]=wein_new(pop_1(:,n),desired);  %对每个样本设计维纳滤波器并滤波
    [r4,p4]=corrcoef(s_s(:,n)',desired');     %求相关系数及其显著性
    r(n)=r4(1,2); p(n)=p4(1,2);               %从矩阵中取出r与p值
end
good_trials=find(r>0.5);                      %寻找数据质量高的样本
```

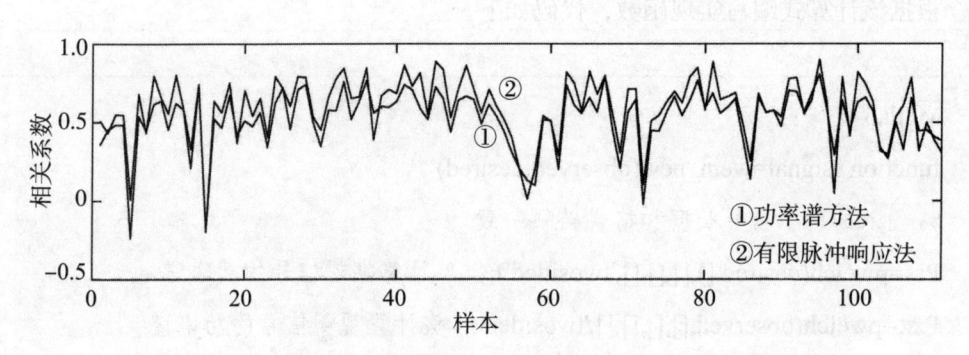

图4-16 对比两种维纳滤波器设计方法提取111个样本ERP的效果

使用本方法，111个样本中有70个样本提取信号的相关系数大于0.5，这些样本可以保留下来，我们选择相关系数最高的（0.805 2）第95个样本（与上例方法结果一致，说明该样本信噪比高）和表现一般水平的第9个样本（0.635 5），来评估维纳滤波器提取前后的效果，图4-17显示了单次提取前后效果，与上例方法相比，本方法提取出的信号没有前例方法结果那么光滑，因此，如果能再添加一个平滑滤波器，本方法效果会更佳。本例方法与上例方法相比，从相关系数指标上看，

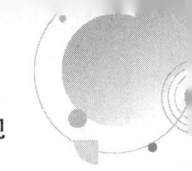

有限脉冲响应法效果更好，尤其是选到了合适的滤波器阶数后，相关系数可能超过 0.9。

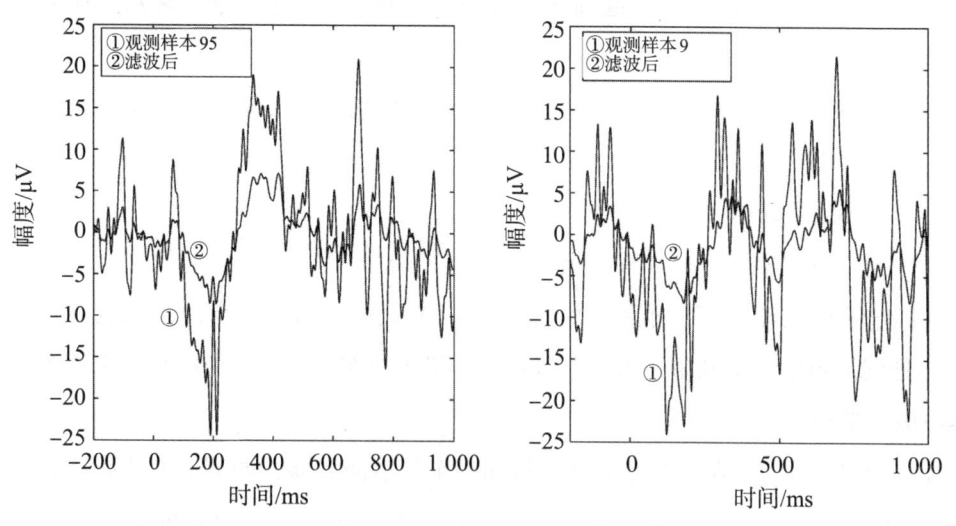

图 4-17　功率谱法设计维纳滤波器提取信号前后比较

本章重点介绍了维纳滤波器设计中的理论部分：求解维纳-霍夫方程的三种解法，有限脉冲响应法和功率谱法适合计算机实现，另外一种方法是预白化法，是一种解析解，不太适合计算机实现；然后从数据仿真到实际应用，重点介绍了如何用计算机来设计有限脉冲响应和功率谱法的维纳滤波器。对于复杂环境下提取生物医学信号，应用维纳滤波器可以提高一定的信噪比，但受到维纳滤波器本身的限制，可能无法有效地提取有用信号，这时可以考虑把该滤波器作为提取信号的一个步骤阶段，例如可与平滑滤波器一起尝试，或者尽量提高信噪比。例如例 4-6 中可以考虑先叠加平均 5 个样本，然后再设计维纳滤波器。因此，维纳滤波器的应用是非常灵活的，甚至还可以拓展到频域入手，例如例 4-7。我们需要注意与实际问题结合起来，选择合适的技术搭配方式，以及合适的滤波器参数。

习　　题

1. 研讨题（分小组，每小组 4~6 人，完成收集资料、讨论、展示三部分工作）

（1）查阅维纳滤波器在生物医学信号提取中的应用科学文献，展示综述至少三个应用。

（2）查阅维纳滤波器在生物医学图像处理的应用科学文献，展示综述至少三个应用。

（3）查阅维纳滤波器在其他领域信号处理中的应用科学文献，展示综述至少三个应用。

（4）查阅维纳滤波器在其他领域图像处理的应用科学文献，展示综述至少三个应用。

2. 上机练习题

（1）自行编写代码实现本章所有上机实例。

（2）仿照例4-6，在维纳滤波器前端加一个带通滤波器，调节维纳滤波器的阶数 N 及带通滤波器的通带和阻带参数，寻找最佳搭配方案，画出对应的相关系数图，与例4-6的效果相比较。

（3）仿照例4-7，在维纳滤波器后端加一个平滑滤波器，调节平滑滤波器的长度参数，寻找最佳搭配方案，画出对应的相关系数图，与例4-7的效果相比较。

（4）仿照例4-6，对单次样本进行5次叠加平均（可以有重叠的叠加，例如1~5、2~6、3~7这样叠加平均），作为观测信号进行ERP的提取，滤波器阶数固定为50，画出相关系数图并与例4-6的效果进行比较；改变叠加平均次数为2、3、4、6、7、8，比较叠加平均次数对提取效果的影响，给出结论：即多少次叠加平均（尽量少的）就能很好地提取ERP信号。

3. 概念理解

（1）最佳线性滤波器。

（2）白化。

（3）维纳-霍夫方程。

（4）ERP单次提取。

第五章
自适应滤波器设计和实现

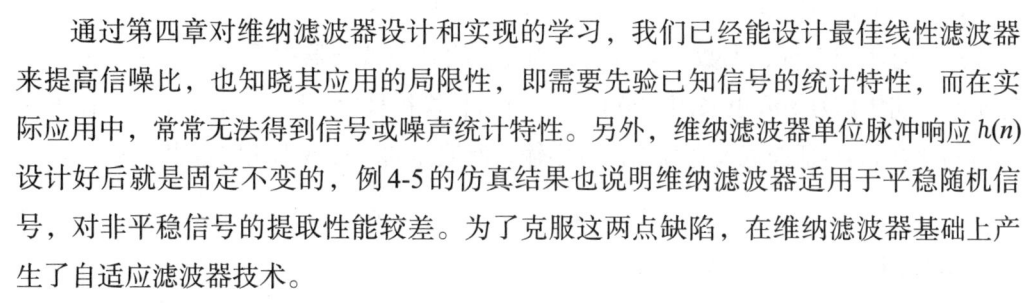

通过第四章对维纳滤波器设计和实现的学习,我们已经能设计最佳线性滤波器来提高信噪比,也知晓其应用的局限性,即需要先验已知信号的统计特性,而在实际应用中,常常无法得到信号或噪声统计特性。另外,维纳滤波器单位脉冲响应 $h(n)$ 设计好后就是固定不变的,例4-5的仿真结果也说明维纳滤波器适用于平稳随机信号,对非平稳信号的提取性能较差。为了克服这两点缺陷,在维纳滤波器基础上产生了自适应滤波器技术。

维纳滤波器设计准则是均方误差最小,在图 4-1 模型的基础上把误差 $e(n) = s(n) - \hat{s}(n)$ 融入模型中,得到如图 5-1 所示的模型。在此基础上增加一条虚线,如图 5-2 所示,给出了自适应滤波器模型,这条虚线代表滤波器单位脉冲响应 $h(n)$ 不再是固定不变的,而是在输入信号平稳性改变情况下,利用均方误差的结果,采用各种自适应算法实时动态调整该滤波器的单位脉冲响应。

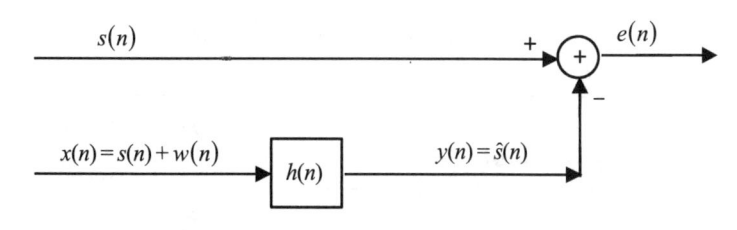

图 5-1 维纳滤波器模型的变形

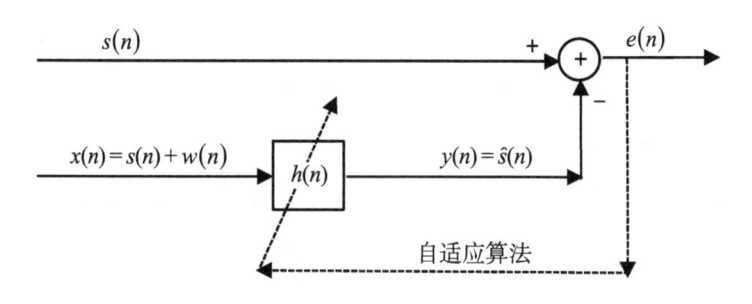

图 5-2 自适应滤波器模型

自适应滤波器不需要先验知识,根据均方误差最小等准则,通过更新滤波器参数来自动跟踪输入信号统计性质的变化。滤波器的结构可以分为横向结构(抽头延时线结构)和格形结构。为了滤波器的稳定性,自适应滤波器目前实际使用的就是有限脉冲响应(finite impulse response,FIR)型,无限脉冲响应(infinite impulse response,IIR)型的较少。根据每输入多少数据更新一次滤波器参数,滤波器的数据处理可分为成批处理法和递归处理法。滤波器的自适应算法分为随机梯度法(least mean square,LMS)和递推最小二乘法(recursive least square,RLS),本章重点介绍随机梯度法。

设有一个自适应滤波器,采用横向结构,由于表达习惯,通常单位脉冲响应 $h(n)$ 代表线性时不变系统,参数是固定的,因此在自适应滤波器中采用加权变量 $w(n)$ 代替 $h(n)$,期望信号 $s(n)$ 也采用 $d(n)$ 代替,重新替换符号后,图5-3给出了一个详细的 p 阶横向结构的自适应滤波器模型。其中输入滤波器的一批数据用向量表示为

$$\vec{X}(T) = [x_T, x_{T-1}, x_{T-2}, \cdots, x_{T-p+1}]' \tag{5-1}$$

滤波器权重系数定义为

$$\vec{W} = [w_0, w_1, w_2, \cdots, w_{p-1}]' \tag{5-2}$$

Y_T 代表自适应滤波器的输出,即输入信号与滤波器的卷积和:

$$Y_T = \sum_{k=0}^{p-1} w_k x_{T-k} = \vec{W}' \cdot \vec{X}(T) = \vec{X}'(T) \cdot \vec{W} \tag{5-3}$$

e_T 代表期望信号与滤波器输出的误差:

$$e_T = d_T - Y_T = d_T - \vec{W}' \cdot \vec{X}(T) \tag{5-4}$$

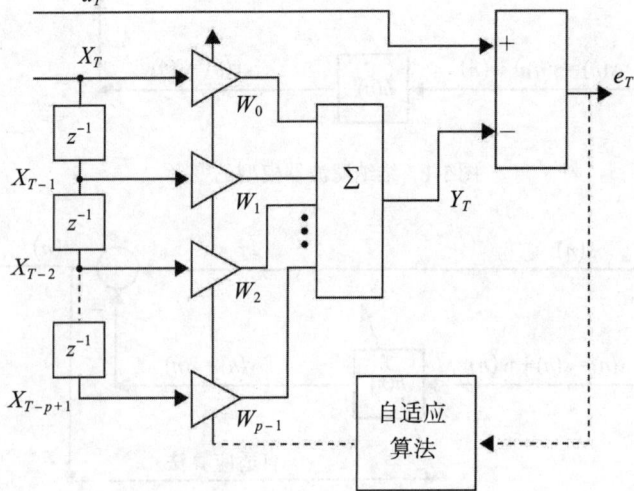

图5-3 横向结构的自适应滤波器模型

第一节 自适应滤波器的设计

设计自适应滤波器的过程就是寻求在最小均方误差下，一批输入数据得到一个滤波器的权重系数 $\vec{W}$，不同批次数据获得不同的滤波器参数。本章只介绍自适应的 LMS 算法，通过推导也能知道维纳滤波器是自适应滤波器的基础。

1. 自适应滤波器与维纳滤波器的关系

根据式（5-1）～（5-4），得

$$e_T^2 = d_T^2 - 2d_T \cdot \vec{W}' \cdot \vec{X}(T) + \vec{W}' \cdot \vec{X}(T) \cdot \vec{X}'(T) \cdot \vec{W}$$

则均方误差为

$$E[e_T^2] = E[d_T^2] - 2\vec{W}' \cdot E[d_T \cdot \vec{X}(T)] + \vec{W}' \cdot E[\vec{X}(T) \cdot \vec{X}'(T)] \cdot \vec{W}$$

$$= R_d(0) - 2\vec{W}' \cdot R_{dx} + \vec{W}' \cdot R_x \cdot \vec{W} \tag{5-5}$$

其中，$R_d(0)$ 是 d_T 的均方值。

$R_{dx} = E[d_T \cdot \vec{X}(T)] = E[d_T \cdot (x_T, x_{T-1}, x_{T-2}, \cdots, x_{T-p+1})'] = [R_{dx}(0), R_{dx}(1), \cdots, R_{dx}(p-1)]'$，$R_{dx}$ 是期望信号与输入信号的互相关函数序列。

$R_x = E[\vec{X}(T) \cdot \vec{X}'(T)] = E\left[(x_T, x_{T-1}, x_{T-2}, \cdots, x_{T-p+1})' \cdot (x_T, x_{T-1}, x_{T-2}, \cdots, x_{T-p+1})'\right]$

$$= \begin{bmatrix} R_x(0) & R_x(1) & \cdots & R_x(p-1) \\ R_x(1) & R_x(0) & \cdots & R_x(p-2) \\ \vdots & \vdots & \cdots & \vdots \\ R_x(p-1) & R_x(p-2) & \cdots & R_x(0) \end{bmatrix}，\text{是输入信号自相关函数组成的 } p \text{ 阶托普利兹矩阵（Toeplitz）。}$$

要使得均方误差最小，对式(5-5)的未知 $\vec{W}$ 求导等于 0，则有

$$-2R_{dx} + 2R_x \cdot \vec{W} = 0$$

最优解为

$$\vec{W}^* = R_x^{-1} \cdot R_{dx} \tag{5-6}$$

与第四章式（4-20）相比，等式右边就是有限脉冲响应法的维纳滤波器最优系统响应 $h_{\text{opt}}(n)$，因此 $\vec{W}^*$ 也称为维纳权系数向量。式（5-6）还是必须要有先验知识 R_{dx}，在没有先验知识的条件下，随着每次新输入信号 x_{T+1} 的输入，怎么采用一定的算法来更新权重系数 $\vec{W}$ 呢？

2. 随机梯度法（LMS算法）

美国电气工程教授威德罗（Widrow）和他的学生霍夫（Hoff）（1960年）提出了一种没有先验统计知识时求解 $\vec{W}^*$ 近似值的方法，称为LMS算法，也称为"梯度下降法""随机梯度法"。仔细观察式（5-5）等式右边，易观察出该函数是 $\vec{W}$ 的二次函数，由于 R_x 是对称正定阵，所以该函数对应于一个 p 维的开口向上的超抛物面，只有总体最小，无局部最小。因此在更新 $\vec{W}$ 上就有了新的思路：只要朝着该函数负梯度方向去更新 $\vec{W}$，调整合适的步长就可能逼近总体最小的那个解，即维纳权系数向量。

因而，设 T 时刻滤波器参数为

$$\vec{W}(T) = [w_0(T),\ w_1(T),\ w_2(T),\ \cdots,\ w_{p-1}(T)]'$$

式（5-5）的负梯度方向为

$$G(T) = -\nabla_w[E(e_T^2)] = 2[R_{dx} - R_x \vec{W}(T)] \tag{5-7}$$

沿此方向计算下一时刻的系数更新值：

$$\vec{W}(T+1) = \vec{W}(T) + \mu G(T) \tag{5-8}$$

其中，μ 为步长，控制下降的速度。

观察式（5-7）可知，仍然要知道 R_{dx}，因此用由单样本求得的负梯度代替总体的负梯度方向 G：

$$G(T) \approx -\nabla_w(e_T^2) = -\nabla_w[d_T - \vec{W}'\vec{X}(T)]^2 = 2e_T \vec{X}(T) \tag{5-9}$$

代入式（5-8），得

$$\vec{W}(T+1) = \vec{W}(T) + 2\mu e_T \vec{X}(T) \tag{5-10}$$

$\vec{W}$ 更新后，随着新的一批数据输入滤波器，误差也进行更新：

$$e_{T+1} = d_{T+1} - Y_{T+1} = d_{T+1} - \vec{W}(T+1)' \cdot \vec{X}(T+1) \tag{5-11}$$

从上述推导过程也能理解为什么LMS法也被称为"随机梯度法"或"梯度下降法"。原因有两点：一是以负梯度方向进行滤波器权重系数的更新，保证朝向和接近最优维纳解；二是采用随机样本的误差平方代替总体的均方误差，确定负梯度方向。

随机梯度法算法过程如下：

步骤1：已知输入滤波器的 p 个值：$\vec{X}(T) = [x_T,\ x_{T-1},\ x_{T-2},\ \cdots,\ x_{T-p+1}]'$；

步骤2：计算 $\vec{W}(T+1) = \vec{W}(T) + 2\mu e_T \vec{X}(T)$，初值 $\vec{W}(T)$ 与 e_T 预先给出，μ 先给定；

步骤3：当有新观测值 x_{T+1} 后，令 $\vec{X}(T+1) = (x_{T+1},\ x_T,\ x_{T-1},\ \cdots,\ x_{T-p+2})'$；

步骤4：计算新的误差，$e_{T+1} = d_{T+1} - \vec{W}(T+1)' \cdot \vec{X}(T+1)$；

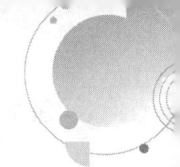

转入步骤2~4，代入得到 $\vec{W}(T+2)$、e_{T+2}……不断更新调整 $\vec{W}$ 参数，直到无新观测值输入。

3. 步长 μ 的确定

式（5-10）中的步长 μ 是控制权重系数 $\vec{W}$ 能否收敛到维纳权系数 $\vec{W}^*$ 及收敛速度的关键参数，也称为"收敛因子"，设置不合适时自适应滤波器功能就无法实现。本章只从数学期望角度讨论步长 μ 的取值范围。对式（5-10）进行推导，两边取数学期望：

$$E[\vec{W}(T+1)] = E[\vec{W}(T) + 2\mu e_T \vec{X}(T)] = E[\vec{W}(T) + 2\mu \vec{X}(T)(d_T - \vec{X}'(T)\vec{W}(T))]$$
$$= E[\vec{W}(T)] + 2\mu E[d_T \vec{X}(T)] - 2\mu E[\vec{X}(T)\vec{X}'(T)\vec{W}(T)]$$

假设滤波器权重系数 $\vec{W}$ 与输入信号向量 $\vec{X}$ 无关，则有

$$E[\vec{W}(T+1)] = E[\vec{W}(T)] + 2\mu R_{dx} - 2\mu E[\vec{X}(T)\vec{X}'(T)]E[\vec{W}(T)]$$
$$= E[\vec{W}(T)] + 2\mu R_{dx} - 2\mu R_x E[\vec{W}(T)]$$
$$= (I - 2\mu R_x)E[\vec{W}(T)] + 2\mu R_{dx} \quad (5\text{-}12)$$

令 $\Delta \vec{W}(T+1) = \vec{W}(T+1) - \vec{W}^*$，$\Delta \vec{W}(T) = \vec{W}(T) - \vec{W}^*$ 代表 $T+1$ 和 T 时刻权重系数 $\vec{W}$ 和维纳解 $\vec{W}^*$ 之间的误差，两边求数学期望，得

$$E[\Delta \vec{W}(T+1)] = E[\vec{W}(T+1) - \vec{W}^*] = E[\vec{W}(T+1)] - \vec{W}^*$$

把式（5-12）代入上式，得

$$E[\Delta \vec{W}(T+1)] = (I - 2\mu R_x)E[\vec{W}(T)] + 2\mu R_{dx} - \vec{W}^*$$
$$= (I - 2\mu R_x)E[\Delta \vec{W}(T) + \vec{W}^*] + 2\mu R_{dx} - \vec{W}^*$$
$$= (I - 2\mu R_x)\{E[\Delta \vec{W}(T)] + \vec{W}^*\} + 2\mu R_{dx} - \vec{W}^*$$
$$= (I - 2\mu R_x)E[\Delta \vec{W}(T)] + (I - 2\mu R_x)\vec{W}^* + 2\mu R_{dx} - \vec{W}^*$$
$$= (I - 2\mu R_x)E[\Delta \vec{W}(T)] + \vec{W}^* - 2\mu R_x \vec{W}^* + 2\mu R_{dx} - \vec{W}^*$$
$$= (I - 2\mu R_x)E[\Delta \vec{W}(T)] - 2\mu R_x \vec{W}^* + 2\mu R_{dx}$$

由于维纳解 $\vec{W}^* = R_x^{-1} \cdot R_{dx}$，所以后两项合计为零，则有

$$E[\Delta \vec{W}(T+1)] = (I - 2\mu R_x)E[\Delta \vec{W}(T)] \quad (5\text{-}13)$$

设 $\Delta \vec{W}(0) = \vec{W}(0) - \vec{W}^*$ 为初始时刻权重系数与最优解的误差，则上式可以继续推导：

$$E[\Delta \vec{W}(T+1)] = (I - 2\mu R_x)E[\Delta \vec{W}(T)]$$
$$= (I - 2\mu R_x)^2 E[\Delta \vec{W}(T-1)]$$
$$= (I - 2\mu R_x)^{T+1} E[\Delta \vec{W}(0)]$$
$$= (I - 2\mu R_x)^{T+1} \Delta \vec{W}(0)$$

由于 R_x 为正定矩阵，可以进行谱分解，分解为特征向量和特征值，即 $R_x = V\Lambda V'$，其中 V 是由特征向量组成的正交矩阵，Λ 是对角矩阵，对角元素是 R_x 特征值，代入上式，有

$$E[\Delta \bar{W}(T+1)] = (I - 2\mu V\Lambda V')^{T+1} \Delta \bar{W}(0)$$
$$= V^{T+1}(I - 2\mu\Lambda)^{T+1} V'^{T+1} \Delta \bar{W}(0) \tag{5-14}$$

因为 $I - 2\mu\Lambda$ 是对角矩阵，其主对角线上的各值为 $1 - 2\mu\lambda_k$（λ_k 是 R_x 的特征根，均大于零，$k = 1, 2, \cdots, p$），如果 $|1 - 2\mu\lambda_k|$ 小于 1，T 无穷大时则有 $(I - 2\mu\Lambda)^{T+1}$ 趋于零，这时权重系数向量 $\bar{W}$ 和维纳解 $\bar{W}^*$ 之间的误差将趋于零。

因此必须满足：$|1 - 2\mu\lambda_k| < 1$，这样滤波器权重系数才会收敛于维纳解，得

$$0 \le 1 - 2\mu\lambda_k < 1，或 0 \le 2\mu\lambda_k - 1 < 1$$

$$0 < \mu \le \frac{1}{2\lambda_k}，或 \frac{1}{2\lambda_k} \le \mu < \frac{1}{\lambda_k}$$

总结收敛条件为 $0 < \mu < \frac{1}{\lambda_k}$，$\lambda_k$ 需要取最大的特征值 $\lambda_{\max}$，即

$$0 < \mu < \frac{1}{\lambda_{\max}} \tag{5-15}$$

式（5-15）在数学期望水平上给出了步长 μ 取值的一个范围，可以估计 R_x 的特征值后初步给出步长的取值，然后反复微调实践确定最合适的步长。若步长取太小，能保证收敛，但收敛速度比较慢；若步长取过大，虽然可以提高收敛速度，但可能会导致算法不稳定或收敛到非最优解，达不到滤波器设计的功能。

由式（5-14）可知当 $|1 - 2\mu\lambda_k|$ 越小时，收敛速度越快，为了使得特征根 $\lambda_{\max}$ 和 $\lambda_{\min}$ 的收敛速度相同，即

$$1 - 2\mu\lambda_{\min} = 2\mu\lambda_{\max} - 1$$

$$\mu = \frac{1}{\lambda_{\min} + \lambda_{\max}}$$

可以把这个步长值作为初设参数，再根据实际场景来调节。实践中会发现由于特征根是由输入信号 $x(n)$ 估计出来的，会有较大误差，而 $\lambda_{\min}$ 通常比较小，对步长的影响也小。

前面讨论的步长是固定大小的参数，为了更好更快收敛到最优解，有研究者提出了多种变步长的 LMS 算法，包括步长随着迭代次数增加而减小、步长与误差信号 e_T 成正比等，思路都是考虑误差大就步长大些，误差越来越小时步长就精细些。自适应滤波器设计有多种改进算法，可以自行根据实际问题进行调整和改进。

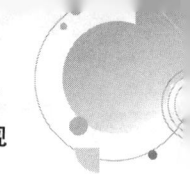

【例5-1】 假设在图5-3的自适应滤波器模型中，期望信号输入是一个多频混合信号 $d(n)$，输入滤波器的信号为单频复指数信号 $x(n)=e^{j\omega_0 n}$，分析自适应滤波器的输出 $y(n)$ 和误差输出 $e(n)$，以及滤波器的功能。

解： 重新给出简化的自适应滤波器模型图，如图5-4所示。

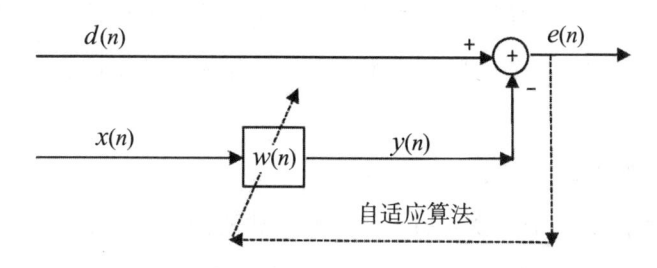

图5-4 简化的自适应滤波器模型

自适应滤波器的输出 $y(n)=x(n)*w(n)$。由于 $x(n)$ 是单频信号，根据线性时不变系统特性，输出 $y(n)$ 也是单频信号，频率保持不变，还是 ω_0。通过调节更新滤波器权重系数能改变 $y(n)$ 在该频率下的幅度和相位，如下：

$$y(n)=x(n)*w(n)=\sum_{m=0}^{p-1}w(m)x(n-m)=\sum_{m=0}^{p-1}w(m)e^{j\omega_0(n-m)}$$

$$=e^{j\omega_0 n}\sum_{m=0}^{p-1}w(m)e^{-j\omega_0 m}=e^{j\omega_0 n}W(e^{j\omega_0})=x(n)W(e^{j\omega_0})$$

$W(e^{j\omega_0})$ 代表 $w(n)$ 信号的频域在 $\omega=\omega_0$ 时的一个复常数，即表示对原 $x(n)$ 信号乘了一个复常数。通过调节权重系数 $w(n)$ 后就能使 $y(n)$ 与多频混合信号 $d(n)$ 中包含的 ω_0 频率成分之间达到均方误差最小。

则 $e(n)$ 信号就是 $d(n)$ 去掉 ω_0 频率成分后剩下的成分，得

$$e(n)=d(n)-x(n)W(e^{j\omega_0})$$

两边傅里叶变换：

$$E(e^{j\omega})=D(e^{j\omega})-X(e^{j\omega})W(e^{j\omega_0})$$

由于 $x(n)$ 是单频复指数信号，$X(e^{j\omega})$ 是单位脉冲，只有当 $\omega=\omega_0$ 时才有值，其他频率则为零，所以有：$\omega=\omega_0$ 时，$E(e^{j\omega})=D(e^{j\omega})-W(e^{j\omega})$；其他频率时，$E(e^{j\omega})=D(e^{j\omega})$。因此本例的自适应滤波器功能相当于一个陷波滤波器，去除特定频率成分的信号，在实践中就能有效去除工频干扰。

第二节 自适应滤波器的实现

本小节重点探讨利用随机梯度法实现自适应滤波器的设计，利用仿真数据方法讨论自适应滤波器的三种基础典型应用方式，首先来看数据仿真效果，然后对真实数据进行应用探讨。

1. 自适应滤波器设计函数

根据 LMS 算法的四个步骤：(1) 已知输入滤波器的 p 个序列值 $\vec{X}(T)=[x_T, x_{T-1}, x_{T-2}, \cdots, x_{T-p+1}]'$；(2) 计算 $\vec{W}(T+1)=\vec{W}(T)+2\mu e_T \vec{X}(T)$，初值 $\vec{W}(T)$ 与 e_T 预先给出，μ 先给定；(3) 当有新观测值 x_{T+1} 后，令 $\vec{X}(T+1)=[x_{T+1}, x_T, x_{T-1}, \cdots, x_{T-p+2}]'$；(4) 计算新的误差，$e_{T+1}=d_{T+1}-\vec{W}(T+1)'\cdot\vec{X}(T+1)$；转入步骤 (2) ~ (4)，代入得到 $\vec{W}(T+2)$，e_{T+2} ……不断更新调整 $\vec{W}$ 参数，直到无新观测值输入。编写如下自适应滤波器设计的函数，输入变量为输入滤波器的信号、期望信号、步长、滤波器阶数，输出变量为滤波器权重系数、滤波器输出、误差输出。

```
Matlab 代码：
function [w,y,e]=mylms(x,d,mu,p)
% w=自适应滤波器权重系数，    % y=滤波器输出信号
% x=输入滤波器的信号，        % d=期望信号,信号长度要等于x信号长度
% mu=步长 0<μ<1/λmax, % p=滤波器的长度,即权重系数向量长度,必须小于信号长度
M=length(x);
y=zeros(1,M); e= zeros(1,M) ;
w=zeros(1,p);                %初始化滤波器权重系数
for n=p:M
  x1=x(n:-1:n-p+1);          %类似用p点宽的窗口平移截断x信号
  y(n)=w*x1';                %滤波器输出
  e(n)=d(n)-y(n);            %计算误差输出
  w=w+2*mu*e(n)*x1;          %更新滤波器权重
end
```

第五章 自适应滤波器设计和实现

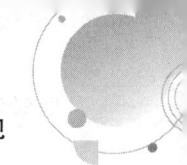

【例5-2】采用如下Matlab程序产生线性调频chirp波形，给该信号叠加一个白噪信号，信噪比为–10 dB，在第四章的例4-5中我们已经设计了一个最优阶数的维纳滤波器提取chirp信号，但由于该信号具有不平稳性，效果并不理想，现设计自适应滤波器来提取chirp信号。

解：在–10 dB信噪比下，信号完全淹没在噪声中，观测信号与原chirp信号相关系数为0.347 8，采用例4-5中代码可以生成观测信号，结合自适应滤波器模型，设计 $d(n)=s(n)+n(n)$，$x(n)=d(n-1)$，即输入滤波器的信号是观测信号的延迟信号，如图5-5所示，这就是自适应滤波器谱线增强应用模型。由于$n(n)$是白噪信号，该信号延迟一个时间点后就与原噪声信号不相关了（相关系数约为0.05），但$s(n)$信号延迟一个时间点后与原信号的关系依旧密切（相关系数为0.936 1）。因此通过调节滤波器权重系数，使得输出$y(n)$尽量只包含$s(n)$信号，$e(n)$信号则为噪声信号。采用以下代码调用自适应滤波器设计函数，计算滤波器输出信号$y(n)$与原信号$s(n)$的相关系数。

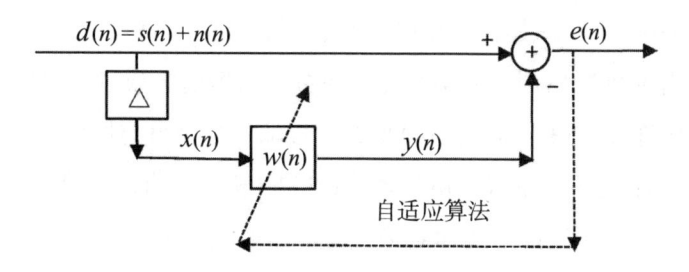

图5-5　自适应滤波器谱线增强应用模型

```
Matlab 代码：
clear; fs=1000; t=0:1/fs:2;              %1k的采样率，2 s的时间过程
s=chirp(t,0,1,50); N=length(s);          %产生线性调频信号，在1 s位置频率达到50 Hz
n=randn(1,N); snr=-10;                   %信噪比值
a=sqrt(var(s)/var(n)*10.^(-snr/10));
d=s+a*n;                                 %生成观测信号，作为期望信号输入
x=[0 d(1:end-1)];                        %延迟信号输入滤波器
rx=xcorr(x,'biased');rxx=rx(N:end);      %利用自相关矩阵的特征值寻找合适步长
Rx=toeplitz(rxx);Eig=eig(Rx);
%mu=1/(max(Eig)+min(Eig));               %mu=0.0296
```

```
p=13;mu=0.00025;              %设置滤波器阶数和步长参数
[w,y,e]=mylms(x,d,mu,p);      %调用自适应滤波器设计函数
corrcoef(y,s)                 %相关系数为0.5091
```

在上述代码中，步长和阶数这两个参数需要反复调节才能确定。首先来看步长的确定，虽然上述代码中估计了 $x(n)$ 信号自相关矩阵的特征值，按照 $\mu = \dfrac{1}{\lambda_{\min} + \lambda_{\max}}$ 计算出步长为 0.029 6，假设阶数为 16 阶时（由于本例采样率为 1 000 Hz，chirp 信号在 1 s 时间从 0 Hz 增加到 50 Hz，即 1 000 个点内就增加了 50 Hz，20 个数据点左右就增加 1 Hz，所以初步选择阶数为 16），这时输出信号 $y(n)$ 如图 5-6 所示，说明步长过大，不收敛，滤波器设计不成功。因此在这个基础上减小步长，以 0.000 05 为间隔，从 0.000 05～0.005 之间设置 100 个不同的步长，获得 100 个滤波器，观察输出信号与原信号的相关系数，如图 5-7 所示，可以明显看到当步长为 0.000 25 时达到最大相关系数，步长过大或过小时效果均变差。再看阶数的确定，固定最优步长为 0.000 25，设计阶数为 1～100 阶的滤波器，观察输出信号与原信号的相关系数，如图 5-8 所示，可以明显看到当阶数为 13 时达到最大相关系数，阶数过大或过小效果均变差。因而上述代码中选择阶数为 13、步长为 0.000 25，提取信号 $y(n)$ 与原信号 $s(n)$ 的相关系数为 0.509 1，与观测信号和原信号相关系数 0.347 8 相比，有所提高。图 5-9 和图 5-10 展示了自适应滤波器滤波前后实际效果，滤波后的确去掉了部分白噪的干扰，提高了信噪比。

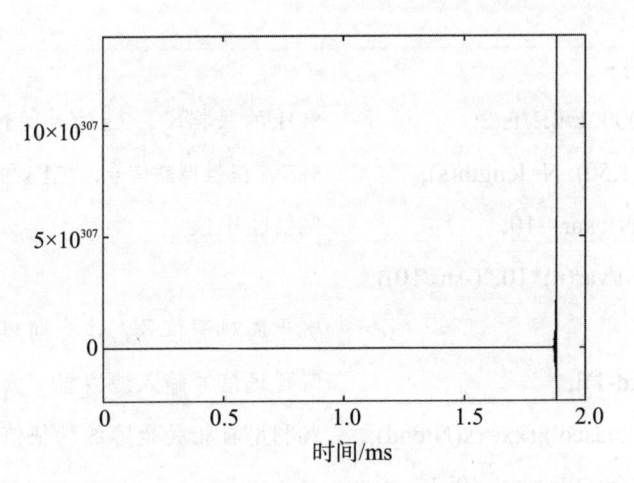

图 5-6 步长过大时自适应滤波器的输出信号不收敛

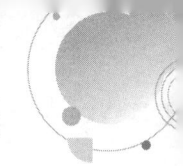

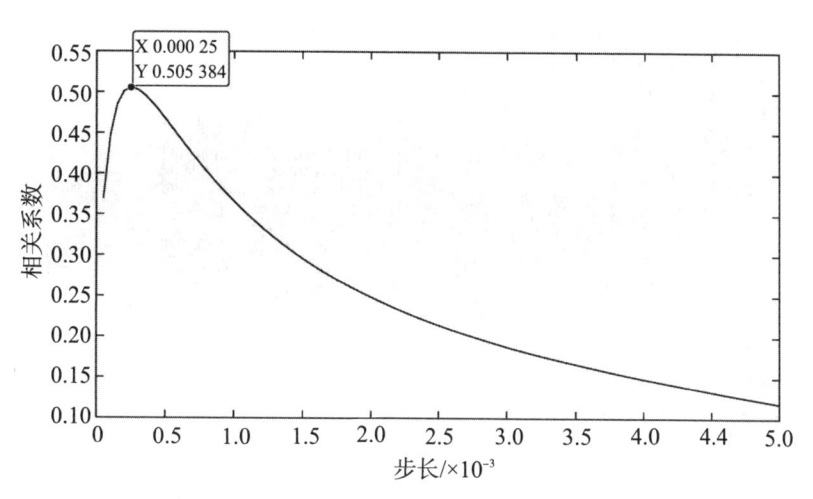

图 5-7 步长与相关系数的关系图

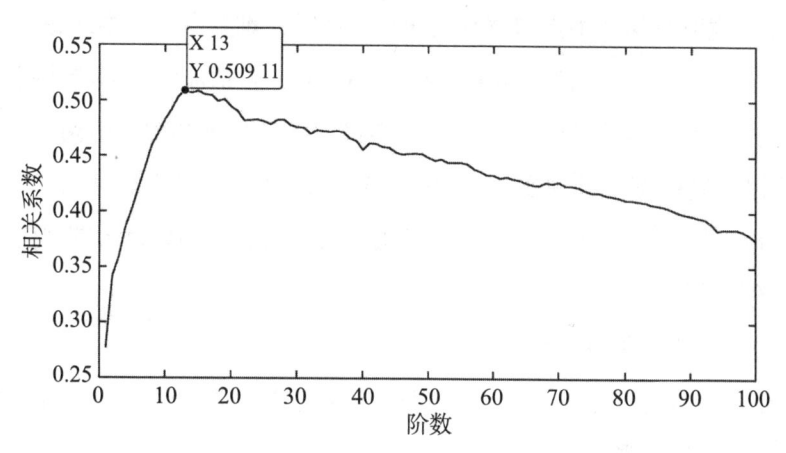

图 5-8 自适应滤波器阶数与相关系数的关系图

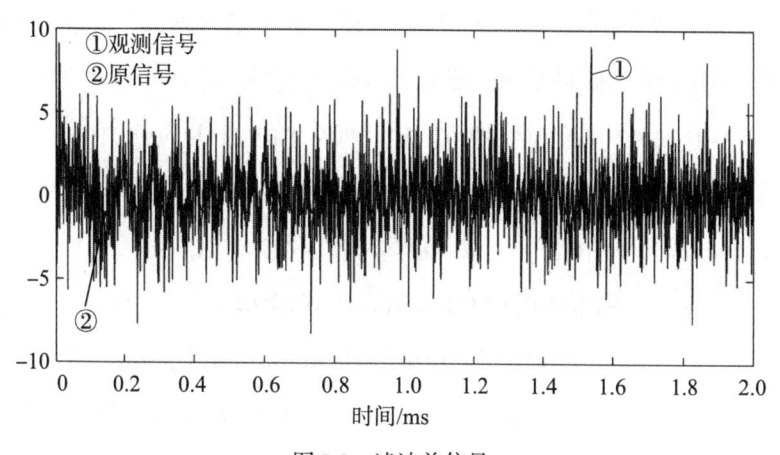

图 5-9 滤波前信号

①自适应滤波后信号
②原信号

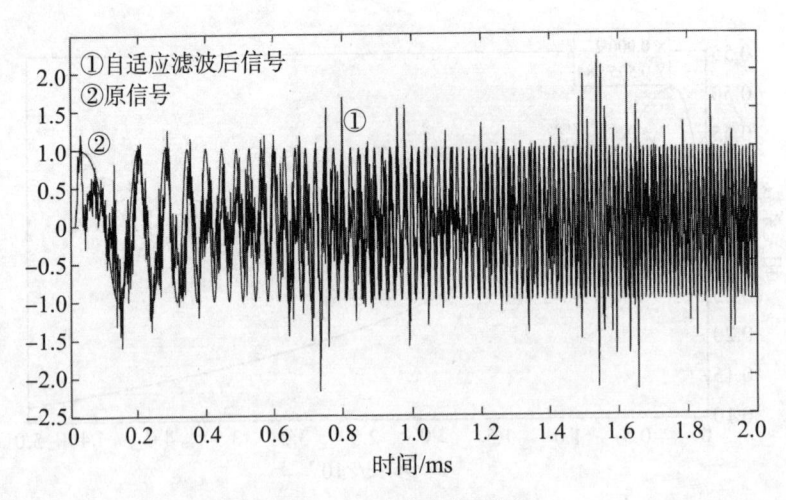

图 5-10 自适应滤波后信号

例5-2是在宽背景噪声中提取宽频的非平稳信号，难度大，与维纳滤波器的最优结果相比（图4-9，阶数为5阶，相关系数达到0.74），自适应滤波器能达到的相关系数约为0.5，这点也很容易理解，LMS算法的最优解就是维纳解。但两种方法相比，自适应滤波器的使用更贴近现实，在本例中输入信号就是观测信号或其延迟信号，不需要知道 $s(n)$ 信号的统计特性，而维纳滤波器设计时，必须要输入期望信号与观测信号的互相关统计特性。

2. 自适应滤波器的典型应用

下面详细介绍自适应滤波器的三种典型应用：谱线增强、噪声抵消和系统辨识。

（1）自适应谱线增强。

例5-2就是使用了图5-5自适应滤波器谱线增强应用模型的示范，在信号较弱时，在宽带噪声背景下，突出信号而压制噪声，就是谱线增强。这里还需要证明当输出均方误差 $E[e^2(n)]$ 达到最小时，必有 $E[s(n)-y(n)]^2$ 和 $E[e(n)-n(n)]^2$ 达到最小。

证明：∵ $e(n)-n(n) = d(n)-y(n)-n(n) = s(n)+n(n)-y(n)-n(n) = s(n)-y(n)$

∴只需要证明 $E[s(n)-y(n)]^2$ 或 $E[e(n)-n(n)]^2$ 任意一个达到最小即可，这里选后一项。

$$E[e(n)-n(n)]^2 = E[e^2(n)] + E[n^2(n)] - 2E[e(n)n(n)]$$
$$= E[e^2(n)] + E(n) - 2E[(d(n)-y(n))n(n)]$$
$$= E[e^2(n)] + E[n^2(n)] - 2E[(s(n)+n(n)-y(n))n(n)]$$
$$= E[e^2(n)] + E[n^2(n)] - 2E[s(n)n(n)] - 2E[n(n)n(n)] + 2E[y(n)n(n)]$$
$$= E[e^2(n)] - E[n^2(n)] - 2E[s(n)n(n)] + 2E[y(n)n(n)]$$

由于假设信号 $s(n)$ 和噪声 $n(n)$ 之间相互独立，且 $y(n)$ 信号也与 $n(n)$ 正交，因此后两项为零，所以有

$$E[e(n)-n(n)]^2 = E[e^2(n)] - E[n^2(n)]$$

当 $E[e^2(n)]$ 达到最小时，必有 $E[e(n)-n(n)]^2$ 达到最小。得证。从这里也理解了提取信号与原信号之间的逼近是以均方误差最小为原则的。下面通过在宽背景噪声中提取窄带平稳信号的例子理解谱线增强名称的意义。

【例5-3】假设观测信号 $d(n)=s(n)+a*n(n)$，信噪比为 -10 dB，$s(n)=0.8\sin\left(\dfrac{\pi}{5}n\right)$。噪声 $n(n)$ 为随机产生的白噪声，设计最优阶数的自适应谱线增强滤波器，提取有用信号，计算信号 $s(n)$ 与提取信号的相关系数；分析滤波器阶数对信号提取的影响。

解： 如何获得最优阶数，需要结合提取效果和均方误差变化情况来考虑。下面代码调用了自行编写的自适应滤波器设计函数，本例数据点长设为500点，通过循环调用设计了300个自适应滤波器。由于自适应滤波器是逐渐调整权重系数达到最优的过程，考虑到滤波器阶数越长，延迟就越大，所以在计算提取信号与原信号的相关系数及输出的均方误差时，均采用301～500点时间窗。图5-11、图5-12分别给出了1阶到300阶自适应滤波器提取的信号与原信号的相关系数，以及输出均方误差大小。随着滤波器阶数的增加，相关系数提高、均方误差下降，但到一定阶数时就达到一定的平稳状态，在84阶时相关系数达到最大值0.911 4，这个就是我们寻找的最优阶数；实际在70阶时，相关系数就达到了0.9，如果考虑设计尽量小延迟的滤波器，可以选择70阶作为最优阶数；如果实际中希望滤波器阶数尽量低，选择0.85的相关系数，则50阶也可以作为最优阶数。即需要根据应用场景来确定最合适阶数大小。

请注意，由于Matlab的randn函数的伪随机性，需要多运行几次，使获得的噪声尽量接近白噪特性。否则，会影响自适应滤波器设计功效。当然每次运行时白噪信号序列值都不同，运行结果和本例结果有些差异是正常的，趋势类似即可。

```
Matlab 代码：
clear; N=500;
s=0.8*sin(pi/5*(0:N-1));
nn=randn(1,10000);n=nn(3001:3500);    %生成信号和噪声
snr=-10;                               %设置信噪比值
a=sqrt(var(s)/var(n)*10.^(-snr/10));
```

```
d=s+a*n;                              %生成观测信号
x=[0 d(1:end-1)];                     %生成延迟信号
mu=0.0001;                            %步长设置
for i=1:300
    [w,y,e]=mylms(x,d,mu,i);          %设计多个阶数的自适应滤波器
    rr=corrcoef(y(301:end),s(301:end));
    r(i)=rr(1,2);                     %不同阶数提取信号与原信号相关系数
    junfangwucha(i)=var(e(301:end)) ; %不同阶数滤波器的均方误差
end
```

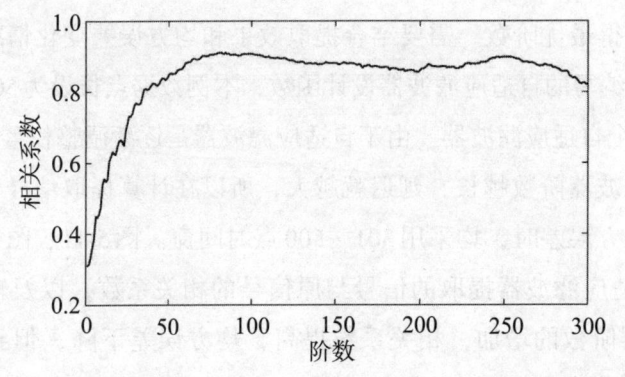

图 5-11 不同滤波器阶数下，提取出的信号与原信号的相关系数图

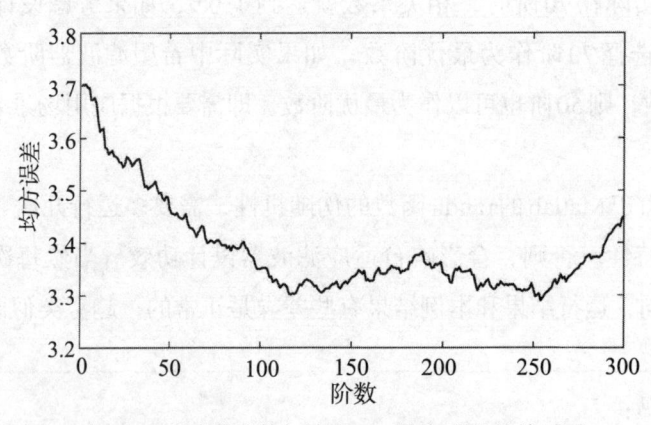

图 5-12 滤波器阶数与输出 $e(n)$ 均方误差的关系图

下面分析滤波器阶数对信号提取效果的影响。当滤波器阶数为 10、40、50、100、150 时，提取信号与原信号的相关系数分别为 0.54、0.82、0.85、0.9、0.88，滤波器输出的均方误差分别为 3.63、3.51、3.46、3.35、3.33。图 5-13 从上到下依次给出了 10、40、50、100、150 阶数下设计的自适应滤波器的幅频响应图。仔细观察该图

可知，当滤波器阶数为10时，滤波器在0.2π附近是非常宽的通带，并对幅度有明显的抑制效果（-16 dB左右），整个滤波器的功能就是大幅度抑制输入信号，衰减噪声，但也会抑制有用信号。当滤波器阶数为40时，与10阶滤波器相比有明显改善，0.2π附近是相对窄的通带，但也有较大衰减（-7 dB左右）。当滤波器阶数为50时，0.2π的通带更窄，衰减为-5 dB左右。当滤波器阶数为100时和150时，明显0.2π的通带越来越窄，衰减分别为-2 dB左右和-1.5 dB左右，其他频带达到-20 dB左右的衰减。通过这些比较，可说明滤波器阶数越大，越能有效地抑制宽频噪声，同时突出有用信号成分。

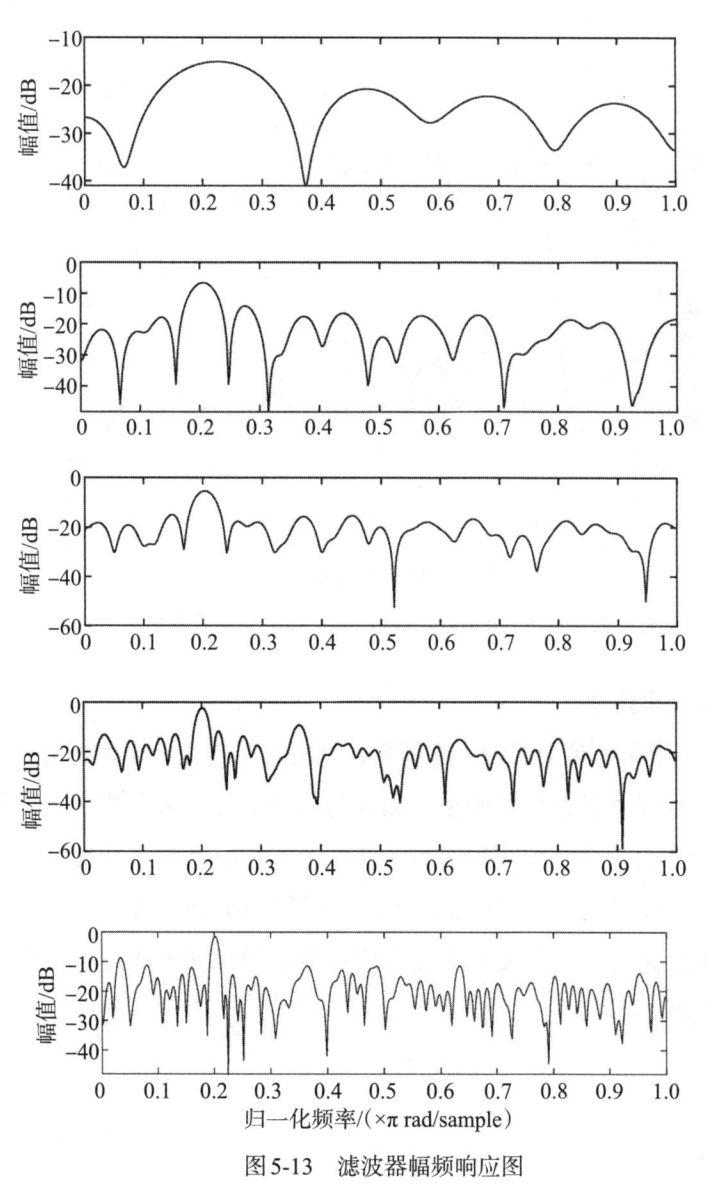

图5-13 滤波器幅频响应图

为了理解自适应谱线增强名称的由来，图5-14给出了最大相关系数下自适应滤波前后信号的功率谱，②号线是观测信号的功率谱，明显看出包含0.2π的频率成分（8 dB左右）及全频段在0 dB上下浮动的宽带背景白噪，白噪整个抬高了功率幅度。①号线展示了滤波后信号功率谱，明显包含0.2π的频率成分（1 dB左右）及被抑制到-18 dB上下浮动的宽带白噪。观测信号中有用信号成分比噪声高8 dB，而滤波后有用信号成分比噪声高19 dB，即滤波后信号比噪声相对提高了11 dB，谱线增强指的就是把窄带信号在宽带背景噪声下凸显出来了，图5-14①号线的信号峰相对高度比②号峰相对高度更大。

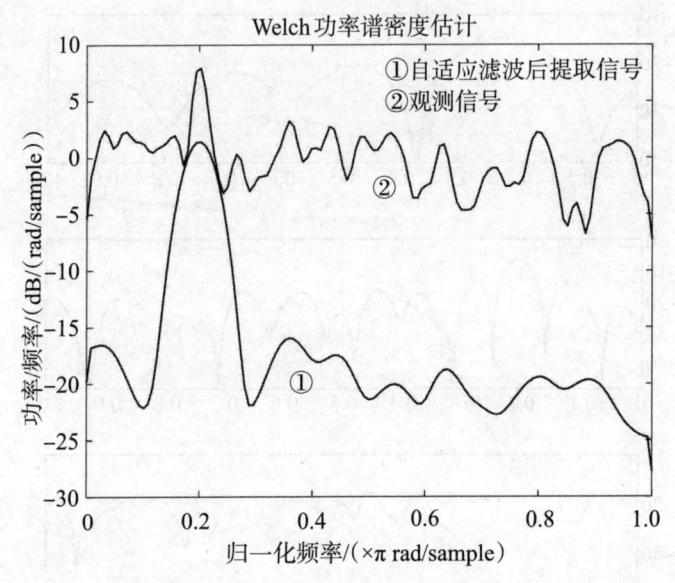

图5-14 最大相关系数下（0.911 4，阶数84）自适应滤波前后信号功率谱比较

（2）自适应噪声抵消。

例5-1如果应用在工频干扰的去除场景，就实现了自适应噪声抵消功能，图5-15重新给出了自适应噪声抵消应用模型，输入的期望信号 $d(n)$ 包含有用信号 $s(n)$ 和干扰信号 $n(n)$，输入自适应滤波器的 $x(n)=n'(n)$，这里 $n'(n)$ 与 $n(n)$ 具有相关性，它们与 $s(n)$ 均不相关。通过调节自适应滤波器权重系数 $w(n)$ 使得输出 $y(n)$ 接近 $n(n)$，则输出误差 $e(n)$ 就会逼近我们需要提取的有用信号，噪声 $n(n)$ 通过相减抵消了，因而叫自适应噪声抵消。

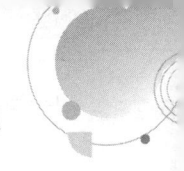

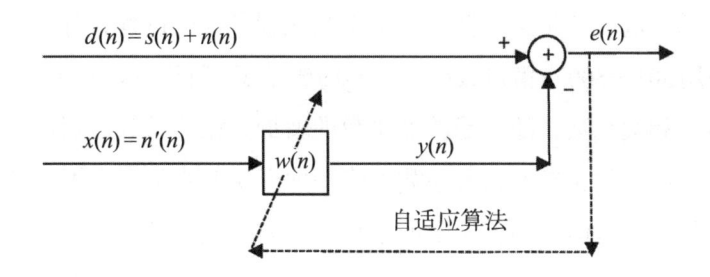

图5-15 自适应噪声抵消应用模型

接下来还需要证明当输出均方误差 $E[e^2(n)]$ 达到最小时，必有 $E[n(n)-y(n)]^2$ 和 $E[e(n)-s(n)]^2$ 达到最小。

证明：$\because e(n)-s(n) = d(n)-y(n)-s(n) = s(n)+n(n)-y(n)-s(n) = n(n)-y(n)$

$\therefore$ 只需要证明 $E[n(n)-y(n)]^2$ 或 $E[e(n)-s(n)]^2$ 任意一个达到最小即可，这里选后一项。

$$\begin{aligned}E[e(n)-s(n)]^2 &= E[e^2(n)]+E[s^2(n)]-2E[e(n)s(n)]\\&= E[e^2(n)]+E[s^2(n)]-2E[(d(n)-y(n))s(n)]\\&= E[e^2(n)]+E[s^2(n)]-2E[(s(n)+n(n)-y(n))s(n)]\\&= E[e^2(n)]+E[s^2(n)]-2E[s(n)s(n)]-2E[n(n)s(n)]+2E[y(n)s(n)]\\&= E[e^2(n)]-E[s^2(n)]-2E[n(n)s(n)]+2E[y(n)s(n)]\end{aligned}$$

由于假设信号 $s(n)$ 和噪声 $n(n)$ 之间相互独立，且 $y(n)$ 信号的输入信号 $n'(n)$ 也与 $s(n)$ 不相关，所以 $y(n)$ 信号与 $s(n)$ 也不相关，后两项为零。

$$\therefore E[e(n)-s(n)]^2 = E[e^2(n)]-E[s^2(n)]$$

当 $E[e^2(n)]$ 达到最小时，必有 $E[e(n)-s(n)]^2$ 达到最小。得证。从这里也理解了提取信号与原信号之间的逼近是以均方误差最小为原则的。

【例5-4】假设观测信号 $d(n)=s(n)+a*n(n)$，信噪比为 -10 dB，$s(n)=0.8\sin\left(\dfrac{\pi}{5}n\right)$。噪声 $n(n)$ 和 $n'(n)$ 为同一个随机白噪序列通过不同的线性系统产生的，这样两段噪声就具有相关性，且与 $s(n)$ 相互独立。设计最优阶数的自适应噪声抵消器，提取有用信号，计算信号 $s(n)$ 与提取信号的相关系数；分析产生噪声信号的线性系统对自适应滤波器设计的影响。

解：下面代码首先采用了16阶的FIR系统生成两个相关噪声信号，然后调用了自行编写的自适应滤波器设计函数，通过循环调用设计了300个不同阶数的自适应滤波器。由于自适应滤波器是逐渐调整权重系数达到最优的过程，计算相关系数和均方误差时均采用301～500点窗口数据。图5-16给出了1阶到300阶自适应滤波器提取信号与原信号的相关系数，随着滤波器阶数的增加，相关系数先提高后降低，阶数过高后滤波器无法收敛，导致相关系数下降，均方误差非常大，因此图5-17只给出了收敛阶数的均方误差图。随着阶数的增加，均方误差逐渐下降，到一定阶数时达到平稳状态。在20阶时相关系数达到最大值0.843 6，23阶时均方误差达到最小值0.416 5，因此20阶左右均可被选为最优阶数。

```matlab
Matlab 代码：
clear; N=500;
s=0.8*sin(pi/5*(0:N-1));            %生成信号
nn=randn(1,10000);                  %采用16阶的FIR系统生成两个相关噪声
n=filter([1:16],1,nn);
n1=filter([16:-1:1],1,nn);
snr=-10;                            %设置信噪比值
a=sqrt(var(s)/var(n(3001:3500))*10.^(-snr/10));
d=s+a*n;                            %生成观测信号
x= n1(3001:3500);                   %输入相关的干扰噪声
mu= 0.000005;                       %步长设置
for i=1:300
    [w,y,e]=mylms(x,d,mu,i);        %设计多个阶数的自适应滤波器
    rr=corrcoef(e(301:end),s(301:end));
    r(i)=rr(1,2);                   %不同阶数提取信号与原信号相关系数
    junfangwucha(i)=var(e(301:end)); %不同阶数滤波器的均方误差
end
```

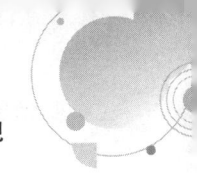

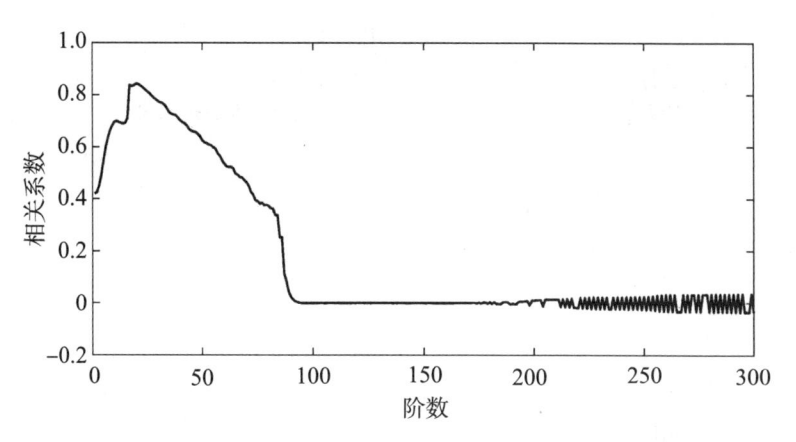

图5-16 不同滤波器阶数下，提取出的信号与原信号的相关系数图

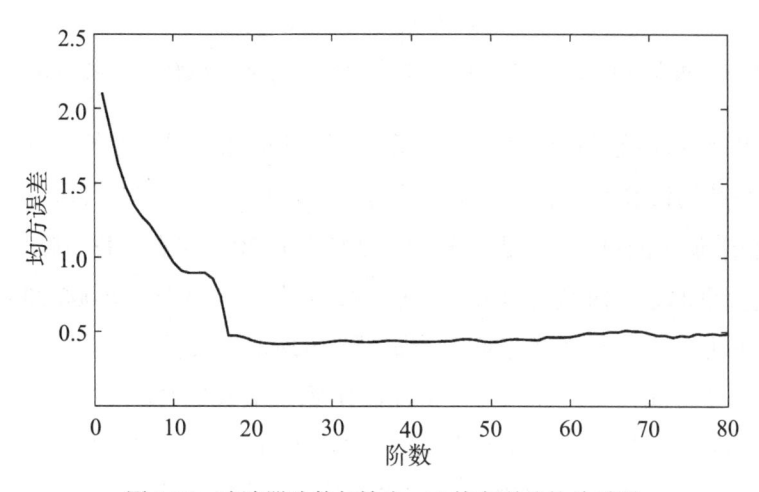

图5-17 滤波器阶数与输出 $e(n)$ 均方误差的关系图

图5-18给出了最优阶数下自适应滤波处理前后信号的功率谱，①号线是观测信号的功率谱，可明显看出其包含0.2π的频率成分（6 dB左右）及主要在低频段约为13 dB上下浮动的干扰（因为产生干扰噪声的FIR系统函数具有低通特性）。②号线展示了滤波后输出误差信号 $e(n)$ 的功率谱，其明显包含0.2π的频率成分（2.5 dB左右）及被抑制到−16 dB上下浮动的宽带白噪。观测信号中干扰信号成分比有用信号高7 dB，而滤波后有用信号成分比干扰信号高18.5 dB，即滤波后信号比噪声相对提高了25.5 dB，在低频段明显可以看到干扰信号被消除了，从13 dB左右降低到−16 dB左右，所以称为噪声抵消器。

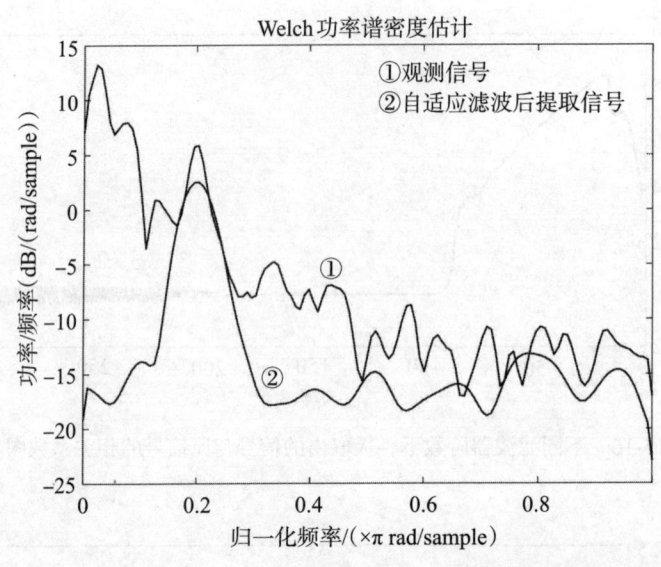

图 5-18　最大相关系数下（0.843 6，阶数 20）自适应滤波前后信号功率谱比较

下面分析产生干扰噪声信号的线性系统对自适应滤波器设计的影响。以上代码中 FIR 线性系统均设置为 16 阶，直观上也能想到使用类似阶数的自适应滤波器能达到 $E[n(n)-y(n)]^2$ 最小的目的，实践计算得最优阶数在 20 阶左右。我们修改上述代码，把产生干扰信号的系统阶数设置成 32、64 时，步长分别调整为 0.000 000 05、0.000 000 005，提取信号与原信号的相关系数如图 5-19 所示，32 阶 FIR 系统最大相关系数在自适应滤波器为 36 阶时（0.820 8），64 阶 FIR 系统最大相关系数在自适应滤波器为 67 阶时（0.833 9），其在自适应滤波器为 30 阶时相关系数也较大（0.830 1）。图 5-16、图 5-19 结果说明当产生干扰信号的线性系统阶数较低时，设计的最优自适应滤波器阶数与该线性系统阶数较接近，但是当该线性系统阶数比较大（64 阶）时，也可以使用低于该数值的自适应滤波器阶数作为最优阶数，例如这里我们可以用 30 作为最优阶数，即用低阶系统近似高阶系统功能。

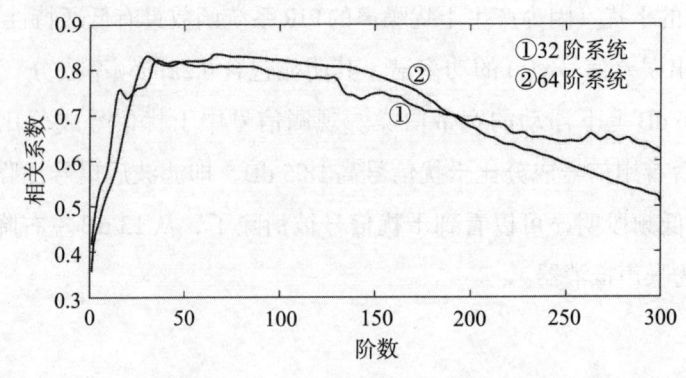

图 5-19　不同 FIR 系统阶数下，自适应滤波器提取信号与原信号的相关系数图

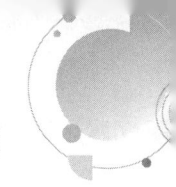

(3)自适应系统辨识。

例 5-4 显示自适应噪声抵消的应用中,尝试采用了滤波器权重系数去构建两个相关干扰信号之间转换的系统,图 5-20 详细给出了自适应系统辨识模型,即已知 $x(n)$ 和 $y(n)$,拟建立两个信号间的系统 $h(n)$。通过调节自适应滤波器权重系数 $w(n)$ 使得输出 $y'(n)$ 与 $y(n)$ 均方误差最小,则 $w(n)$ 就会逼近未知系统 $h(n)$,以达到系统辨识目的。

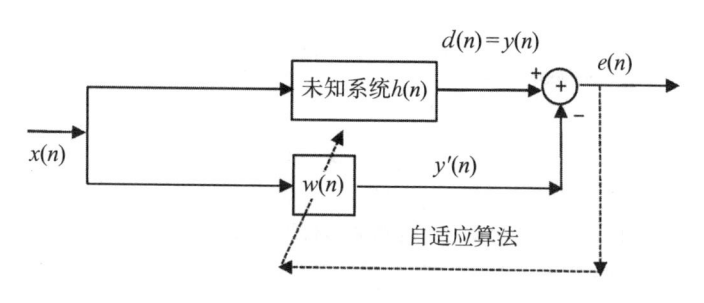

图 5-20 自适应系统辨识模型

【例 5-5】采用如下 Matlab 程序产生 32 阶的 FIR 系统,仿真输入和输出信号 $x(n)$、$y(n)$,设计一个最优阶数的自适应滤波器建立两个信号间的线性时不变系统 $h(n)$。

解:代码如下,先设计 32 阶的自适应滤波器,如图 5-21 所示,自适应滤波器权重系数与待辨识系统单位脉冲响应完全吻合,两者误差为 10^{-5} 量级。改变滤波器权重系数阶数,例如 16 阶和 64 阶,如图 5-22 所示,阶数远低于 32 时,辨识出来的系统与原系统差异较大;大于 32 阶时,滤波器权重系数 $w(n)(n>32)$ 在 0 上下浮动,性能还是逼近待辨识系统。

```
Matlab 代码:
clear; N=500;
x=randn(1,500);              %生成输入信号 x
h=fir1(31,0.5);              %待辨识系统,32 阶的低通滤波器
d=filter(h,1,x);             %生成期望信号
mu= 0.01;                    %步长设置
[w,y,e]=mylms(x,d,mu,32);    %设计自适应滤波器
stem(h,'*') ;hold on; stem(w,'r')   %比较构建的系统与原系统
```

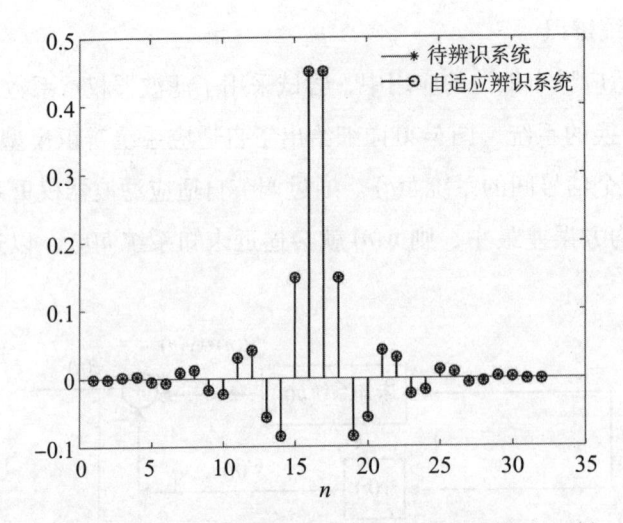

图 5-21 待辨识系统与滤波器权重系数比较（32阶）

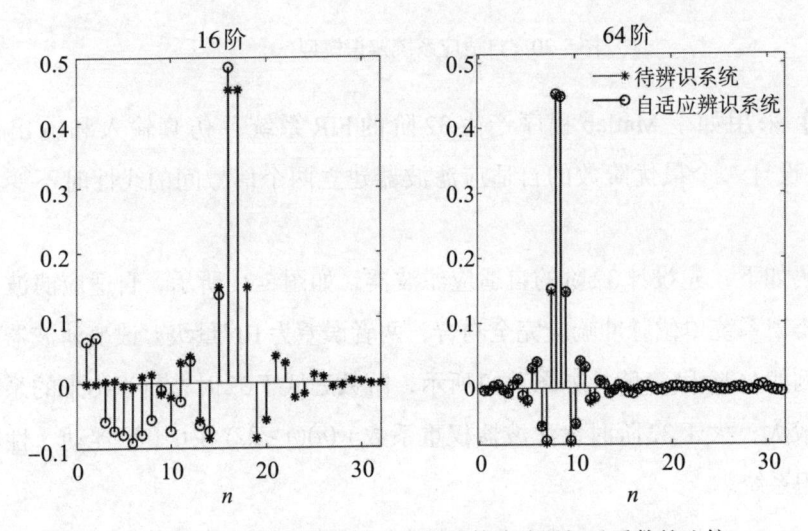

图 5-22 待辨识系统与不同阶数滤波器权重系数的比较

第三节 应用实例

第二节展示的例子都是针对仿真数据的自适应滤波器设计，下面重点介绍心电和脑电数据处理实践中应用自适应滤波器的案例。

1. 心电中的应用

心电图监护中工频干扰的抑制：采用自适应噪声抵消模型，期望信号 $d(n)$ 来自心电采集的信号，包含心电信号和工频干扰；输入滤波器的 $x(n)$ 信号取自变压器输出的工频电源信号，通过噪声抵消功能去除窄带的工频干扰，不需要知晓工频干扰的具体频率大小，并能自动跟随工频干扰的频率漂移，比传统的陷波滤波器更灵活实用。

心电图监护中高频手术刀开启引起的高频干扰的去除：采用自适应噪声抵消模型，期望信号 $d(n)$ 来自心电采集的信号，包含心电信号和干扰，输入滤波器的 $x(n)$ 信号取自手臂区域，主要包含高频手术刀开启引起的高频干扰，通过噪声抵消功能去除高频干扰。

母腹电极上胎儿心电信号的提取：这时母亲心电信号对胎儿心电信号而言就是一种干扰信号，采用自适应噪声抵消模型，期望信号 $d(n)$ 取自母亲腹部心电采集的信号，包含母亲和胎儿心电信号；输入滤波器的 $x(n)$ 信号取自母亲胸部心电采集的信号，主要包含母亲心电信号，通过噪声抵消功能去除母亲心电信号的干扰。

在心电中应用自适应滤波器时，和传统的低通、带通等滤波器结合起来使用，能很大程度地去除宽频的背景白噪干扰。例如，在胎儿心电信号的提取中，如果使用 3～35 Hz 的带通滤波器处理后，再进行自适应滤波，那么效果比使用宽度的 0.3～75 Hz 带通滤波器预处理更好。

2. 脑电中的应用

与第四章维纳滤波器的应用类似，这里以脑电事件相关电位信号的提取为应用案例，展示如何把自适应谱线增强和自适应噪声抵消联合起来使用。

【例5-6】重复同一个视觉刺激111次，采集脑电信号，采样率设置为1 024 Hz，假设某导电极共记录到 $N=111$ 次观测样本：$x_i(n) = s_i(n) + g_i(n) + n_i(n)$，$i = 1, 2, \cdots, N$。其中，$s_i(n)$ 是第 i 次刺激时记录的事件相关电位ERP信号，它们之间具有强的相关系数，可以假设它们具有相同的统计特性；$g_i(n)$ 是第 i 次记录时的EEG信号，假设每次记录的EEG信号之间互不相关，统计特性类似白噪声；$n_i(n)$ 是第 i 次记录时的背景白噪信号；$x_i(n)$ 是每次的观测信号；信号和噪声相互独立。要求设计两级16阶自适应滤波器实现单次提取ERP信号，并评估滤波器的效果。

解：我们的已知条件就是记录到的111个样本数据，图4-10显示了记录信号及平均叠加后的三个信号，期望信号是111个样本的平均值。设计出两级自适应滤波器模型，如图5-23所示，第一级采用谱线增强模型，去除宽带的背景白噪，滤波器输出 $y_1(n)$。$y_1(n)$ 主要包含单次ERP和EEG信号，作为第二级自适应滤波器的期望信号输入，样本平均值主要包括ERP信号，通过调节权重系数达到噪声抵消功能，使得输

出的 $y_2(n)$ 信号主要包含单次 ERP 信号，输出的 $e_2(n)$ 信号主要包含单次的 EEG 信号，这样就达到单次提取 ERP 信号的目的。

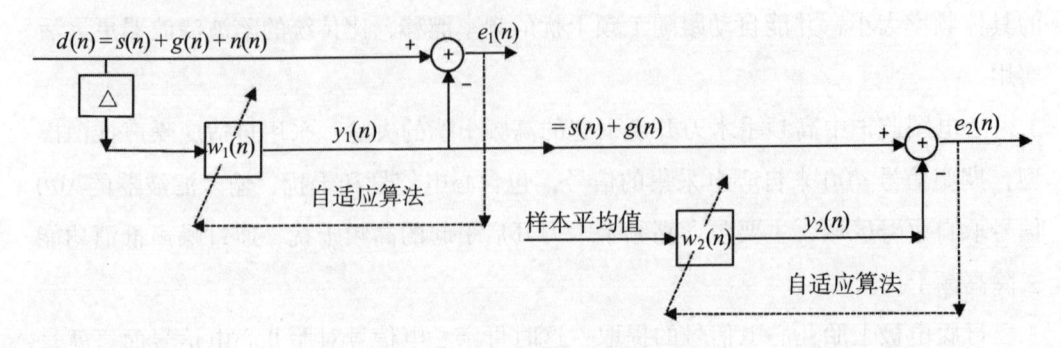

图 5-23 两级自适应滤波器模型

设计两级自适应滤波器的代码如下，注意调用自适应滤波器设计函数时输入变量的顺序。

```matlab
Matlab 代码：
clear;load pop_1
fs=1024;t=-200:1000/fs:1000+1000/fs;
desired=mean(pop_1');
mu1=0.00005;mu2=0.00001;N=16;         %设置两个自适应滤波器步长和阶数
for n=1:111
    d=pop_1(:,n);x=[0;d(1:end-1)];
    [w1,y1,e1]=mylms(x',d',mu1,N);    %第一级滤波器实现
    [w2,y2,e2]=mylms(desired,y1,mu2,N); %第二级滤波器实现
    rr=corrcoef(y2,desired);
    r(n)=rr(1,2);                     %提取信号与期望信号相关系数
    rr1=corrcoef(pop_1(:,n),desired); %观测信号与期望信号相关系数
    r1(n)=rr1(1,2);
end
good_trials=find(r>0.5);              %寻找数据质量高的样本
```

图 5-24 显示了自适应滤波器对 111 个样本提取 ERP 的效果（①号线），为了比较，把观测信号与期望信号的相关系数也一并给出（②号线），自适应滤波后 111 个

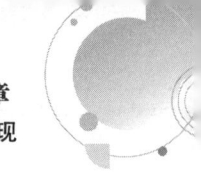

样本中有102个样本提高了相关系数，98个样本相关系数大于0.5。图5-24显示，每次记录数据质量有一定差异，信噪比低的样本提取效果较差，信噪比高的样本，提取效果较好，我们可以自行选择合适的阈值来剔除记录质量差的样本数据。

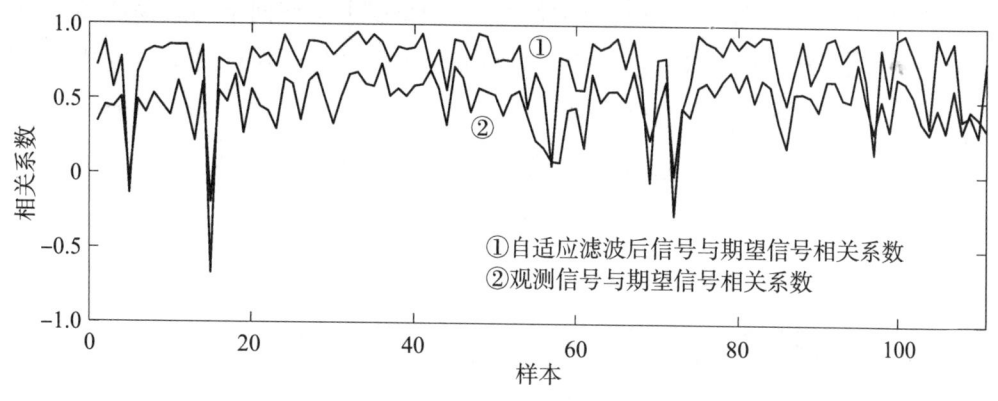

图5-24　自适应滤波器提取111个样本ERP的效果

我们选择图5-24中相关系数最高的（0.951 4）第101个样本和表现一般水平的第9个样本（0.828 9），来评估自适应滤波器提取前后的效果。图5-25显示单次提取前后效果，第101个样本显然具有较高信噪比，在200 ms和400 ms附近有明显的峰；而第9个样本信噪比较低，200 ms和400 ms处的峰包含多个起伏，因此该样本提取效果一般。图5-25显示有些高频起伏分量被抑制了，这就是第一级自适应滤波器的作用，对宽带背景白噪进行了抑制。

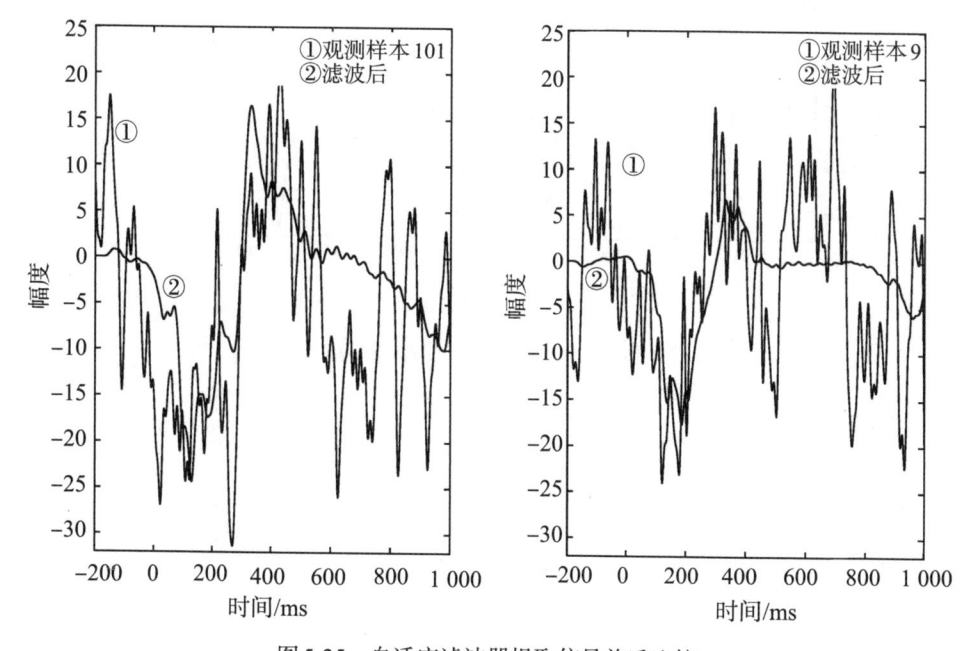

图5-25　自适应滤波器提取信号前后比较

图5-26的第一级滤波器幅频响应说明该滤波器对100 Hz以下成分通过，对20～70 Hz信号还有放大作用，对100 Hz以上成分都有抑制作用；图5-27说明第二级滤波器对25 Hz以下信号有放大作用，对其他频段有类似低通滤波器的效果。级联后总体功效如图5-28所示，30 Hz以下具有放大作用，30 Hz以上呈现向下的震荡波形，频率越高，衰减越大。滤波器的幅频响应与脑电ERP信号集中在0～30 Hz的成分相匹配。与上一章的维纳滤波器结果相比（相关系数最高0.899），自适应滤波器处理后的相关系数整体都有所提高，说明两级自适应滤波器提取ERP效果比维纳滤波器效果更佳。

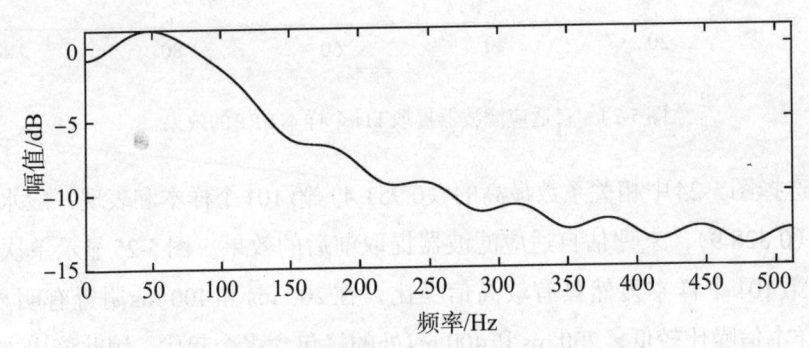

图5-26 第101个样本的第一级滤波器幅频响应图

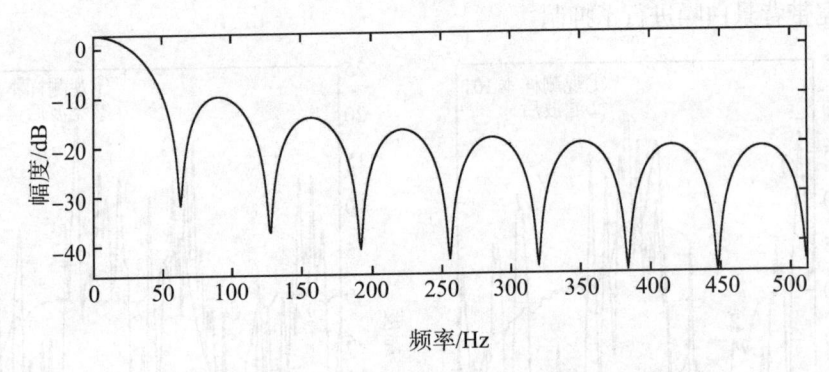

图5-27 第101个样本的第二级滤波器幅频响应图

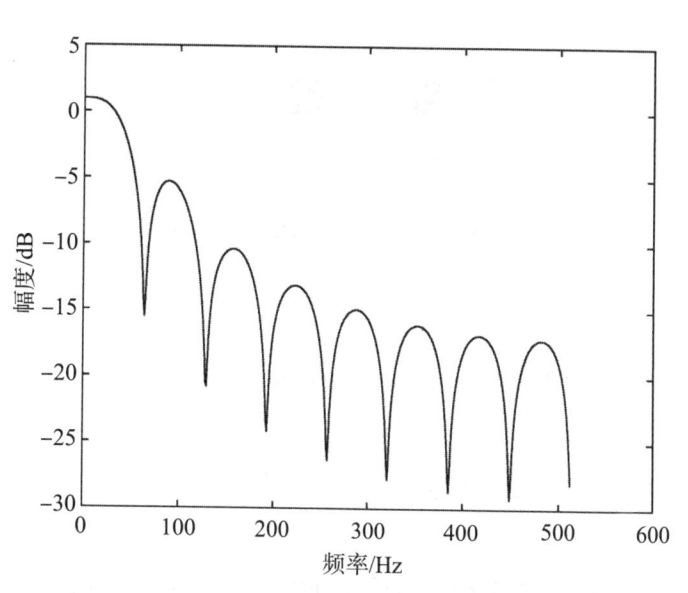

图 5-28　第 101 个样本的级联滤波器幅频响应图

自适应滤波器除了应用于心电和脑电外，还可以应用于胃电。在胃电测量信号中也会含有呼吸信号，两者在频域上有重叠，传统滤波方法不能很好地分离这两种信号，因而也可以将自适应谱线增强和自适应噪声抵消联合使用，去除呼吸信号的干扰。这时期望信号输入可取自胃外部的腹部电极，主要包含胃电信号、呼吸信号和心电信号等干扰；输入滤波器的信号可取靠近横隔膜的腹部压力传感器，主要包含呼吸信号。当呼吸信号是我们的研究对象时，又需要去除心电伪迹，可采用自适应噪声抵消器，期望信号输入可取自正常采集的呼吸信号，输入滤波器的信号可取自胸部的心电信号。

本章重点介绍了自适应滤波器设计中的随机梯度算法，以及自适应谱线增强、噪声抵消、系统辨识三种应用模型。对于复杂环境下提取生物医学信号，传统滤波器达不到要求时，可以考虑采用维纳滤波器或自适应滤波器，但维纳滤波器需要具有一定的先验知识，且只适用于平稳信号处理中，而自适应滤波器应用更加灵活，可根据信号平稳性的改变而调整系统的权重系数，达到提高信噪比或提取信号的目的。当然自适应滤波器的设计涉及阶数和步长两个参数的最优化问题，我们需要注意与实际数据和问题结合，选择合适的参数。

习 题

1. 研讨题（分小组，每小组4~6人，完成收集资料、讨论、展示三部分工作）

（1）查阅自适应滤波器在生物医学信号提取中的应用科学文献，展示综述至少三个应用。

（2）查阅自适应滤波器在生物医学图像处理的应用科学文献，展示综述至少三个应用。

（3）查阅自适应滤波器在其他领域信号处理中的应用科学文献，展示综述至少三个应用。

（4）查阅自适应滤波器在其他领域图像处理的应用科学文献，展示综述至少三个应用。

2. 上机练习题

（1）自行编写代码实现本章所有上机实例。

（2）仿照例5-6，调节自适应滤波器的阶数N，寻找最佳阶数，画出对应的相关系数图，与例5-6的结果相比较。

（3）仿照例5-6，在（2）中寻找到的最优阶数基础上，调节步长，画出对应的相关系数图，寻找最佳步长。

3. 概念理解

（1）随机梯度法。

（2）自适应噪声抵消。

（3）自适应谱线增强。

（4）自适应系统辨识。

第六章
随机信号的参数建模技术

第四章和第五章学习了维纳滤波器和自适应滤波器的设计和实现，能降低干扰和噪声，提高信噪比，实现有用信号的提取。信号处理的另一目的是提取信号的特征，对于随机信号，除了均值、方差、相关函数、功率谱、直方图等统计特征，建立参数模型也是研究随机信号的一种基本方法。对随机信号建立参数模型就是认为随机信号 $x(n)$ 是由白噪信号 $w(n)$ 激励某一线性时不变系统 $h(n)$ 的响应，模型如图 6-1 所示。只要白噪信号的参数（功率）和 $H(z)$ 系统确定了，研究随机信号特征就可以转换成研究产生随机信号的确定系统，即把随机信号问题转化为确定系统问题。

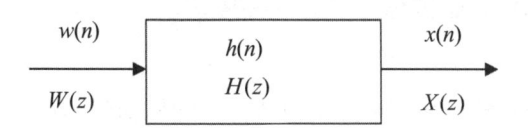

图 6-1　随机信号的参数模型

对于平稳随机信号，目前有三种常用的参数模型，分别是自回归模型（auto-regression model，AR 模型），滑动平均模型（moving average model，MA 模型）和自回归滑动平均模型（auto-regression-moving average model，ARMA 模型）。

第一节　参　数　模　型

1. 三种参数模型

（1）AR 模型。

随机信号 $x(n)$ 由自身的若干次过去值 $x(n-k)$ 和当前的激励值 $w(n)$ 线性组合产生：

$$x(n)=w(n)-\sum_{k=1}^{p}a_k x(n-k) \tag{6-1}$$

该模型的系统函数是

$$H(z)=\frac{X(z)}{W(z)}=\frac{1}{1+\sum_{k=1}^{p}a_k z^{-k}} \tag{6-2}$$

其中，p 是系统阶数，用 AR(p) 来表示。该系统函数中只有极点，无零点，该模型也被称为"全极点模型"，由于系统包含极点，要考虑到系统的稳定性，因而要注意极点的分布位置。

（2）MA 模型。

随机信号 $x(n)$ 由当前的激励 $w(n)$ 和若干次过去的激励 $w(n-k)$ 线性组合产生：

$$x(n)=\sum_{k=0}^{q}b_k w(n-k) \tag{6-3}$$

该模型的系统函数是

$$H(z)=\frac{X(z)}{W(z)}=\sum_{k=0}^{q}b_k z^{-k} \tag{6-4}$$

其中，q 表示系统阶数，用 MA(q) 来表示。该系统函数只有零点，没有极点，所以该系统一定是稳定的系统，也被称为"全零点模型"。

（3）ARMA 模型。

ARMA 模型是 AR 模型与 MA 模型的结合，随机信号 $x(n)$ 由自身的若干次过去值 $x(n-k)$ 和过去、当前激励 $w(n-k)$ 线性组合：

$$x(n)=\sum_{k=0}^{q}b_k w(n-k)-\sum_{k=1}^{p}a_k x(n-k) \tag{6-5}$$

该模型的系统函数是

$$H(z)=\frac{X(z)}{W(z)}=\frac{\sum_{k=0}^{q}b_k z^{-k}}{1+\sum_{k=1}^{p}a_k z^{-k}} \tag{6-6}$$

它既有零点又有极点，所以也被称为"极零点模型"，要考虑极零点的分布位置，保证系统的稳定性，该系统用 ARMR(p, q) 表示。

【例 6-1】某随机过程用 AR 模型建立如下：

$$H(z)=\frac{1}{1+3.5z^{-1}+4.58z^{-2}+2.6z^{-3}+0.58z^{-4}}$$

试由它推导出一个ARMA(2，1)模型。

解：本例AR模型为4阶，设 $H_{\text{ARMA}}(z) = \dfrac{B(z)}{A(z)} = \dfrac{1 + b_1 z^{-1}}{1 + a_1 z^{-1} + a_2 z^{-2}}$，要使得它与 $H(z)$ 相等，则有

$$\frac{1 + b_1 z^{-1}}{1 + a_1 z^{-1} + a_2 z^{-2}} = \frac{1}{1 + 3.5 z^{-1} + 4.58 z^{-2} + 2.6 z^{-3} + 0.58 z^{-4}}$$

$$(1 + b_1 z^{-1})(1 + 3.5 z^{-1} + 4.58 z^{-2} + 2.6 z^{-3} + 0.58 z^{-4}) = 1 + a_1 z^{-1} + a_2 z^{-2}$$

$$1 + 3.5 z^{-1} + 4.58 z^{-2} + 2.6 z^{-3} + 0.58 z^{-4} + b_1 z^{-1} + 3.5 b_1 z^{-2} + 4.58 b_1 z^{-3} + 2.6 b_1 z^{-4} + 0.58 b_1 z^{-5}$$
$$= 1 + a_1 z^{-1} + a_2 z^{-2}$$

列出各系数相等方程，有

$$\begin{aligned} 3.5 + b_1 &= a_1 \\ 4.58 + 3.5 b_1 &= a_2 \\ 2.6 + 4.58 b_1 &= 0 \\ 0.58 + 2.6 b_1 &= 0 \\ 0.58 b_1 &= 0 \end{aligned}$$

可利用后三个方程，根据最小二乘法先解出 b_1，再利用前两个方程求出 a_1、a_2。

$$\begin{bmatrix} 4.58 \\ 2.6 \\ 0.58 \end{bmatrix} b_1 + \begin{bmatrix} 2.6 \\ 0.58 \\ 0 \end{bmatrix} = \begin{bmatrix} e_1 \\ e_2 \\ e_3 \end{bmatrix}$$

两边同时乘[4.58　2.6　0.58]，得伪逆解

$$b_1 = -0.477\,9$$

或者用平方和最小方式：

$$(2.6 + 4.58 b_1)^2 + (0.58 + 2.6 b_1)^2 + (0.58 b_1)^2 = \min$$

求导为零，得

$$b_1 = -0.477\,9$$

计算得

$$a_1 = 3.022\,1, \quad a_2 = 2.907\,4$$

所以ARMA(2，1)模型为

$$H_{\text{ARMA}}(z) = \frac{1 - 0.477\,9 z^{-1}}{1 + 3.022\,1 z^{-1} + 2.907\,4 z^{-2}}$$

通过本例知道AR模型与ARMA模型可以通过数值计算方式互相推导，Wold也已证明任何平稳的ARMA模型或MA模型均可用无限阶或阶数足够的AR模型去近似，因此本章将着重介绍AR模型的参数估计和实现方法。随机信号的建模法在生物

医学信号处理中应用相当普遍，在脑电、心电、肌电、胃电等方面都有人尝试应用参数模型法进行研究。实际中选用哪一种模型要考虑功效和计算量，选定三种模型的一种后，剩下的工作就是用适当的方法计算模型参数（a_k、b_k、p、q）。

2. AR 模型参数和自相关函数的关系

观察式(6-1)：$x(n)=w(n)-\sum_{k=1}^{p}a_k x(n-k)$，已知观测信号 $x(n)$，如何求 a_k、p 呢？直接把信号序列 $x(n)$ 代入该等式，列出几个方程来求解是否可行呢？答案当然是不可取的。因为 $x(n)$ 是随机序列，可以有无穷个不同数值的样本，针对不同的序列值列出的方程组，将解出完全不同的模型参数。因此要从稳定的统计特征量入手，考虑相关函数二阶统计量，就可对式（6-1）两边同时乘 $x(n-m)$，然后求期望：

$$E[x(n)x(n-m)] = E\left[w(n)x(n-m) - \sum_{k=1}^{p}a_k x(n-k)x(n-m)\right] \tag{6-7}$$

因为自相关函数具有偶对称性：

$$R_{xx}(m) = R_{xx}(-m)$$

所以式（6-7）化为

$$R_{xx}(m) = R_{wx}(m) - \sum_{k=1}^{p}a_k R_{xx}(m-k) \tag{6-8}$$

系统的单位脉冲响应 $h(n)$ 是因果的，有

$$x(n) = w(n) * h(n) = \sum_{k=0}^{\infty} h(k)w(n-k) \tag{6-9}$$

输入 $w(n)$ 信号是白噪信号，假设方差为 σ_w^2，其自相关函数则为单位冲击脉冲：

$$R_{ww}(m) = \sigma_w^2 \delta(m) \tag{6-10}$$

输入白噪声和输出的平稳随机信号之间的互相关函数有以下推导：

$$R_{wx}(m) = E[w(n)x(n-m)] = E[w(n+m)x(n)]$$

$$= E\left[w(n+m)\sum_{k=0}^{\infty}h(k)w(n-k)\right] = \sum_{k=0}^{\infty}h(k)E[w(n-k)w(n+m)]$$

$$= \sum_{k=0}^{\infty}h(k)R_{ww}(m+k) = \sum_{k=0}^{\infty}h(k)\sigma_w^2\delta(m+k) = \sigma_w^2 h(-m) \tag{6-11}$$

所以

$$R_{wx}(m) = \begin{cases} 0, & m > 0 \\ \sigma_w^2 h(-m), & m \le 0 \end{cases} \tag{6-12}$$

代入式（6-8）得到

$$R_{xx}(m) = \begin{cases} -\sum_{k=1}^{p} a_k R_{xx}(m-k), & m > 0 \\ -\sum_{k=1}^{p} a_k R_{xx}(m-k) + h(0)\sigma_w^2, & m = 0 \\ R_{xx}(-m), & m < 0 \end{cases} \quad (6\text{-}13)$$

由于该系统函数为

$$H(z) = \frac{1}{1 + \sum_{k=1}^{p} a_k z^{-k}}$$

转换到时域得到 $h(n) + \sum_{k=1}^{p} a_k h(n-k) = \delta(n)$，因而 $h(0) = 1$，代入式(6-13)。显然，AR模型输出信号的自相关函数具有递推的性质，即 m 时刻的自相关函数可由过去 p 个时刻的自相关函数线性组合获得

$$R_{xx}(m) = -\sum_{k=1}^{p} a_k R_{xx}(m-k), \quad m > 0 \quad (6\text{-}14)$$

式（6-14）就是著名的尤尔-沃克方程[Yule-Walker（Y-W）方程]，将式（6-14）等式右侧项左移，有

$$R_{xx}(m) + \sum_{k=1}^{p} a_k R_{xx}(m-k) = 0, \quad m > 0 \quad (6\text{-}15)$$

从式（6-13）求得输入的白噪声方差为

$$\sigma_w^2 = R_{xx}(0) + \sum_{k=1}^{p} a_k R_{xx}(-k), \quad m = 0 \quad (6\text{-}16)$$

将式（6-15）和式（6-16）结合，把该式的下标简化并写成矩阵形式，可以写成单一的正规矩阵方程：

$$\begin{bmatrix} R(0) & R(-1) & \cdots & R(-p) \\ R(1) & R(0) & \cdots & R(-p+1) \\ \vdots & \vdots & \cdots & \vdots \\ R(p) & R(p-1) & \cdots & R(0) \end{bmatrix} \begin{bmatrix} 1 \\ a_1 \\ \vdots \\ a_p \end{bmatrix} = \begin{bmatrix} \sigma_w^2 \\ 0 \\ \vdots \\ 0 \end{bmatrix} \quad (6\text{-}17)$$

式（6-17）方程组的系数是自相关矩阵 $[R]_{p+1}$，由于自相关函数是偶对称函数：$R_{xx}(m) = R_{xx}(-m)$，因而可以写成如下方程组：

$$\begin{bmatrix} R(0) & R(1) & \cdots & R(p) \\ R(1) & R(0) & \cdots & R(p-1) \\ \vdots & \vdots & \cdots & \vdots \\ R(p) & R(p-1) & \cdots & R(0) \end{bmatrix} \begin{bmatrix} 1 \\ a_1 \\ \vdots \\ a_p \end{bmatrix} = \begin{bmatrix} \sigma_w^2 \\ 0 \\ \vdots \\ 0 \end{bmatrix} \quad (6\text{-}18)$$

自相关矩阵是对称矩阵,与主对角线平行的斜对角线元素都是相同的,是 $(p+1)\times(p+1)$ 阶的托普利兹(Toeplitz)矩阵。Yule-Walker(Y-W)方程表明,只要已知平稳随机信号 $x(n)$ 的自相关函数,在指定的阶数 p,就能列出 $p+1$ 个方程组,求出 AR 模型的 p 个参数 a_k 和 σ_w^2,并且这时需要的观测数据 $x(n)$ 较少。

【例6-2】已知自回归信号模型 AR(3) 为

$$x(n) = 0.75x(n-1) + 0.25x(n-2) - 0.125x(n-3) + w(n)$$

式中,$w(n)$ 是方差 σ_w^2 为 1 的平稳白噪声,求:

a. 自相关函数序列 $R_{xx}(m)$,$m=0,1,2,3,4,5$。

b. 用 a 求出的自相关函数序列来估计 AR(3) 的参数 $\{\hat{a}_k\}$,以及输入白噪声的方差 $\hat{\sigma}_w^2$。

c. 利用给出的 AR 模型,用计算机仿真给出 16 点观测值 $x(n)$ =[0.696 5　0.873 5　−0.399 8　−0.757 7　−0.446 0　−1.772 0　−0.274 1　−0.171 4　1.446 8　0.764 7　1.869 7　0.293 7　0.832 9　1.587 8　0.714 2　0.915 8],用观测值的自相关函数估计 AR(3) 的参数 $\{\hat{a}_k\}$ 以及输入白噪声的 $\hat{\sigma}_w^2$。

解:a. 已知 AR 模型参数 $\{a_k\}$,$a_1 = -0.75$,$a_2 = -0.25$,$a_3 = 0.125$,求自相关序列 $R_{xx}(m)$。利用式(6-18)

$$\begin{bmatrix} R(0) & R(1) & \cdots & R(p) \\ R(1) & R(0) & \cdots & R(p+1) \\ \vdots & \vdots & \cdots & \vdots \\ R(p) & R(p-1) & \cdots & R(0) \end{bmatrix} \begin{bmatrix} 1 \\ a_1 \\ \vdots \\ a_p \end{bmatrix} = \begin{bmatrix} \sigma_w^2 \\ 0 \\ \vdots \\ 0 \end{bmatrix}$$

,把三个 $\{a_k\}$ 值和 $\sigma_w^2 = 1$ 代入,得到一个 4×4 的矩阵:

$$\begin{bmatrix} R(0) & R(1) & R(2) & R(3) \\ R(1) & R(0) & R(1) & R(2) \\ R(2) & R(1) & R(0) & R(1) \\ R(3) & R(2) & R(1) & R(0) \end{bmatrix} \begin{bmatrix} 1 \\ -0.75 \\ -0.25 \\ 0.125 \end{bmatrix} = \begin{bmatrix} 1 \\ 0 \\ 0 \\ 0 \end{bmatrix}$$

采用 Matlab 的符号函数解线性方程组,代码如下:

```
Matlab 代码:
clear;
syms r0 r1 r2 r3;                              %定义四个符号变量
a0=1;a1=-3/4;a2=-1/4;a3=1/8;                   %四个参数
F=[r0*a0+r1*a1+a2*r2+a3*r3-1==0,r1*a0+r0*a1+a2*r1+a3*r2==0,r2*a0+r1*a1+
a2*r0+a3*r1==0,r3*a0+r2*a1+a2*r1+a3*r0==0];    %列出四个方程
```

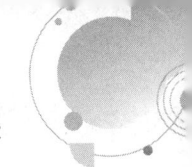

```
R=solve(F,[r0 r1 r2 r3])          %求解四个自相关函数值
```

解得 $R(0)=3\,392/803=4.224\,2$，$R(1)=2\,944/803=3.666\,3$，$R(2)=2\,688/803=3.347\,4$，$R(3)=2\,328/803=2.899\,1$。利用式(6-14)的 $R_{xx}(m)=-\sum_{k=1}^{p}a_{k}R_{xx}(m-k),\ m>0$，可以求出 $R(4)$、$R(5)\cdots$

$$R_{xx}(4)=-\sum_{k=1}^{3}a_{k}R_{xx}(4-k)=2.552\,9$$

$$R_{xx}(5)=-\sum_{k=1}^{3}a_{k}R_{xx}(5-k)=2.221\,0$$

以此类推，可以求出无穷多的自相关函数序列值。以上对线性方程组的解是准确并且唯一的。

b. 已知自相关函数序列值，来估计3阶AR模型的参数 $\{\hat{a}_k\}$ 以及 $\hat{\sigma}_w^2$。

利用式（6-18）得到矩阵：

$$\begin{bmatrix} R(0) & R(1) & R(2) & R(3) \\ R(1) & R(0) & R(1) & R(2) \\ R(2) & R(1) & R(0) & R(1) \\ R(3) & R(2) & R(1) & R(0) \end{bmatrix} \begin{bmatrix} 1 \\ \hat{a}_1 \\ \hat{a}_2 \\ \hat{a}_3 \end{bmatrix} = \begin{bmatrix} \hat{\sigma}_w^2 \\ 0 \\ 0 \\ 0 \end{bmatrix}$$

把 $R(0)=3\,392/803=4.224\,2$，$R(1)=2\,944/803=3.666\,3$，$R(2)=2\,688/803=3.347\,4$，$R(3)=2\,328/803=2.899\,1$ 代入线性方程组，编程如下：

```
Matlab 代码：
clear;
syms a1 a2 a3 fc;                  %定义四个符号变量
a0=1;r0=3392/803;r1=2944/803;r2=2688/803;r3=2328/803;  %自相关函数值
F=[r0*a0+r1*a1+a2*r2+a3*r3-fc==0,r1*a0+r0*a1+a2*r1+a3*r2==0,r2*a0+r1*a1+
a2*r0+a3*r1==0,r3*a0+r2*a1+a2*r1+a3*r0==0];  %列出四个方程
R=solve(F,[a1 a2 a3 fc])           %求解四个未知量
```

符号运算后得：$\hat{a}_1=-3/4$，$\hat{a}_2=-1/4$，$\hat{a}_3=1/8$，$\hat{\sigma}_w^2=1$。

可以发现对AR模型参数的估计是无失真的估计。前面求得的自相关函数值是没有失真的，因此这里也可以不失真地计算出AR模型参数。

c. 利用给出的16点观测值，先求自相关函数序列［按照有偏自相关函数定义来计算xcorr(x,'biased')］，由于偶对称，只给出 m=0，1，2，…，16的 $R_{xx}(m)$=[1.015 6　0.526 0　0.467 6　0.124 0　−0.009 9　−0.113 9　−0.101 2　−0.088 6　−0.177 0　−0.050 5　−0.119 9　−0.040 8　0.061 7　0.085 2　0.081 1　0.039 9]，把前4个相关序列值代入矩阵式（6-18）中，也可以修改前段代码的自相关序列值，运行求得估计值：

$\hat{a}_1$=−0.455 0　　$\hat{a}_2$=−0.369 0　　$\hat{a}_3$=0.278 4　　$\hat{\sigma}_w^2$=0.638 3

该估计值与真实AR模型参数误差较大，原因在于我们只有小部分的观测数据，这使得估计的自相关序列值与理想的值完全不同。假如用1 000个点长序列值来估计自相关函数再进行参数估计，则得：$R(0)$= 4.027 0，$R(1)$= 3.499 8，$R(2)$= 3.189 3，$R(3)$= 2.762 7；$\hat{a}_1$=−0.757 2，$\hat{a}_2$=−0.240 4，$\hat{a}_3$=0.122 6，$\hat{\sigma}_w^2$=0.948 8，已经非常接近理论参数值了。

本例采用了符号运算方法来求解线性方程组，假如自相关函数估计的误差小，则估计的参数模型就会逼近理想模型。然而当阶数越高时直接解方程组的计算量就越复杂，因而需要考虑用特殊的算法估计模型的参数，使得计算量减小且精确度高，其中应用广泛的有Levinson-Durbin(L-D)算法、Burg算法、Marple算法等。

第二节　AR模型参数的估计和实现

怎么采用特殊算法减少计算量来估计模型参数呢？让我们回到AR模型的时域表达式：$x(n) = w(n) - \sum_{k=1}^{p} a_k x(n-k)$，该系统的当前输出值与它过去的输出值有关，这就与预测模型有相似之处（预测是推断一个给定序列的未来值，即利用信号前后的相关性来估计未来的信号值）。结合维纳滤波器的设计中运用均方误差最小原则来确定最优阶数的方式，因此莱文森（Levinson）和杜宾（Durbin）在1950年提出了L-D算法，把AR模型和前向预测系统联系起来，就可以使用预测均方误差最小原则，然后采用递推方法来估计AR参数。1968年，伯格（Burg）提出了Burg算法，其基本思想是对观测的数据进行前向和后向预测，然后让两者的均方误差之和为最小作为估计准则来估计反射系数，进而通过L-D算法的递推公式求出AR模型参数。1980年，马尔普尔（Marple）在前人的基础上提出一种高效算法——Marple算法，或称为不受约束的最小二乘法，该算法的思想是让每一个预测系数的确定直接与前向、后向预测

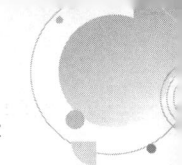

的总平方误差最小,这样预测系数就不能由低一阶的系数递推确定了,所以不能用 L-D 算法求解,实践表明该算法比 L-D 算法、Burg 算法优越。Marple 算法是从整体上选择所有的模型参数达到总的均方误差最小,与自适应算法类似,不足是该算法不能保证 AR 模型的稳定性。下面重点介绍 L-D 算法。

1. Levinson-Durbin(L-D)算法

用过去观测的数据来推求现在和将来的数据称为前向预测器,线性模型表示为

$$\hat{x}(n) = -\sum_{k=1}^{m} a_m(k) x(n-k) \quad (6-19)$$

式中,$\{a_m(k)\}$,$k=1, 2, \cdots, m$,代表 m 阶前向预测器的预测系数,负号是为了与技术文献保持一致。显然预测出来的结果与真实结果存在预测误差或前向预测误差,设误差为 $e(n)$:

$$e(n) = x(n) - \hat{x}(n) = x(n) + \sum_{k=1}^{m} a_m(k) x(n-k) \quad (6-20)$$

把 $e(n)$ 看成是系统的输出,$x(n)$ 看成是系统的输入,得到系统函数:

$$\frac{E(z)}{X(z)} = 1 + \sum_{k=1}^{m} a_m(k) z^{-k} \quad (6-21)$$

假如 $m=p$,且预测系数 $a_m(k)$ 和 AR 模型参数相同,比较式(6-21)和式(6-2):$H(z) = \frac{X(z)}{W(z)} = \frac{1}{1 + \sum_{k=1}^{p} a_k z^{-k}}$,把预测误差系统框图和 AR 模型框图给出,如图 6-2 所示。有 $w(n) = e(n)$,即前向预测误差系统中的输入为 $x(n)$,输出为预测误差 $e(n)$,即白噪声,前向预测误差系统对观测信号起了白化的作用。由于 AR 模型和前向预测误差系统有着密切的关系,当两个模型的阶数和参数均相等时,两者的系统函数互为倒数,所以求解 AR 模型参数就可以转化为求预测误差系统的预测系数。

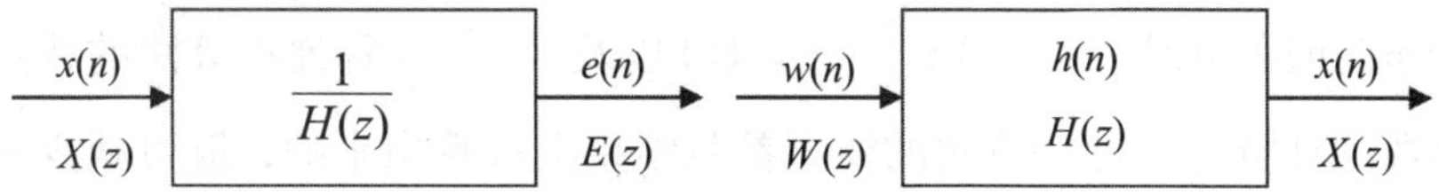

$$x(n)/X(z) \rightarrow \boxed{\frac{1}{H(z)}} \rightarrow e(n)/E(z) \quad w(n)/W(z) \rightarrow \boxed{\begin{array}{c} h(n) \\ H(z) \end{array}} \rightarrow x(n)/X(z)$$

图 6-2 预测误差系统和 AR 模型

对式(6-20)求预测误差均方值:

$$E[e^2(n)] = E\left[\left(x(n) + \sum_{k=1}^{m} a_m(k) x(n-k)\right)^2\right] \quad (6-22)$$

要使得均方误差最小，就要对每一个预测系数 $a_m(k)$ 求偏导并且等于零，获得 m 个方程组：

$$2E\left[\left(x(n)+\sum_{k=1}^{m}a_m(k)x(n-k)\right)x(n-l)\right]=0, \quad l=1,2,\cdots,m$$

$$E[x(n)x(n-l)]+\sum_{k=1}^{m}a_m(k)E[x(n-k)x(n-l)]=0, \quad l=1,2,\cdots,m$$

$$R_{xx}(l)=-\sum_{k=1}^{m}a_m(k)R_{xx}(l-k), \quad l=1,2,\cdots,m \tag{6-23}$$

求得 m 阶预测误差系统的最小均方误差为

$$E_m[e^2(n)]=E\left[\left(x(n)+\sum_{k=1}^{m}a_m(k)x(n-k)\right)^2\right]$$

$$=R_{xx}(0)+2\sum_{k=1}^{m}a_m(k)R_{xx}(k)+\sum_{k=1}^{m}\sum_{l=1}^{m}a_m(l)a_m(k)R_{xx}(l-k)$$

将式(6-23)代入上式第三项，有

$$E_m[e^2(n)]=R_{xx}(0)+\sum_{k=1}^{m}a_m(k)R_{xx}(k) \tag{6-24}$$

当 m 阶预测器的预测系数等于 p 阶 AR 模型的参数时，则有

$$m=p, \quad a_k=a_m(k) \tag{6-25}$$

$$E_m[e^2(n)]=R_{xx}(0)+\sum_{k=1}^{p}a_k R_{xx}(k) \tag{6-26}$$

由于 $e(n)=w(n)$，所以最小均方预测误差等于白噪声方差，即 $E_m[e^2(n)]=\sigma_w^2$。

L-D 算法的基本思想就是根据 Y-W 方程式或式（6-23），利用自相关序列具有的递推性质，结合式（6-24），逐渐加大模型阶数的一种算法。先计算阶次 $m=1$ 时的预测系数 $\{a_m(k)\}=a_1(1)$ 和 σ_{w1}^2，然后计算 $m=2$ 时的 $\{a_m(k)\}=a_2(1)$，$a_2(2)$ 以及 σ_{w2}^2，一直计算到 $m=p$ 阶时的 $a_p(1)$，$a_p(2)$，$\cdots$，$a_p(p)$ 以及 σ_{wp}^2。这种递推算法的特点是，每一阶次参数的计算是从低一阶次的模型参数结果上推算出来的，既可减少工作量又便于寻找最佳的阶数值，满足阶数精度要求时就停止递推。

例如，按照式(6-23)：$R_{xx}(l)=-\sum_{k=1}^{m}a_m(k)R_{xx}(l-k)$，$l=1,2,\cdots,m$，式(6-24)：

$$E_m[e^2(n)]=R_{xx}(0)+\sum_{k=1}^{m}a_m(k)R_{xx}(k),$$

当 $m=1$ 时，代入，简化下标，则有

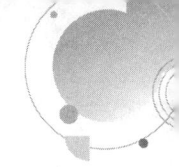

$$\begin{cases} R(1) = -a_1(1)R(0) & \text{①} \\ E_1 = R(0) + a_1(1)R(1) & \text{②} \end{cases} \Rightarrow \sigma_{w1}^2 = E_1 = R(0)[1-a_1^2(1)] \qquad (6\text{-}27)$$

当 $m=2$ 时，有

$$\begin{cases} R(1) = -a_2(1)R(0) - a_2(2)R(1) \\ R(2) = -a_2(1)R(1) - a_2(2)R(0) \end{cases}$$

把式（6-27）的①代入上式得到：

$$\begin{cases} a_2(1) = \dfrac{-R(1) - a_2(2)R(1)}{R(0)} = a_1(1) + a_2(2)a_1(1) & \text{①} \\ a_2(2) = -\dfrac{R(2) + a_2(1)R(1)}{R(0)} = -\dfrac{R(2) + [a_1(1) + a_2(2)a_1(1)]R(1)}{R(0)} \end{cases}$$

$$\Rightarrow a_2(2) = -\dfrac{R(2) + a_1(1)R(1)}{R(0) + a_1(1)R(1)} = -\dfrac{R(2) + a_1(1)R(1)}{E_1} \quad \text{②} \qquad (6\text{-}28)$$

根据式（6-24），均方误差为

$$\begin{aligned} E_2 &= R(0) + a_2(1)R(1) + a_2(2)R(2) \\ &= R(0) + a_2(1)R(1) + a_2(2)[-a_2(1)R(1) - a_2(2)R(0)] \\ &= R(0) + a_2(1)[1-a_2(2)]R(1) - a_2^2(2)R(0) \end{aligned}$$

把式（6-28）的①代入上式得到

$$\begin{aligned} E_2 &= R(0) + a_1(1)[1+a_2(2)][1-a_2(2)]R(1) - a_2^2(2)R(0) \\ &= [1-a_2^2(2)][R(0) + a_1(1)R(1)] = [1-a_2^2(2)]E_1 \end{aligned} \qquad (6\text{-}29)$$

这样递推下去可以得到预测系数和均方误差估计的通式：

$$\begin{cases} a_m(k) = a_{m-1}(k) + a_m(m)a_{m-1}(m-k) & \text{①} \\ a_m(m) = -\dfrac{R(m) + \sum_{k=1}^{m-1} a_{m-1}(k)R(m-k)}{E_{m-1}} & \text{②} \\ E_m = \sigma_{wm}^2 = [1-a_m^2(m)]E_{m-1} = R(0)\prod_{k=1}^{m}[1-a_k^2(k)] & \text{③} \end{cases} \qquad (6\text{-}30)$$

其中，$a_m(m)$ 称为反射系数，从上式知道整个迭代过程需要已知自相关函数，给定初始值 $E_0 = R(0)$，$a_0(0) = 1$，以及 AR 模型的阶数 p，就可以实现参数估计。

上述递推算法过程较为复杂，下面用矩阵表达式来帮助理解 L-D 算法。先给出 $m-1$ 阶和 m 阶 Y-W 方程：

$$\begin{bmatrix} R(0) & R(1) & \cdots & R(m-1) \\ R(1) & R(0) & \cdots & R(m-2) \\ \vdots & \vdots & \cdots & \vdots \\ R(m-1) & R(m-2) & \cdots & R(0) \end{bmatrix} \begin{bmatrix} 1 \\ a_{m-1}(1) \\ \vdots \\ a_{m-1}(m-1) \end{bmatrix} = \begin{bmatrix} \sigma_{m-1}^2 \\ 0 \\ \vdots \\ 0 \end{bmatrix}$$

$$\begin{bmatrix} R(0) & R(1) & \cdots & R(m-1) & R(m) \\ R(1) & R(0) & \cdots & R(m-2) & R(m-1) \\ \vdots & \vdots & \cdots & \vdots & \vdots \\ R(m-1) & R(m-2) & \cdots & R(0) & R(1) \\ R(m) & R(m-1) & \cdots & R(1) & R(0) \end{bmatrix} \begin{bmatrix} 1 \\ a_m(1) \\ \vdots \\ a_m(m-1) \\ a_m(m) \end{bmatrix} = \begin{bmatrix} \sigma_m^2 \\ 0 \\ \vdots \\ 0 \\ 0 \end{bmatrix}$$

为了建立 $m-1$ 与 m 阶参数之间的关系，把 $m-1$ 阶 Y-W 方程的自相关函数矩阵增加最后一行和最后一列，得扩大方程：

$$\begin{bmatrix} R(0) & R(1) & \cdots & R(m-1) & R(m) \\ R(1) & R(0) & \cdots & R(m-2) & R(m-1) \\ \vdots & \vdots & \cdots & \vdots & \vdots \\ R(m-1) & R(m-2) & \cdots & R(0) & R(1) \\ R(m) & R(m-1) & \cdots & R(1) & R(0) \end{bmatrix} \begin{bmatrix} 1 \\ a_{m-1}(1) \\ \vdots \\ a_{m-1}(m-1) \\ 0 \end{bmatrix} = \begin{bmatrix} \sigma_{m-1}^2 \\ 0 \\ \vdots \\ 0 \\ D_m \end{bmatrix}$$

其中，$D_m = R(m) + \sum_{k=1}^{m-1} a_{m-1}(k) R(m-k)$。再将扩大方程的行列倒序得到预备方程：

$$\begin{bmatrix} R(0) & R(1) & \cdots & R(m-1) & R(m) \\ R(1) & R(0) & \cdots & R(m-2) & R(m-1) \\ \vdots & \vdots & \cdots & \vdots & \vdots \\ R(m-1) & R(m-2) & \cdots & R(0) & R(1) \\ R(m) & R(m-1) & \cdots & R(1) & R(0) \end{bmatrix} \begin{bmatrix} 0 \\ a_{m-1}(m-1) \\ \vdots \\ a_{m-1}(1) \\ 1 \end{bmatrix} = \begin{bmatrix} D_m \\ 0 \\ \vdots \\ 0 \\ \sigma_{m-1}^2 \end{bmatrix}$$

将待求的 m 阶 Y-W 方程参数表示成扩大方程和预备方程参数的线性组合：

$$\begin{bmatrix} 1 \\ a_m(1) \\ \vdots \\ a_m(m-1) \\ a_m(m) \end{bmatrix} = \begin{bmatrix} 1 \\ a_{m-1}(1) \\ \vdots \\ a_{m-1}(m-1) \\ 0 \end{bmatrix} + \gamma_m \begin{bmatrix} 0 \\ a_{m-1}(m-1) \\ \vdots \\ a_{m-1}(1) \\ 1 \end{bmatrix}$$

其中，γ_m 为反射系数，由最后一行可知：$a_m(m) = \gamma_m$，即 $a_m(m)$ 就是反射系数；由其他行可得

$$a_m(k) = a_{m-1}(k) + a_m(m) a_{m-1}(m-k)$$

这就是式（6-30）的第一个等式。

把线性组合式左乘 $m+1$ 阶自相关函数矩阵，得

$$\begin{bmatrix} \sigma_m^2 \\ 0 \\ \vdots \\ 0 \\ 0 \end{bmatrix} = \begin{bmatrix} \sigma_{m-1}^2 \\ 0 \\ \vdots \\ 0 \\ D_m \end{bmatrix} + a_m(m) \begin{bmatrix} D_m \\ 0 \\ \vdots \\ 0 \\ \sigma_{m-1}^2 \end{bmatrix}$$

由最后一行和第一行分别有

$$D_m + a_m(m) \sigma_{m-1}^2 = 0$$

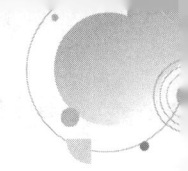

$$\sigma_m^2 = \sigma_{m-1}^2 + a_m(m)D_m$$

因此有

$$a_m(m) = -\frac{D_m}{\sigma_{m-1}^2} = -\frac{R(m) + \sum_{k=1}^{m-1}a_{m-1}(k)R(m-k)}{\sigma_{m-1}^2}$$

这就是式（6-30）的第二个等式。

$$\sigma_m^2 = \sigma_{m-1}^2 + a_m(m)D_m = \sigma_{m-1}^2 + a_m(m)[-a_m(m)\sigma_{m-1}^2] = [1-a_m^2(m)]\sigma_{m-1}^2$$

这就是式(6-30)的第三个等式。

L-D算法的优点就是计算速度快，求得的AR模型必定稳定，且均方预测误差随着阶次的增加而减小［见式（6-30）的③式］。L-D算法的缺点是，源于自相关函数序列是估计值，是假设除了观测值之外的数据都为零，必然会引入较大误差，因此需要尽量准确地估计出自相关函数值。按照式（6-30）的三个等式，给定初始值 $E_0 = R(0)$，$a_0(0) = 1$，以及AR模型的阶数 p，可以根据图6-3所示流程图，实现参数估计。

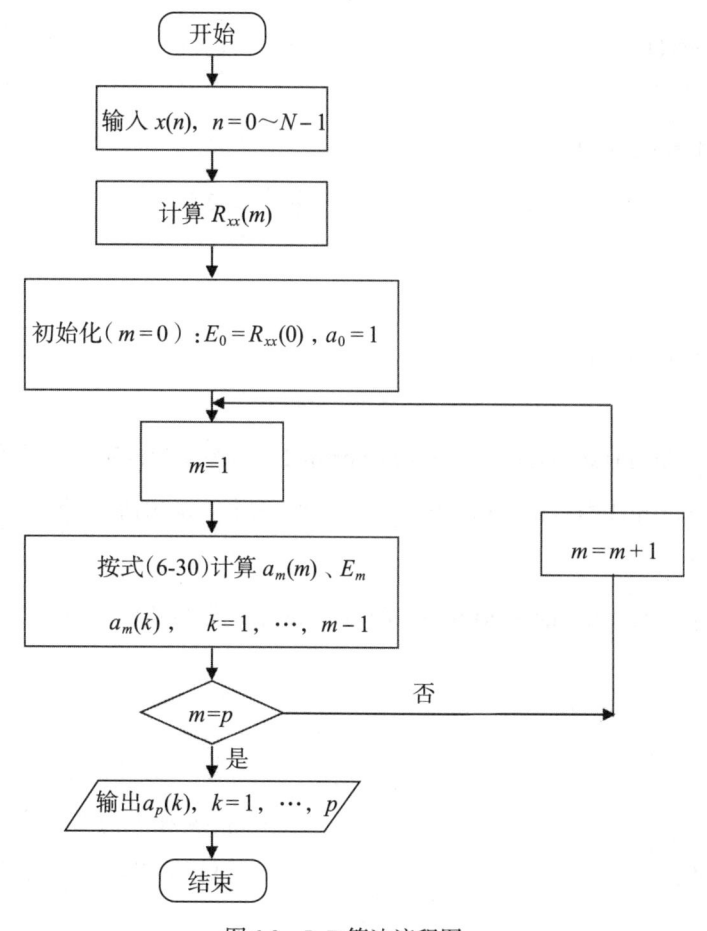

图6-3 L-D算法流程图

2. L-D算法估计AR参数的函数实现

根据图6-3和式（6-30），可以用Matlab编写实现参数估计的函数，输入变量为待建模的观测信号和建模阶数，输出变量为AR模型的系数和均方误差。编写函数如下：

```
Matlab 代码：
function [a,err]=my_yw(x,p)
% x 为待AR建模信号，p 为阶数
% a 是建模系数，含 a0=1；err 是输入模型的噪声方差
N=length(x);
r=xcorr(x,'biased');
rx=r(N:end);                              %求x信号的自相关函数
a0=1;                                     %初始化
error=rx(1);
a(1,1)=-rx(2)/rx(1);                      %阶数m=1时，计算模型系数和输入噪声方差
error(1)=rx(1)*(1-a(1,1)^2);
m=2;                                      %开始递推
while m<p+1
   for i=2:m
      frx(i-1)=rx(m-i+2);
   end
   a(m,m)=-(rx(m+1)+a(m-1,1:m-1)*frx')/error(m-1);  %按照式(6-30)第二个等式计算 $a_m(m)$
   error(m)=error(m-1)*(1-a(m,m)^2);      %按照式(6-30)第三个等式计算 $E_m$
   for k=1:m-1
      a(m,k)=a(m-1,k)+a(m,m)*a(m-1,m-k);  %按照式(6-30)第一个等式计算 $a_m(k)$
   end
   m=m+1;
end
a=[a0,a(end,:)];                          %输出AR模型的系数值
err=error(end);                           %输出AR模型的输入白噪方差值
```

【例6-3】 已知自回归信号模型AR(3)为

$$x(n) = 0.75x(n-1) + 0.25x(n-2) - 0.125x(n-3) + w(n)$$

式中，$w(n)$是方差σ_w^2为1的平稳白噪声，利用给出的AR模型，用计算机仿真给出16点观测值$x(n)$=[0.696 5　0.873 5　−0.399 8　−0.757 7　−0.446 0　−1.772 0　−0.274 1　−0.171 4　1.446 8　0.764 7　1.869 7　0.293 7　0.832 9　1.587 8　0.714 2　0.915 8]，基于观测值，用L-D算法来估计AR(3)的参数$\{\hat{a}_k\}$以及输入白噪声的方差$\hat{\sigma}_w^2$。

解：本例先用L-D算法公式进行人工计算，再调用编制好的Matlab函数来进行验证。

步骤1

利用给出的16点观测值，求出自相关函数，m=0，1，2，…，16的$R_{xx}(m)$=[1.015 6　0.526 0　0.467 6　0.124 0　−0.009 9　−0.113 9　−0.101 2　−0.088 6　−0.177 0　−0.050 5　−0.119 9　−0.040 8　0.061 7　0.085 2　0.081 1　0.039 9]。

步骤2

初始化：$E_0 = R_{xx}(0) = 1.015\ 6$，$a_0 = 1$。

步骤3

根据式(6-30)计算，

m=1：$\begin{cases} a_1(1) = -\dfrac{R(1)}{E_0} = -\dfrac{0.526\ 0}{1.015\ 6} = -0.517\ 9 \\ E_1 = R(0)[1-a_1^2(1)] = 0.743\ 2 \end{cases}$

m=2：$\begin{cases} a_2(2) = -\dfrac{R(2)+a_1(1)R(1)}{E_1} = -0.262\ 6 \\ a_2(1) = a_1(1)[1+a_2(2)] = -0.381\ 9 \\ E_2 = E_1[1-a_2^2(2)] = 0.691\ 9 \end{cases}$

m=3：$\begin{cases} a_3(3) = -\dfrac{R(3)+a_2(1)R(2)+a_2(2)R(1)}{E_2} = 0.278\ 5 \\ a_3(1) = a_2(1) + a_3(3)a_2(2) = -0.455\ 1 \\ a_3(2) = a_2(2) + a_3(3)a_2(1) = -0.369\ 0 \\ E_3 = E_2[1-a_3^2(3)] = 0.638\ 2 \end{cases}$

因而当阶数p=3时，估计到的AR模型参数：$\hat{a}_1$=−0.455 1，$\hat{a}_2$=−0.369 0，$\hat{a}_3$=0.278 5；估计的输入信号的方差：$\hat{\sigma}_w^2 = E_3 = 0.638\ 2$。和例题6-2的c结果基本一致，说明L-D算法能准确快速地求解Y-W方程。当要计算的阶数比较高时，可以利用L-D递推程序更快速地实现。下面调用L-D函数，对观测信号$x(n)$建立AR模型，获得的 a 向量为[1.000 0　−0.455 0　−0.369 0　0.278 4]，E 为 0.638 3，与人工计算的结果基本一致。利用代码可以很方便地建立不同阶数的 AR 参数模型。

```
Matlab 代码：
clear
x=[0.6965  0.8735  −0.3998  −0.7577  −0.4460  −1.7720  −0.2741  −0.1714
1.4468  0.7647  1.8697  0.2937  0.8329  1.5878  0.7142  0.9158]; %待建模信号
[a E]=my_yw(x,3);                              %建立3阶AR模型
```

Matlab 有自带函数实现 L-D 算法的 AR 模型参数估计：[a E]=aryule(x,p)，输入 x 表示待建模的观测信号，输入 p 表示建模阶数，输出 a 是估计的 AR 模型参数，输出 E 是输入模型的噪声信号方差。例如本题用该函数计算结果为

[a E] = aryule(x,3)

a = 1.000 0　−0.455 0　−0.369 0　0.278 4

E = 0.638 3

这里 a 的第一个值等于1，指的是 a_0，接下来的向量值依次是 $\hat{a}_1$，$\hat{a}_2$，$\hat{a}_3$。参数与 E 的结果均与自行编写的函数结果一致。

Matlab 中也有函数实现 Burg 算法的 AR 模型参数估计：[a E]=arburg(x,p)。本题用该函数计算结果为

[a E] = arburg(x,3)

a = 1.000 0　−0.468 1　−0.429 8　0.311 6

E = 0.585 4

该结果与 L-D 算法的结果略有不同。

Matlab 中还提供了协方差法和修正协方差法估计 AR 模型参数的函数：[a E]=arcov(x,p)、[a E]=armcov(x,p)。这两种方法更适合处理非平稳信号，本题用这些函数计算结果为

[a E] = arcov(x,3)

a = 1.000 0　−0.486 3　−0.440 6　0.312 3

E = 0.621 2

[a E] = armcov(x,3)

a = 1.000 0　−0.461 1　−0.413 0　0.312 1

E = 0.613 4

该结果与L-D算法和Burg算法的结果均略有不同。

假如我们用更高阶数的AR模型来估计,结果如下,发现Burg算法对$\hat{a}_1$的估计比较准确,但对均方误差的估计偏差较大。

[a E] = aryule(x,12)

a = 1 −0.454 8 −0.443 7 0.274 3 0.166 0 0.011 5 −0.163 4 −0.017 5 0.267 0 −0.197 8 0.051 2 0.129 2 −0.169 8

E = 0.558 8——阶数越高,均方误差越小。

[a E] = arburg(x,12)

a = 1 −0.778 4 −0.502 2 1.150 2 −0.256 2 −0.527 7 −0.027 4 0.530 9 0.327 4 −1.180 7 0.490 8 0.713 5 −0.922 4

E =0.032 4——阶数越高,均方误差越小。

假如我们有更多观察数据,例如32、64、128、256点,3阶L-D算法的AR模型估计结果分别为:[a E]=[1.000 0 −0.469 7 −0.140 7 −0.038 7 0.620 9]、[1.000 0 −0.626 5 −0.361 9 0.210 2 0.787 8]、[1.000 0 −0.664 1 −0.318 7 0.151 3 0.818 5]、[1.000 0 −0.718 3 −0.289 2 0.172 8 0.987 0]。当数据长度达到256点时,建模结果已经非常逼近理想的模型参数[1.000 0 −0.75 −0.25 0.125 1]。

3. AR模型阶数选择

给定观测信号序列后我们很容易用L-D算法来进行AR模型参数的估计,但是如何确定最优阶数p呢?在N点长的短数据情况下,根据经验,AR模型的阶次选在$N/3 \sim N/2$的范围内较合适。日本统计学家赤池弘次提出了以下两种方法,用以寻找AR模型的最优阶数。

第一种方法是基于均方误差最小的最终预测误差准则(akaike's final prediction error,FPE),它的定义式为

$$\mathrm{FPE}(p) = \hat{\sigma}_{wp}^2 \left(\frac{N+p+1}{N-p-1} \right) \tag{6-31}$$

式中,N为数据点长;p为建模的阶数;$\hat{\sigma}_{wp}^2$为p阶AR模型的输入白噪信号的方差。观察该公式,$\hat{\sigma}_{wp}^2$随着阶数的增加逐渐减小,而括号内的值随着p的增加而增加,因而能找到一个最佳阶数p_{opt},使得FPE达到最小。

第二种方法是赤池信息量准则(akaike's information criterion,AIC),它的定义式为

$$\mathrm{AIC}(p) = N \ln \hat{\sigma}_{wp}^2 + 2p \tag{6-32}$$

观察该式，第一项 $N\ln\hat{\sigma}_{wp}^2$ 随着阶数 p 的增加逐渐减小，第二项随着 p 的增加而增加，因而也能找到一个最佳阶数 p_{opt}，使得 AIC 达到最小。AIC 代表的是 AR 建模后仿真信号的概率密度函数与数据真实的概率密度函数之间库勒贝克-莱布勒（Kullback-Leibler）距离的估计值。

这两种方法的设计思想是不同的，FPE 方法旨在找出能够使得预测均方误差最小的 AR 模型的最优阶数；而 AIC 方法的目的在于找出 AR 模型拟合的精度和参数个数相对最为合理的最优阶数。但从功能实现的效果上看，FPE 和 AIC 方法却是殊途同归的，因为往往 FPE 准则找出的最优阶数也是用 AIC 准则找出的最优阶数，理论上也证明了当 N 趋于无穷时，两者估计的最优阶数是相同的。

【例6-4】已知自回归信号模型 AR(3) 为

$$x(n) = 0.75x(n-1) + 0.25x(n-2) - 0.125x(n-3) + w(n)$$

式中，$w(n)$ 是方差 σ_w^2 为 1 的平稳白噪声。利用给出的 AR 模型，用计算机仿真给出 256 点观测值，用 FPE 和 AIC 两种方法确定 L-D 算法 AR 建模最佳阶数 p_{opt}。

解：编写以下代码，采用循环调用 AR 建模函数，计算不同阶数的 FPE 和 AIC 值，再找到它们最小值对应的阶数。注意这里采用了 randn 函数，每次运行结果会有一定的差异。

```
Matlab 代码：
clear
w=randn(1,1000);x=zeros(1,1000);
for i=4:1000
    x(i)=0.75*x(i-1)+0.25*x(i-2)-0.125*x(i-3)+w(i);
end
xx=x(601:856);                  %获得256点长的待建模信号
N=length(xx);
for i=1:50
    [a E]=aryule(xx,i);         %建立不同阶数的AR模型
    FPE_x(i)=E*(N+i+1)/(N-i-1); %计算FPE值
    AIC_x(i)=N*log(E)+2*i;      %计算AIC值
end
```

图 6-4 给出了 FPE 方法和 AIC 方法值随着阶数改变的函数图，明显可以看出两者在大小上虽然有数量级的差异，但波形非常相似，相关系数达到了 0.999 2。这说明两者寻找最优阶数的功能实现效果一致。最小值对应的阶数均为 3，与原自回归信号模型 AR(3) 相符合，找到了最优阶数为 3。

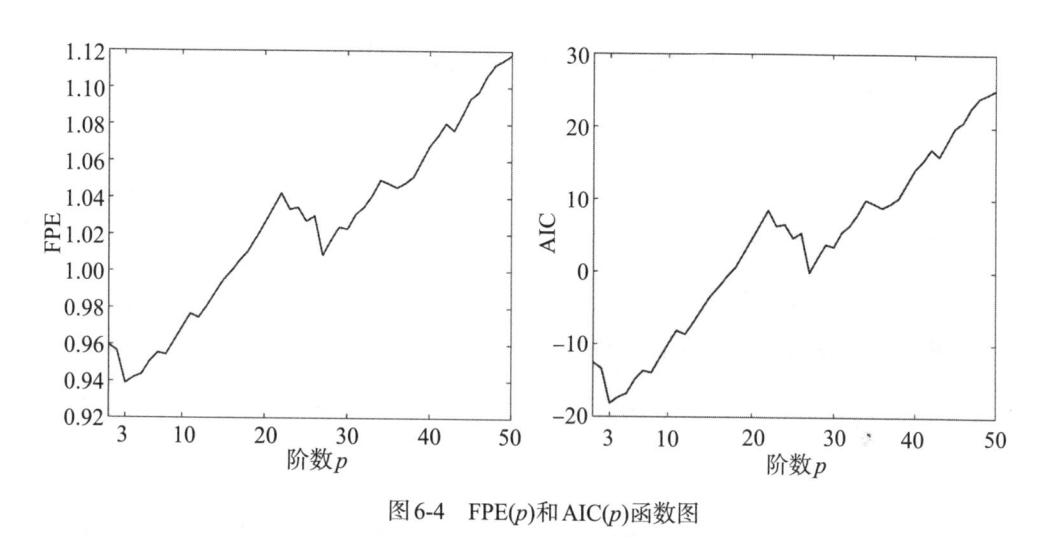

图 6-4　FPE(p) 和 AIC(p) 函数图

为了比较最优阶数与非最优阶数建模结果的差异，我们采用 1 阶、3 阶、20 阶、30 阶进行 AR 建模，模型系数分别为

1 阶：[a E] = [1.000 0　−0.850 1　0.944 8];

3 阶：[a E] = [1.000 0　−0.777 6　−0.228 1　0.161 6　0.910 0];

20 阶：[a E] = [1.000 0　−0.774 7　−0.219 6　0.216 7　−0.004 1　−0.038 8　0.003 6　−0.131 3　0.080 2　0.013 4　0.011 2　−0.104 1　0.068 3　0.017 3　−0.001 7　−0.009 6　0.010 1　0.001 4　0.038 7　0.008 2　0.010 9　0.870 7];

30 阶：[a E] = [1.000 0　−0.775 7　−0.259 2　0.267 6　0.005 8　−0.068 5　0.022 8　−0.121 6　0.063 1　0.020 6　0.014 4　−0.090 4　0.062 1　0.002 2　0.008 5　0.019 1　−0.016 7　−0.015 4　0.047 4　0.019 0　0.031 9　−0.009 6　−0.152 8　0.064 2　0.230 4　−0.113 6　−0.193 3　0.184 2　−0.039 6　−0.050 2　0.094 8　0.802 0]。

明显地，3 阶建模结果已经非常逼近理想的模型参数 [1.000 0　−0.75　−0.25　0.125 1]，1 阶建模明显阶数太低，20 阶和 30 阶的 $\hat{a}_1$、$\hat{a}_2$ 系数值逼近 −0.75 和 −0.25，但 $\hat{a}_3$ 系数值与 0.125 差异较大，20 阶和 30 阶的 $\hat{\sigma}_w^2$ 也离 1 越来越远。

建立好最优阶数的 AR 模型后，就可以仿真出无穷段的观测信号 $x(n)$，根据图

6-1的系统图，在本例中输入信号为w=sqrt(E)*randn(1,N)，通过系统滤波x=filter(1,a,w)就可以获得仿真信号。由于可以仿真无数个输入信号，因此可以获得无数个与原建模信号统计特性相似的观测样本。

第三节 应用实例

第二节展示的例子都是针对仿真数据的L-D算法AR建模实现，下面重点介绍AR建模在生物医学信号处理实践中的应用案例。

1. 以参数模型做功率谱估计

以AR参数建模为例，对于待建模信号 $x(n)$，我们可以对它建立图6-1所示的输入输出模型，假如已估计出模型 $H(z) = \dfrac{X(z)}{W(z)} = \dfrac{1}{1+\sum\limits_{k=1}^{p} a_k z^{-k}}$ 的 $\hat{a}_k$ 和输入白噪声方差 $\hat{\sigma}_w^2$，由第四章式（4-25）：$P_{yy}(e^{j\omega}) = |H(e^{j\omega})|^2 P_{xx}(e^{j\omega})$ 可知，输出信号功率谱为输入信号功率谱乘系统频域响应的模平方，则有

$$P_x(e^{j\omega}) = |H(e^{j\omega})|^2 P_w(e^{j\omega}) = \hat{\sigma}_w^2 \left| \frac{1}{1+\sum\limits_{k=1}^{p} \hat{a}_k e^{-jwk}} \right|^2 \tag{6-33}$$

【例6-5】对一段闭眼脑电信号建立最优阶数的AR模型，进行谱估计，选择非最优阶数AR谱估计和Welch谱估计法进行比较。

解：首先建立不同阶数的AR模型，计算FPE和AIC值，找到它们最小值对应的阶数，然后用该阶数进行建模，最后进行AR谱估计。代码如下，本例选择大脑后枕部电极信号作为待建模信号。建模后画出FPE和AIC函数图，如图6-5所示，两条曲线相关系数为0.984 6，当阶数为38时，均达到最小值，因而最优阶数确定为38。我们也观察到，尤其是AIC曲线，当阶数达到20阶左右时函数就基本平稳了，因此本例选择10阶、20阶和38阶AR谱估计进行比较。Matlab提供了pyulear函数进行AR谱估计，例如[pxx,f] = pyulear(x,order,nfft,fs)，输入变量分别为观测信号、建模阶数、计算傅里叶变换的点长、采样频率，输出变量分别为功率大小和对应的频率值。

第六章 随机信号的参数建模技术

Matlab 代码：

```
clear
load egeclose                    %数据文件加载
fs = 250;                        %脑电信号采样率
x= egeclose(:,76);               %大脑后枕部信号作为待建模信号
N=length(x);
for i=1:50
    [a E]=aryule(x,i);           %建立不同阶数的AR模型
    FPE_x(i)=E*(N+i+1)/(N-i-1);  %计算FPE值
    AIC_x(i)=N*log(E)+2*i;       %计算AIC值
end
[value1 jieshu1]=min(FPE_x);     %寻找最优阶数
[value2 jieshu2]=min(AIC_x);
[pow_10_ar,f1]=pyulear(x,10,512,fs);         %10阶AR模型谱估计
[pow_20_ar,f2]=pyulear(x,20,512,fs);         %20阶AR模型谱估计
[pow_38_ar,f3]=pyulear(x,jieshu1,512,fs);    %最优38阶AR模型谱估计
[pow_welch,f4]=pwelch(x,hamming(256),128,512,fs); %welch法谱估计
```

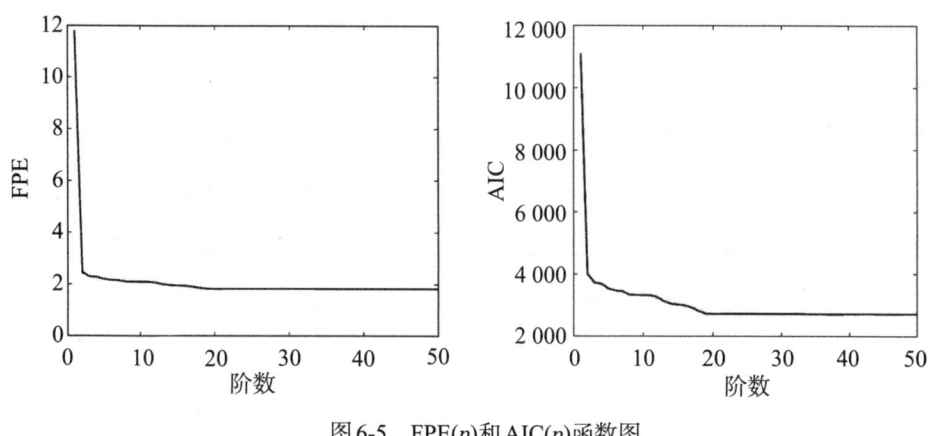

图 6-5　FPE(p)和AIC(p)函数图

下面先对10阶、20阶和38阶AR谱估计结果进行比较，图6-6（a）绘制出不同阶数AR谱估计的功率谱图，明显观察到10阶AR谱估计曲线与20阶和38阶之间差异较大，说明当阶数远小于最优阶数时，谱估计结果不够准确，特别是本例的闭眼

脑电 alpha 波特征不够凸显；观察②号线和③号线条，两者在 20 Hz 以下几乎重叠，在 20 Hz 左右开始有些微小起伏差异；当阶数越高时，分辨率越高，图中 10 阶谱明显更加平滑。可见当阶数过小时，分辨率会降低，两相邻的峰难以分辨；当阶数过大时又有可能导致谱峰的分裂，产生伪峰。再把 38 阶 AR 谱估计与 Welch 谱估计结果进行比较，如图 6-6（b）所示，明显观察到两种谱估计方法结果类似，但 AR 谱估计的 alpha 波峰更大、更突出，Welch 法相对有更多起伏。

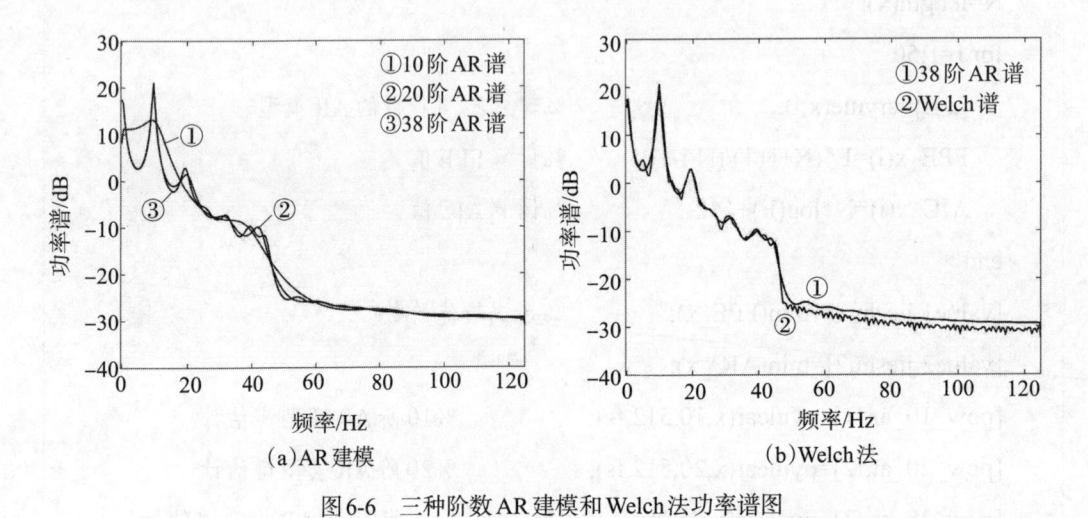

图 6-6　三种阶数 AR 建模和 Welch 法功率谱图

用参数模型法估计功率谱比周期图法、自相关法和 Welch 法更加平滑。周期图法等古典法需要有较长的数据，AR 谱估计则是用自相关函数做递推得到的，需要的观测数据较短，谱估计的频率分辨率比较高。AR 谱估计结果还取决于极点接近单位圆的程度，极点越接近单位圆，分辨率越高。由于 AR 模型是全极点模型，所以 AR 谱是真实谱的峰值包络线的好估计，也叫最大熵谱。AR 谱估计也有缺点，例如会有谱线位移、谱峰分裂等现象。AR 谱估计在脑电、语音、心音等类型信号中的应用较成功，但要注意选择合适的建模阶数，否则谱估计误差较大。

2. 特征提取

随机信号的参数建模还能应用于各种场景下的特征提取。可直接用模型的系数和白噪的功率构成特征向量，在它构成的向量空间中划分子空间，进行模式分类。例如，心音信号的自动分类：将记录的心音信号按照时域分成四段，每段用 AR 建模，如 6 阶建模，则构成了 7×4 维的特征向量，再根据贝叶斯判据进行分类，判别心音正常与否，准确率可达 95%。又如，多功能假肢的肌电控制：把各种肢体功能对应

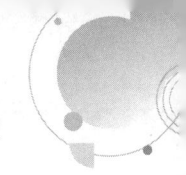

的表面肌电信号进行AR建模，用[a E]作为参数训练分类器，12小时训练后动作分类准确率可达99%。

也可采用模型的零极点作为特征向量，进行模式分类。例如，建立动脉血管系统的电模型，该电模型可以用两个电容、一个电感、一个电阻表示，是一个三阶系统，求出输入导纳的极点分布，这些极点位置与血管的生理状况有关，就可以用其作为特征对疾病分类。又如，对癫痫病人的脑电图建立AR模型，提取极点特征，发现癫痫发作前不久，模型的一个实极点会分裂成两个极点并移动，当它移到单位圆上时，癫痫发作，可以利用这些特征预测癫痫发作。

还可采用参数模型做功率谱估计，然后从谱图上提取特征矢量。例如，对脑电图建立AR模型，然后做功率谱估计，找到脑电theta、alpha、beta三个峰频，把它们的带宽、功率作为特征矢量，进行模式识别。又如，判断人造主动脉瓣工作正常与否，取心脏的第二心音做ARMA谱估计，再取出明显峰频的带宽和功率作为特征训练模型，最终实现对新输入心音信号进行正常与否的判别。

3. 白化滤波器

把图6-1模型的输入输出颠倒过来，则得到如图6-7所示的白化滤波器模型，实现对观测信号的白化。例如，可以应用于脑电图的平稳分段，取一段观测信号建模，然后作为白化滤波器使用，当输出噪声 $w(n)$ 的功率超过一定阈值，便意味着 $x(n)$ 的平稳性已被破坏，需要重新取数据建立新模型，这样就能自动根据平稳性的改变进行分段。例6-5中，假如把信号分段，取250点长（1 s）进行最优阶数建模，获得[a E]参数后，采用w=filtfilt(a,1,x)语句，观察输出信号，如图6-8所示，明显观察到，在6 s和12 s处有非常大的脉冲，进一步按秒分成18段求得 $w(n)$ 信号的方差为[0.361 1 0.499 1 0.452 7 0.393 3 0.413 8 9.925 3 11.337 0 0.359 1 0.240 1 0.357 2 0.290 5 9.025 0 9.950 3 0.379 0 0.275 3 0.264 0 0.279 0 0.331 9]，第6 s、7 s、12 s、13 s数据的方差远大于其他时间段，因而这些段信号的平稳性发生了较大改变，需要分段区别处理。

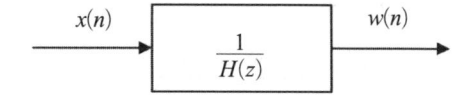

图6-7　参数模型应用于白化滤波器

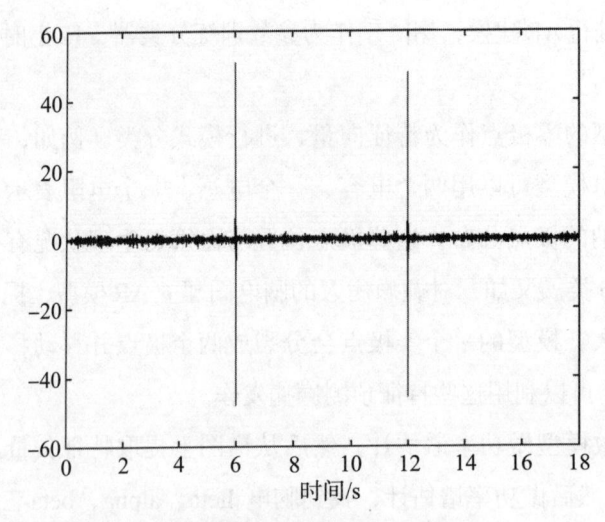

图 6-8　对脑电信号白化后的输出

4. 信号提取

与第四章和第五章维纳和自适应滤波器的应用类似，假设观测信号模型为：$x(n)=s(n)+n(n)$，$s(n)$ 是需要提取的有用信号，$n(n)$ 是干扰的随机信号（非白噪信号），有用信号与干扰信号之间相互独立。假如能同步获取与干扰信号相关的信号 $n'(n)$，除了可以采用自适应噪声抵消，还可以把参数建模与自适应滤波器结合起来使用，达到提取信号的目的。下面给出两种实现的模型。

第一种实现模型如图 6-9 所示，是 AR 建模与自适应噪声抵消的联合应用。其步骤如下。

步骤 1：对相关的干扰信号 $n'(n)$ 建立最优阶数的 AR 模型；

步骤 2：根据数据长度需求，用 AR 模型仿真统计特性与 $n(n)$ 类似的 $n_1(n)$；

步骤 3：采用自适应噪声抵消器，通过调节权重系数，使得输出的 $y(n)$ 信号主要包含干扰信号 $n(n)$，输出的 $e(n)$ 信号主要包含有用信号 $s(n)$。

步骤 1：

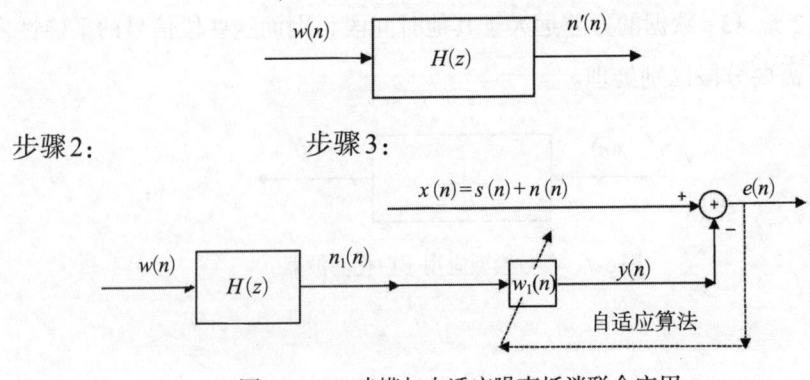

步骤 2：　　　　　步骤 3：

图 6-9　AR 建模与自适应噪声抵消联合应用

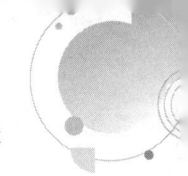

第二种实现模型如图6-10所示，是白化滤波器与自适应谱线增强的联合使用。其步骤如下。

步骤1：对相关的干扰信号 $n'(n)$ 建立最优阶数的AR模型；

步骤2：用AR模型白化观测信号，干扰信号就白化为白噪信号 $w(n)$，$z(n)$ 代表有用信号通过滤波后的输出信号，这里易知 $s(n)=z(n)*h(n)$，即卷积和关系；

步骤3：由于输入信号包含的是白噪干扰，因此可以采用自适应谱线增强器，通过调节权重系数，使得输出的 $y(n)$ 信号主要包含有用信号 $z(n)$，输出的 $e(n)$ 信号主要包含白噪信号 $w(n)$；

步骤4：把自适应谱线增强后的信号通过AR模型后的输出即为估计的有用信号 $s(n)$。

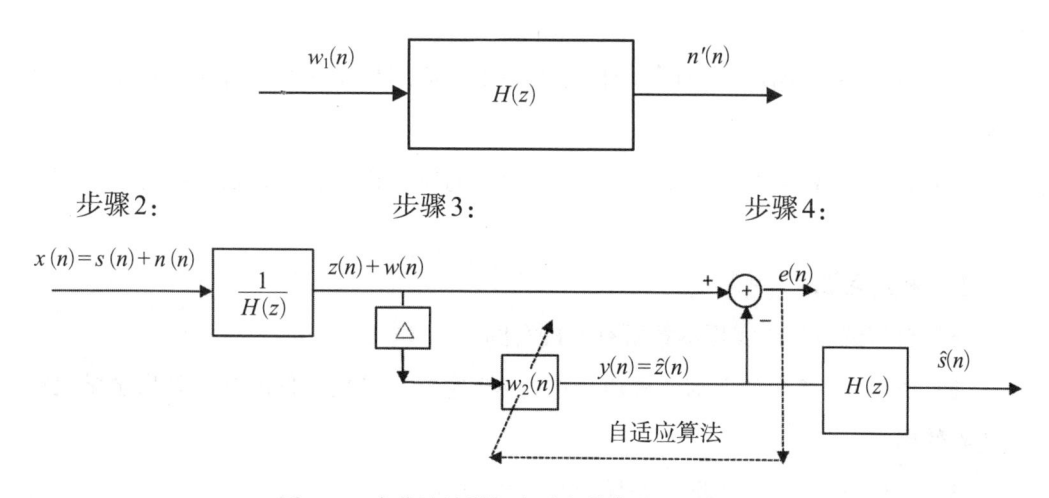

图6-10 白化滤波器与自适应谱线增强联合应用

同样地，假设在观测信号模型 $x(n)=s(n)+n(n)$ 中，能获取与有用信号类似统计特性的模板信号 $s'(n)$，即有期望信号，除了可以采用维纳和自适应滤波器外，也可对模版信号进行参数建模，再与自适应滤波器结合起来使用，采取类似图6-9和图6-10的方案，达到提取信号的目的。

本章重点介绍了AR参数建模中的L-D算法及其Matlab实现，简单介绍了参数建模在谱估计、特征提取、白化滤波器、信号提取等四个方面的应用场景。对于复杂环境下分析和提取生物医学信号，可以考虑采用参数建模方法，把复杂信号分析问题转为分析确定系统问题。通过对本章内容的学习，也能体会到参数建模方法的多样性及最优阶数选择的重要性，在实践中可以根据需要扩展和改进多种建模方法和多种最优阶数确定方法，根据效果最终确定某一建模方法和最合适阶数。同时，把参数建模与各类滤波器联合使用，能衍生出多种设计方案，可以同步执行，最终选择一个最优方案。

习　题

1. 研讨题（分小组，每小组4~6人，完成收集资料、讨论、展示三部分工作）

（1）查阅参数建模在生物医学信号提取中的应用科学文献，展示综述至少三个应用。

（2）查阅参数建模在生物医学图像处理中的应用科学文献，展示综述至少三个应用。

（3）查阅参数建模在其他领域信号处理中的应用科学文献，展示综述至少三个应用。

（4）查阅参数建模在其他领域图像处理中的应用科学文献，展示综述至少三个应用。

2. 上机练习题

（1）自行编写代码实现本章所有上机实例。

（2）仿照例6-5，对全脑电极信号进行AR建模，寻找最佳阶数，列出全脑电极最优阶数向量。

（3）仿照例6-5，任意选择一导额叶电极信号进行AR建模，寻找最佳阶数，进行AR谱估计，并与图6-6进行比较。

3. 概念理解

（1）Yule-Walker方程。

（2）L-D算法。

（3）参数建模谱估计。

（4）白化滤波器。

第七章
多元信号特征提取技术

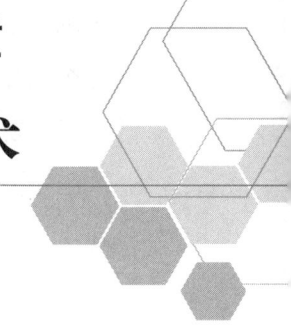

前面章节内容都是以单个观测信号作为处理和分析的对象,本章将介绍多元信号特征提取技术。在记录信号时,例如脑电、心电等信号都是采用多通道方式,包含时间和空间两个维度,这就是多元信号。前面介绍的方法,无论是功率谱分析、参数建模法,还是维纳和自适应滤波技术等,都是针对单通道信号进行分析,忽略了它的空间信息。我们应充分利用时空信息,提取时空特征,进一步应用于数据挖掘、机器学习、深度学习等各领域。

首先,通过特征提取能降低多元信号的数据复杂度,例如脑电记录有64、128、256通道等方式,数据维度较高,但由于空间相邻的脑电信号相关性比较强,因此可以提取有效特征,去除冗余信息,降低数据维度;其次,利用特征提取技术可以去除信号中的噪声和干扰,提高信号的信噪比;最后,提取出有用特征后,可以利用这些特征对信号进行分类、识别和预测,例如可以通过脑电的时空特征区分患病人群和正常人群,也可以用这些特征进行建模预测未来发展趋势。所以多元信号特征提取技术在实践中应用非常广泛,它既可以应用在医学信号处理领域,也可以应用在语音识别、图像处理等领域。本章将介绍三种多元信号特征提取技术:奇异值分解(singular value decomposition,SVD)、主成分分析(principal component analysis,PCA)和因子分析(factor analysis,FA)。

第一节 奇异值分解

奇异值分解是一种将矩阵分解为三个矩阵乘积的方法,矩阵的奇异值分解在解决最优化、最小二乘方以及多元统计分析等领域有着广泛应用。时空信号,例如多道脑电信号数据表现形式就是一个二维矩阵，就可以尝试使用该方法，将其分解成三个矩阵的乘积，再根据需求做后续处理。

1. 奇异值分解基本原理

设 X 为 $M \times N$ 阶矩阵，秩为 r，则存在 M 阶正交矩阵 U，其列由 XX^T 的特征向量组成，N 阶正交矩阵 V，其行由 X^TX 的特征向量组成，使得

$$X = UDV^T \tag{7-1}$$

式中，$D = \begin{pmatrix} \Sigma_r & 0 \\ 0 & 0 \end{pmatrix}$ 为对角线矩阵，$\Sigma_r = \mathrm{diag}(\sigma_1, \sigma_2, \cdots, \sigma_r)$，$\sigma_i = \sqrt{\lambda_i}$ $(i=1, 2, \cdots, r)$，称 σ_i 为 X 的奇异值。λ_i 是矩阵 X^TX 的非零特征值，$\lambda_1 \geqslant \lambda_2 \geqslant \cdots \geqslant \lambda_r > 0$。

用图 7-1 来理解奇异值分解方法。假设 X 矩阵是 M 行 N 列的矩阵，分解为 U、D、V 三个矩阵相乘。U、D、V 矩阵要能够反映 X 矩阵的特征，首先想到的就是可以用协方差矩阵或相关矩阵来表达 X 矩阵信号的特征。XX^T 是 $M \times M$ 大小的方阵，U 矩阵的每列等于该方阵的特征向量，它是一个 M 行 M 列的方阵。中间的 D 矩阵是对角线矩阵，如果 X 矩阵秩为 r，那么 D 就是一个 $r \times r$ 的方阵（Σ_r）和零矩阵的组合，Σ_r 对角线上的元素是 XX^T 特征值的平方根。X^TX 得到 $N \times N$ 的方阵，V 的行向量就是该方阵的特征向量。这就是 SVD 分解。

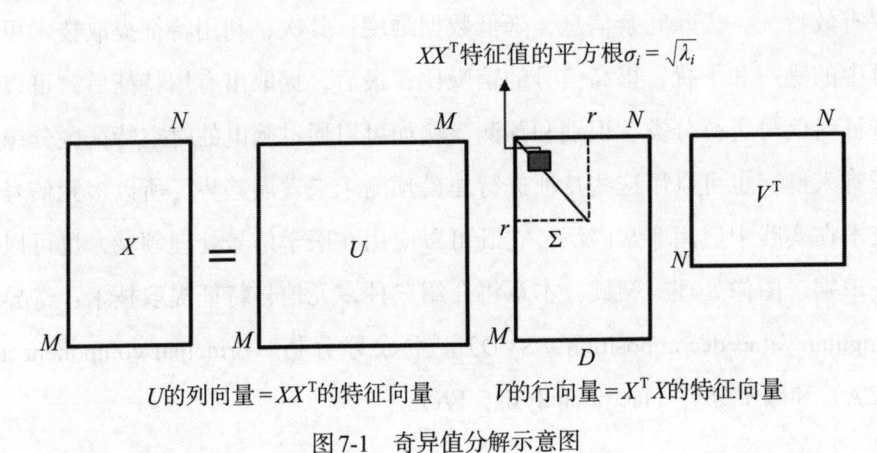

图 7-1 奇异值分解示意图

进一步观察 D 矩阵里包含的 Σ_r 对角阵，对角线上的值是 σ_i，Σ_r 的表达式为

$$\Sigma_r = \begin{pmatrix} \sigma_1 & & & \\ & \sigma_2 & & \\ & & \ddots & \\ & & & \sigma_r \end{pmatrix} = \begin{pmatrix} \sigma_1 & & & \\ & 0 & & \\ & & \ddots & \\ & & & 0 \end{pmatrix} + \begin{pmatrix} 0 & & & \\ & \sigma_2 & & \\ & & 0 & \\ & & & \ddots \\ & & & & 0 \end{pmatrix} + \cdots + \begin{pmatrix} 0 & & & \\ & 0 & & \\ & & \ddots & \\ & & & \sigma_r \end{pmatrix}$$

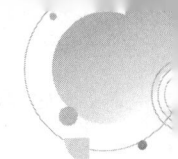

那么奇异值分解表达式就可以从原来的矩阵相乘形式改写成加权求和的形式：

$$X = UDV^T = \sum_{i=1}^{r} \sigma_i u_i v_i^T \tag{7-2}$$

如果把 X 矩阵看成是一幅二维图像，就可以分解成多个二维图像的加权求和，$u_i v_i^T$ 被称为 X 的第 i 个特征图像，与矩阵 X 大小相同，是 M 行 N 列矩阵，权重是奇异值 σ_i，按大小顺序排列，所以最前面的几个特征图像在重建 X 中所占的比重较大。

2. 奇异值分解的实现和应用

Matlab 中提供了函数实现奇异值分解功能，例如语句为 [U,D,V] = svd(X)，输入为数据矩阵 X，输出分别为左奇异向量矩阵 U、对角线矩阵 D 和右奇异向量矩阵 V。

【例 7-1】 采用 Matlab 函数分别对 128 导闭眼和睁眼脑电信号进行奇异值分解，绘制奇异值 σ_i 图，保留相对大的奇异值成分（占比大于 85%），对闭眼和睁眼脑电信号进行重建，比较重建前后差异。

解： 代码如下，首先获取 128 导闭眼和睁眼脑电信号，数据大小为 4 500×128，然后进行奇异值分解，提取出它们的奇异值大小并绘制图像，如图 7-2 所示。一共 128 个奇异值，闭眼脑电信号奇异值最大和最小值分别为 6 665.76 和 20.88，睁眼脑电信号奇异值最大值和最小值分别为 7 225.54 和 18.67，从图 7-2 看出奇异值衰减较快。计算得到闭眼脑电信号前 40 个奇异值占比 85.04%，睁眼脑电信号前 43 个奇异值占比 85.06%，因此分别采用前 40 和 43 个奇异值成分进行信号的重建。图 7-3 用二维图像形式展示了闭眼和睁眼脑电信号及它们的重建信号图像。

```
Matlab 代码：
clear
load eegclose.mat
load eegopen.mat                                %数据文件加载
fs = 250;                                       %脑电信号采样率
[U_close,D_close,V_close] = svd(eegclose(:,1:128)); %对闭眼脑电信号进行奇异值分解
[U_open,D_open,V_open] = svd(eegopen(:,1:128));  %对睁眼脑电信号进行奇异值分解
[m,n]=size(D_open);                             %提取矩阵大小
sigma_close=diag(D_close);                      %取出奇异值
sigma_open=diag(D_open);
D_close_cj=D_close(:,1:40);D_close_cj(m,n)=0;   %对闭眼信号进行重建
```

```
close_cj=U_close*D_close_cj*V_close';
D_open_cj=D_open(:,1:43);D_open_cj(m,n)=0;      %对睁眼信号进行重建
open_cj=U_open*D_open_cj*V_open';
```

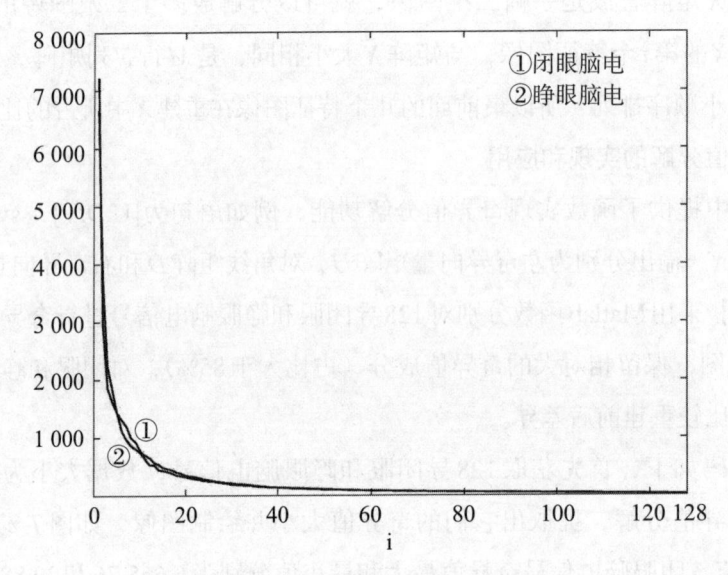

图 7-2 闭眼和睁眼脑电信号的奇异值

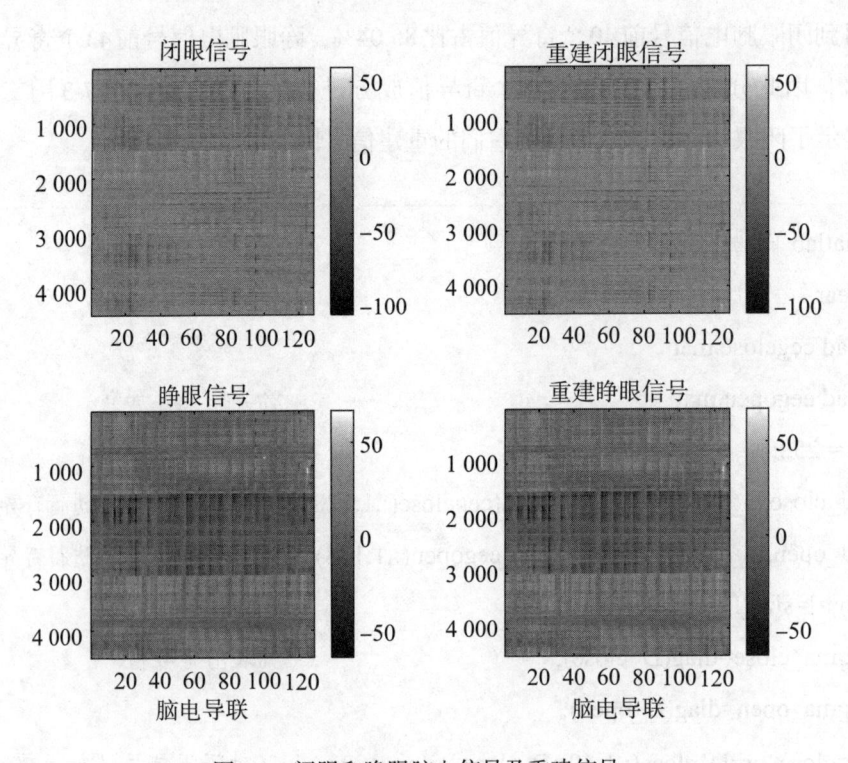

图 7-3 闭眼和睁眼脑电信号及重建信号

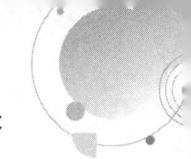

从本例可以理解SVD分解的优点，可以将原始信号分解成三个矩阵相乘，然后保留相对大的奇异值成分，达到数据降维的目的。本例就从128维降到40维和43维，比较图7-3降维前后的信号，图像相似度高，闭眼重建前后矩阵数据相关系数为0.997 4，睁眼重建前后矩阵数据相关系数为0.997 7。假如还需要进一步降低维度到1维、5维、10维和20维，则闭眼重建前后矩阵数据相关系数分别为0.751 5、0.936 0、0.973 8和0.990 8，睁眼重建前后矩阵数据相关系数分别为0.823 7、0.949 1、0.977 8和0.991 4。可以观察到睁眼信号的第一个奇异值特征与原信号相关系数就已超过了0.8，达到强相关。假如采用XX^T特征值λ_i来确定保留的维度，则对奇异值平方后计算可得，闭眼和睁眼信号的前四个奇异值成分占比就超过85%。

接前代码如下，计算随着维度变化的重建前后信号的相关系数，图7-4展示了重建前后信号的相关系数值，闭眼信号保留前四个奇异值成分、睁眼信号保留前三个奇异值成分，相关系数就大于0.9。因此在实践中可以根据奇异值大小占比、特征根大小占比或重建前后信号相关系数大小等方式确定合适的保留维度。

除了降维功能，还可以通过奇异值分解分别找到有用特征图像和噪声图像，然后把这些噪声图像去掉，进行信号重构，达到去噪的目的；也可以通过提取特征（奇异值）为后续分析处理奠定基础。

```
Matlab 代码：
for i=1:128
    D_close_cj=D_close(:,1:i);D_close_cj(m,n)=0;  %重建不同维度的信号
    close_cj=U_close*D_close_cj*V_close';
    D_open_cj=D_open(:,1:i);D_open_cj(m,n)=0;
    open_cj=U_open*D_open_cj*V_open';
    rr1=corrcoef(eegclose(:,1:128),close_cj);      %计算重建前后信号相关系数
    r_close(i)=rr1(1,2);
    rr2=corrcoef(eegopen(:,1:128),open_cj);
    r_open(i)=rr2(1,2);
end
```

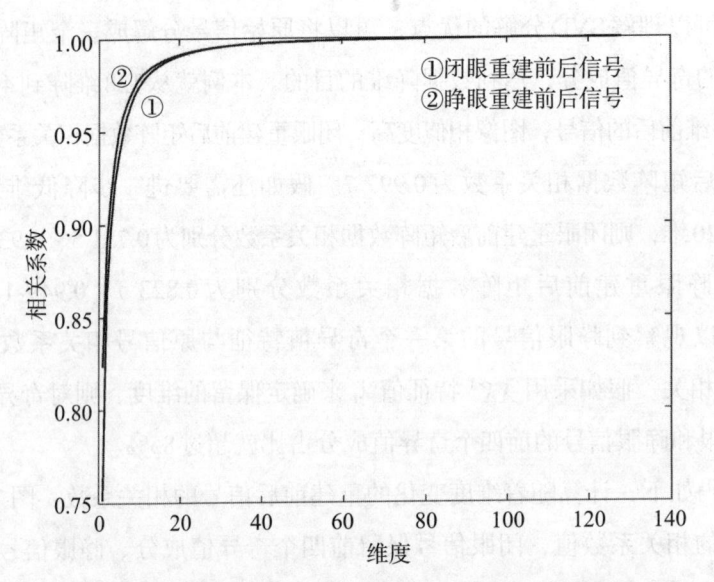

图7-4 保留不同维度的重建信号与原信号的相关系数

第二节 主成分分析

主成分分析（PCA）是把原有的多个指标（变量）通过线性组合方式转换成少数几个代表性较好的综合指标（主成分），用少数几个指标反映原指标的大部分信息（例如85%以上），并且各个综合指标之间保持独立，避免出现信息冗余。例如，采集多导脑电信号时，相邻电极信号间具有高相似度，就可以转化为少数几个综合指标，达到降维和简化数据结构的目的。

主成分与原始变量的关系：每一个主成分都是原始变量的线性组合，主成分能够保留原始变量的绝大多数信息，主成分数量远小于原始变量数目，起到降维的作用，并且要保证每个主成分之间是互不相关的。

1. 主成分分析的数学模型和几何解释

假设多元信号 X 有 p 个指标，记为 $(X_1, X_2, \cdots, X_p)$，PCA将 p 个指标转变为新指标 $F_1, F_2, \cdots, F_k$（$k \leqslant p$），PCA分析就是寻求原指标的线性组合 F_i，新的指标按照重要性依次递减排列，$F_1, F_2, \cdots, F_k$ 分别称为原变量的第一、第二、$\cdots$、第 k 个主成分，数学模型为

$$\left.\begin{aligned}F_1 &= u_{11}X_1 + u_{21}X_2 + \cdots + u_{p1}X_p \\ F_2 &= u_{12}X_1 + u_{22}X_2 + \cdots + u_{p2}X_p \\ &\cdots\cdots \\ F_p &= u_{1p}X_1 + u_{2p}X_2 + \cdots + u_{pp}X_p\end{aligned}\right\} \tag{7-3}$$

该模型加权系数 u 未知,但满足如下三个条件。

(1) 每个线性组合的系数平方和为 1:$u_{1i}^2 + u_{2i}^2 + \cdots + u_{pi}^2 = 1$;

(2) 主成分之间互不相关,即无重叠的信息,即 $\mathrm{cov}(F_i,F_j)=0$,$i \neq j$;

(3) 主成分的方差依次递减,重要性依次递减,即 $\mathrm{var}(F_1) \geq \mathrm{var}(F_2) \geq \cdots \geq \mathrm{var}(F_p)$。

下面我们从几何意义上来理解 PCA 方法。假如有一个二维矩阵 X,它包含两个原始指标 x_1 和 x_2,对它们进行如下加权线性组合:

$$F_1 = x_1 \cos\theta + x_2 \sin\theta$$
$$F_2 = -x_1 \sin\theta + x_2 \cos\theta$$

相当于在原始二维坐标基础上进行了旋转,如图 7-5 所示,坐标旋转变换得到 F_1 和 F_2 新坐标系,可以看到数据在 F_1 轴向的离散程度最大,而原坐标体系下数据的横纵坐标方差大小接近。

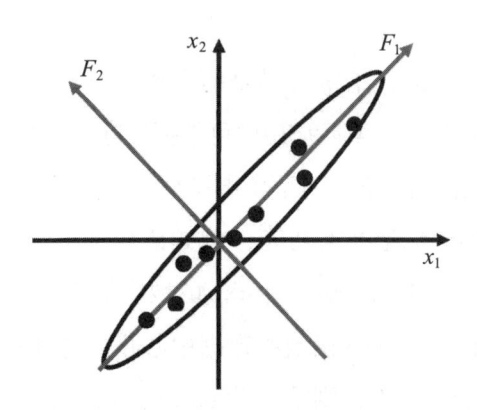

图 7-5 PCA 方法几何示意图

这里的加权系数矩阵 U 是正交矩阵,即有 $U'U=I$,也满足每个线性组合的系数平方和为 1。变换后某个方向方差达到最大,变量 F_1 代表了原始数据绝大多数信息,F_2 的方差非常小。如果要降维,就可以把 F_2 变量去掉,这样损失的信息少。从图 7-5 可以看出,F_1 和 F_2 是不相关的,但原始数据 x_1 和 x_2 之间具有非常强的正相关。F_1 方差最大,称为第 1 主成分,F_2 称为第 2 主成分。因此从几何上理解找主成分的问题,就是找出 P 维空间中椭球体的主轴问题,从数学上可以证明,主轴分别是相关矩阵的 P 个较大特征值所对应的特征向量。

2. 主成分分析的计算和应用

根据式（7-3），首先要求出加权系数矩阵 U，才能获得新指标 F。

步骤 1：对数据中心化，求出每个原始指标的均值、标准差，再根据下式进行标准化：

$$X_k^* = \frac{X_k - \mu_k}{\sqrt{\sigma_{kk}}}, \quad k = 1 \sim p$$

步骤 2：求出标准化数据矩阵的协方差或相关矩阵 A，A 是正定矩阵。

步骤 3：对 A 进行奇异值分解或特征值分解，求出矩阵 A 的特征值及其对应的特征向量 U，就是 PCA 的加权系数矩阵 U：

$$U^{-1}AU = \begin{bmatrix} \lambda_1 & 0 & \cdots & 0 \\ 0 & \lambda_2 & \cdots & 0 \\ \vdots & \vdots & \ddots & \vdots \\ 0 & 0 & \cdots & \lambda_p \end{bmatrix}, \quad U = (u_1, \cdots, u_p) = \begin{bmatrix} u_{11} & u_{12} & \cdots & u_{1p} \\ u_{21} & u_{22} & \cdots & u_{2p} \\ \vdots & \vdots & & \vdots \\ u_{p1} & u_{p2} & \cdots & u_{pp} \end{bmatrix}$$

步骤 4：对特征值（方差）从大到小排序，计算累计贡献率：$\dfrac{\sum_{i=1}^{m}\lambda_i}{\sum_{i=1}^{p}\lambda_i}$，当前 $m-1$ 个特征值占比贡献度小于 85%，前 m 个特征值占比大于 85%，则选择前 m 个主成分。当然 85% 不是一个绝对的标准，实际应用中可根据实际数据情况来选择阈值。

步骤 5：通过加权线性组合获取 m 个新指标 F。

Matlab 中提供了函数实现 PCA 功能，例如语句为 [coeff,score,latent,tsquared,explained] = pca(X,NAME,VALUE)，输入为 $n \times p$ 的数据矩阵 X，X 的行对应于观测值，列对应于变量。默认情况下，pca 函数将数据中心化，并使用奇异值分解 (SVD) 算法，若想改成特征值分解算法，则输入为 pca(X, 'Algorithm','eig')。输出 coeff 为式 (7-3) 的加权系数矩阵，是 $p \times p$ 矩阵，coeff 的每列包含一个主成分的加权系数，并且这些列是按主成分方差降序排列的；score 为主成分得分矩阵，即新指标（变量）F，是 $n \times p$ 矩阵；latent 是主成分的方差向量，是 $p \times 1$ 向量；tsquared 是 Hotelling T 方统计向量，是 $n \times 1$ 向量；explained 是解释方差占总方差的百分比向量，是 $p \times 1$ 向量。下面通过一个例子来实现 PCA 计算过程。

【例 7-2】采用 Matlab 函数分别对 128 导闭眼和睁眼脑电信号进行 PCA 分析，使用奇异值分解算法，绘制主成分方差图，保留方差占比大于 85% 的主成分，对比闭眼和睁眼脑电信号与它们的主成分图像。

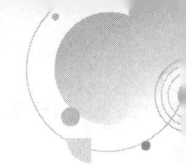

解：代码如下，首先获取128导闭眼和睁眼脑电信号，数据大小为4 500×128，然后进行PCA分析，提取出128个主成分的方差大小并绘制图像，如图7-6所示。一共128个主成分方差，闭眼脑电信号主成分方差的最大值和最小值分别为9 804.01和0.096 7，睁眼脑电信号主成分方差的最大值和最小值分别为11 333.75和0.077 5，从图7-6看出方差衰减很快。而原始闭眼信号方差的最大值和最小值分别为411.72和2.501 4，原始睁眼信号方差的最大值和最小值分别为570.398 2和2.582 5。明显地，经过PCA获得的新指标变量方差差异比原指标变量大。

```matlab
Matlab 代码：
clear
load eegclose.mat
load eegopen.mat
fs = 250;
[coeff_close,score_close,latent_close,tsquared_close,explained_close] = pca(eegclose(:,1:128),'Algorithm','svd');        %PCA分析
[coeff_open,score_open,latent_open,tsquared_open,explained_open] = pca(eegopen(:,1:128),'Algorithm','svd');        %PCA分析
for i=1:128
    rr=corrcoef(eegclose(:,i),score_close(:,1));
    r1(i)=rr(1,2);
    rr=corrcoef(eegopen(:,i),score_open(:,1));
    r2(i)=rr(1,2);
end
```

图7-6 主成分方差大小

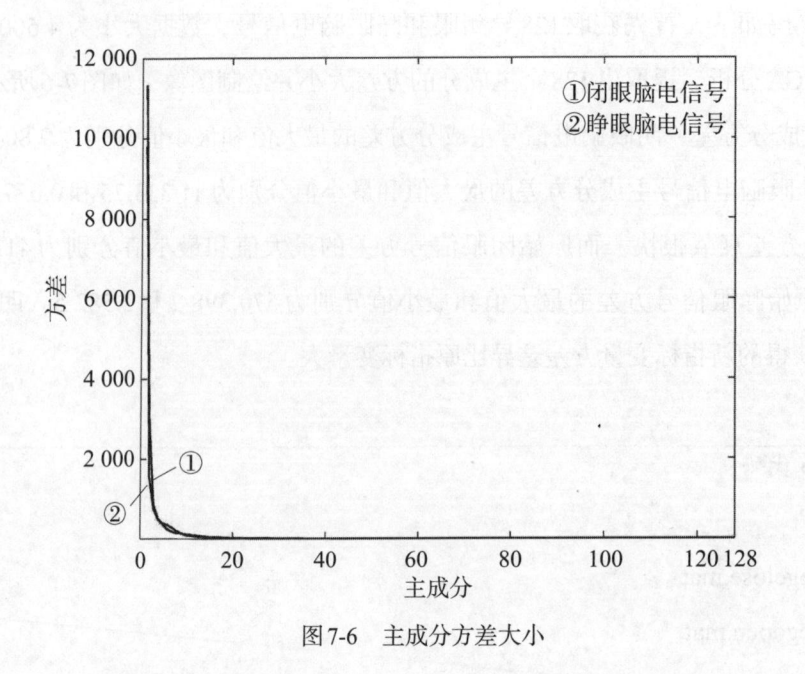

根据explained_close和explained_open向量计算得到闭眼脑电信号前4个主成分占比为85.74%，睁眼脑电信号前3个主成分占比为85.14%，因此分别展示闭眼前4个和睁眼前3个主成分。图7-7用二维图像形式展示了闭眼和睁眼脑电信号及它们的主成分信号，明显地，闭眼信号和睁眼信号均与它们的第一主成分具有较高相似度，说明第一主成分提取了原信号的共性特征。绘制出原信号与第一主成分之间的相关系数图，如图7-8所示，闭眼和睁眼所有导联信号与第一主成分之间的平均相关系数分别为0.674 6和0.759 2。图7-9展示了第一主成分的功率谱图，闭眼条件具有明显的alpha和beta波峰，睁眼则两个波峰消失。图7-10展示了闭眼和睁眼的前几个主成分功率谱图，睁眼第二主成分有明显的alpha波。

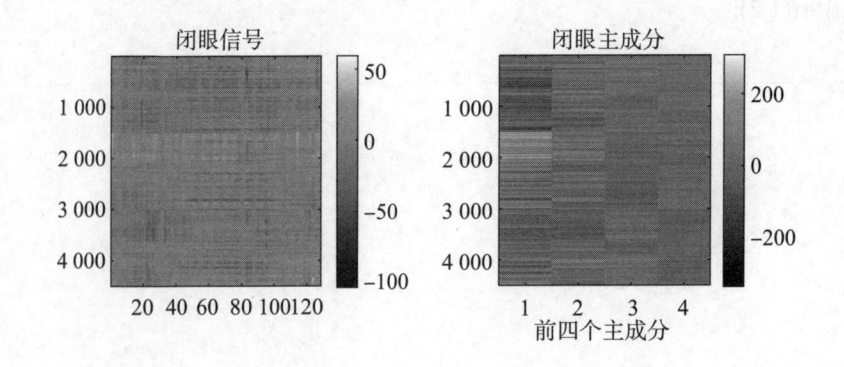

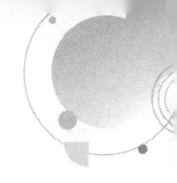

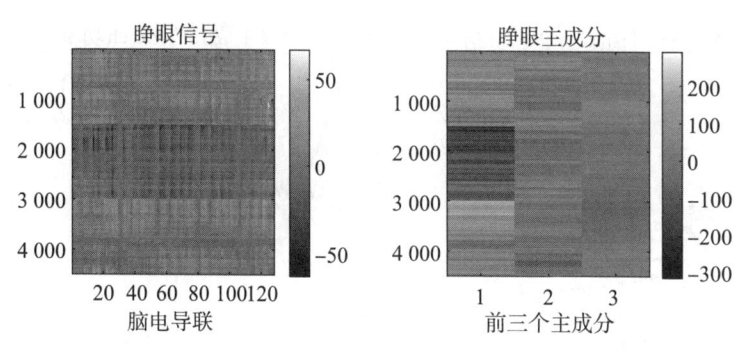

图 7-7 脑电原信号与主成分的对比图

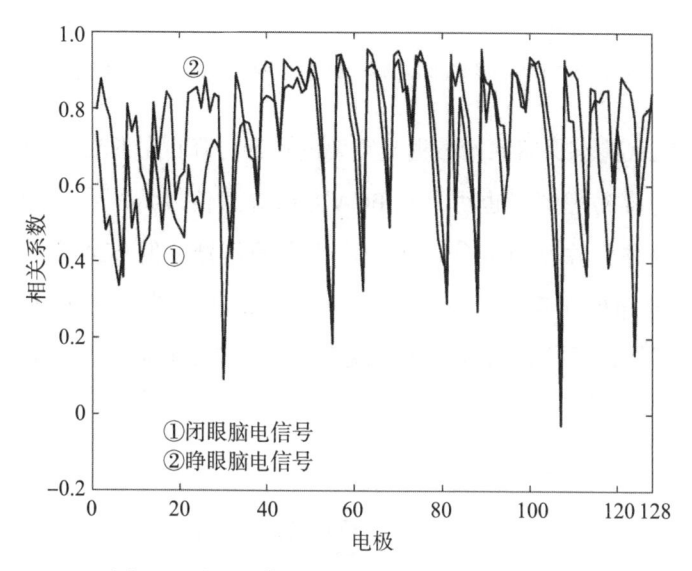

图 7-8 脑电原信号与第一主成分的相关系数图

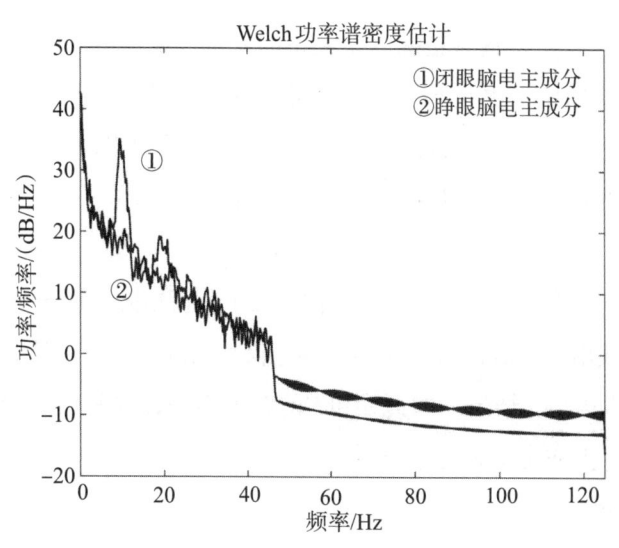

图 7-9 第一主成分的功率谱图

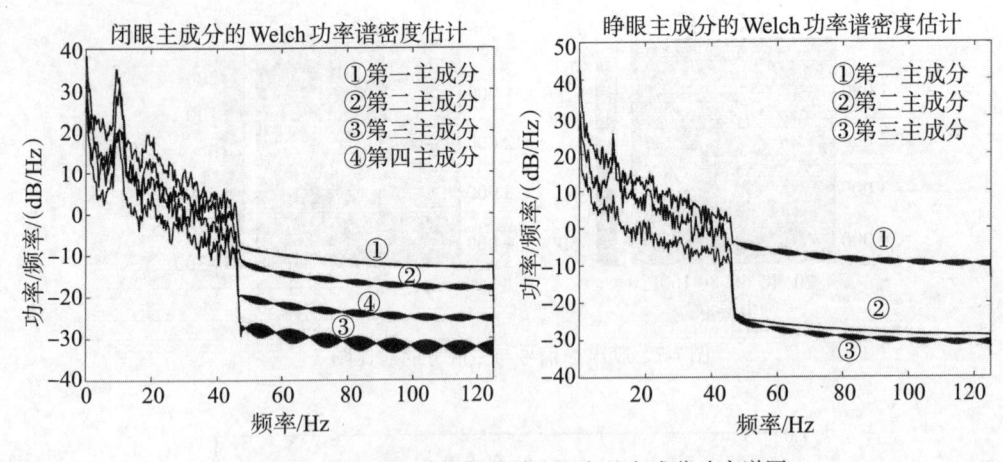

图7-10 闭眼和睁眼信号前85%方差主成分功率谱图

本例说明PCA能够保留原始数据最重要的特征，降低数据的维度和复杂度，其过程和结果较为容易理解。也可利用PCA方法寻找信号特征和噪声特征成分，保留有用特征成分并去除噪声成分，重构出干净的信号。但PCA方法也有一定的局限性，对数据分布的正态假设要求较为严格，如果是非正态分布的数据，采用PCA效果可能不佳；另外，PCA方法对缺失值和异常值比较敏感，需要提高数据采集的质量。

第三节 因子分析

因子分析（FA）是将具有错综复杂关系的变量（或样本）综合为数量较少的几个因子，在统计学领域，也是属于多元分析的范畴。因子分析的基本思想是，通过对变量的相关系数矩阵内部结构的研究把变量分组，使得同一组内的变量之间相关性较高，但不同组的变量相关性较低，矩阵表达式为

$$X=AF+\varepsilon \tag{7-3}$$

其中，F称为公共因子；ε是特殊因子；A称为因子载荷矩阵。因子分析方法能把数据的内在隐藏特征找出来，因此可以应用于脑电信号的溯源分析。请注意A和F可搭配不同组合获得相同的AF结果，因此A和F的解不唯一，这是因子分析最难的一点，也是数据结果解释上非常困难的原因。

1. FA的数学模型

因子分析是用较少的、相互独立的因子反映原有变量的大部分信息。设有p个标

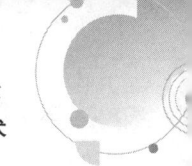

准化变量 x_1，x_2，…，x_p，组成 $N \times p$ 的矩阵数据 X，每个变量的均值为 0，方差为 1，将每个变量用 k 个（$k \leqslant p$）因子 f_1，f_2，…，f_p 线性组合表示，即

$$\left.\begin{matrix} x_1 = a_{11}f_1 + a_{12}f_2 + \cdots + a_{1k}f_k + \varepsilon_1 \\ x_2 = a_{21}f_1 + a_{22}f_2 + \cdots + a_{2k}f_k + \varepsilon_2 \\ \cdots\cdots \\ x_p = a_{p1}f_1 + a_{p2}f_2 + \cdots + a_{pk}f_k + \varepsilon_p \end{matrix}\right\} \quad (7\text{-}4)$$

式中，a_{mn}（$m=1$，2，…，p；$n=1$，2，…，k）称为因子载荷，是第 m 个变量在第 n 个因子上的载荷。在因子不相关的前提下，因子载荷 a_{mn} 代表变量 x_m 与因子 f_n 的相关系数。它反映了因子 f_n 对解释变量 x_m 的重要程度。例如，a_{mn} 越接近 1，说明这个因子对这个变量越重要；a_{mn} 接近 0，说明这个因子对这个变量贡献小。因子载荷 a_{mn} 组成因子载荷矩阵：

$$A = \begin{bmatrix} a_{11} & a_{12} & \cdots & a_{1k} \\ a_{21} & a_{22} & \cdots & a_{2k} \\ \cdots & \cdots & \cdots & \cdots \\ a_{p1} & a_{p2} & \cdots & a_{pk} \end{bmatrix}$$

该模型的因子载荷、公共因子和特殊因子均是未知的，但需满足：公共因子个数小于等于变量个数（$k \leqslant p$）；公共因子与特殊因子不相关；k 个公共因子间不相关，且它们的方差均为 1；p 个特殊因子间不相关，不要求它们的方差相等。

在因子分析中，第 m 个变量的所有因子载荷（即第 m 行元素）的平方和定义为变量共同度：

$$h_m^2 = \sum_{n=1}^{k} a_{mn}^2 \quad (7\text{-}5)$$

对式(7-4)第 m 行两边求方差，有

$$\text{Var}(x_m) = a_{m1}^2 \text{Var}(f_1) + a_{m2}^2 \text{Var}(f_2) + \cdots + a_{mk}^2 \text{Var}(F_m) + \text{Var}(\varepsilon_m)$$

由于 k 个公共因子 f_k 方差均为 1，且变量 x_m 都是标准化变量，所以有

$$1 = a_{m1}^2 + a_{m2}^2 + \cdots + a_{mk}^2 + \sigma_m^2 = h_m^2 + \sigma_m^2 \quad (7\text{-}6)$$

因此原变量的方差可由两部分解释：一部分为变量共同度，另一部分就是不能解释的部分。变量共同度越大，说明不能解释的就越少，也说明原变量基本能用公共因子线性组合表达出来，意味着原变量的信息丢失得越少。变量共同度是评价变量信息丢失程度的重要指标。

在因子分析中，公共因子 f_n 的所有因子载荷（即第 n 列元素）的平方和定义为因子的方差贡献：

$$g_n^2 = \sum_{i=1}^{p} a_{in}^2, \quad n = 1, 2, \cdots, k \tag{7-7}$$

该指标代表公共因子 f_n 对原变量方差的贡献，即 g_n^2 表示同一公共因子 f_n 对各变量所提供的方差贡献之总和，它是衡量每一个公共因子相对重要性的一个尺度。因子的方差贡献反映了因子对原变量总方差的解释能力，该值越高，说明相应的因子越重要。因子的方差贡献和方差贡献率是衡量因子重要性的关键指标。

以上介绍了因子分析的三个重要概念：因子载荷代表某个原变量和某个因子之间的相关系数；变量共同度代表原变量信息丢失的程度；因子的方差贡献代表某个因子的重要程度。

2. 因子分析的计算

由于因子分析相比 SVD 和 PCA 方法更加复杂，因此在使用该技术前需判断待分析信号是否适用，即原变量之间要有较强的相关性（使用 PCA 方法前建议同样先判断是否适用）。

第一种判断方法：计算原变量间的相关系数矩阵，如果大部分简单相关系数都小于 0.3，且未达到显著相关，即变量间相互独立，那么这些变量就不适合进行因子分析（或 PCA）。

第二种判断方法：通过统计进行检验，常用的有 Bartlett 球形检验和 Kaiser-Meyer-Olkin（KMO）检验，本质上还是基于原变量的相关矩阵来做统计检验。Bartlett 球形检验的零假设为原变量的相关系数矩阵是单位阵（即对角线为 1、其余为 0），如果相关系数矩阵的行列式较大（远大于 1），就比较适合采用因子分析方法（或 PCA）。KMO 检验方法的思路是比较相关和偏相关系数大小的占比，KMO 指数定义为所有变量间简单相关系数平方和/（所有变量间简单相关系数平方和+偏相关系数平方和），取值范围为 0～1。如果简单相关系数平方和远大于偏相关系数平方和，那么 KMO 值就接近 1，也就意味着原变量间的相关性比较大。若 KMO 远大于 0.9，就非常适合采用因子分析方法（或 PCA）；若 KMO 在 0.7 到 0.8 之间，则一般适合；若 KMO 小于 0.5，则不适合采用因子分析方法（或 PCA）。

从因子分析模型可知，首先需要把因子载荷矩阵 A 求出来，然后求出公共因子 F。求因子载荷矩阵有多种算法，包括主成分分析法、极大似然法、最小二乘法等，最常用的方法还是借助于主成分分析的思路。以主成分分析法为例，对 $N \times p$ 的数据矩阵 X 求协方差，根据式 $X = AF + \varepsilon$，得

$$D(X) = D(AF + \varepsilon) = E[(AF + \varepsilon)(AF + \varepsilon)']$$

第七章
多元信号特征提取技术

$$= AE(FF')A' + AE(F\varepsilon') + E(\varepsilon F')A' + E(\varepsilon\varepsilon')$$

由于公共因子与特殊因子不相关，所以中间两项为零，且公共因子方差均为1，则有

$$D(X) = AD(F)A' + D(\varepsilon) = AA' + D(\varepsilon)$$

即
$$\Sigma_X = AA' + D_\varepsilon \tag{7-8}$$

如果 X 为标准化向量，则 Σ_X 与相关矩阵 $R_X = [\rho_{ij}]$ 相等，即有

$$R_X = AA' + D_\varepsilon$$

采用主成分分析法对协方差矩阵进行特征值分解，得：

$$AA' + D_\varepsilon = \Sigma_X = U \begin{bmatrix} \lambda_1 & & & \\ & \lambda_2 & & \\ & & \ddots & \\ & & & \lambda_p \end{bmatrix} U'$$

$$= \begin{bmatrix} u_1 & u_2 & \cdots & u_p \end{bmatrix} \begin{pmatrix} \lambda_1 & & 0 \\ & \ddots & \\ 0 & & \lambda_p \end{pmatrix} \begin{bmatrix} u'_1 \\ u'_2 \\ \vdots \\ u'_p \end{bmatrix}$$

$$= \lambda_1 u_1 u'_1 + \lambda_2 u_2 u'_2 + \cdots + \lambda_k u_k u'_k + \lambda_{k+1} u_{k+1} u'_{k+1} + \cdots + \lambda_p u_p u'_p$$

$$= \begin{bmatrix} \sqrt{\lambda_1} u_1 & \sqrt{\lambda_2} u_2 & \cdots & \sqrt{\lambda_p} u_p \end{bmatrix} \begin{bmatrix} \sqrt{\lambda_1} u'_1 \\ \sqrt{\lambda_2} u'_2 \\ \vdots \\ \sqrt{\lambda_p} u'_p \end{bmatrix}$$

假设因子分析包括 k 个公共因子，后面 $p-k$ 项可看成是特殊因子的贡献，则

$$AA' \approx \begin{bmatrix} \sqrt{\lambda_1} u_1 & \sqrt{\lambda_2} u_2 & \cdots & \sqrt{\lambda_k} u_k \end{bmatrix} \begin{bmatrix} \sqrt{\lambda_1} u'_1 \\ \sqrt{\lambda_2} u'_2 \\ \vdots \\ \sqrt{\lambda_k} u'_k \end{bmatrix}$$

$$\therefore A \approx \begin{bmatrix} \sqrt{\lambda_1} u_1 & \sqrt{\lambda_2} u_2 & \cdots & \sqrt{\lambda_k} u_k \end{bmatrix}_{p \times k} \tag{7-9}$$

其中，λ 和 u 分别是协方差矩阵的特征值和特征向量，因子载荷矩阵 A 就是由加权特征值平方根的特征向量组成的。

找到了载荷矩阵 A 之后再估计公共因子 F。在 $X=AF+\varepsilon$ 模型中，如果不考虑特殊因子的影响，且 $k=p$、A 可逆，则 $F=A^{-1}X$，但实际应用中 k 远小于 p，因此需要估计因

子得分。常用方法有加权最小二乘法[巴特莱特（Bartlett）因子得分]和回归法[汤姆森（Thompson）因子得分]。这里只介绍汤姆森回归法。假设公共因子F可对p个原变量作回归，如下：

$$\hat{f}_n = b_{n0} + b_{n1}x_1 + b_{n2}x_2 + \cdots + b_{np}x_p \tag{7-10}$$

其中，$n=1,2,\cdots,k$，如果因子得分和原变量都是标准化变量，则常数项为零，则有

$$\hat{f}_n = b_{n1}x_1 + b_{n2}x_2 + \cdots + b_{np}x_p \tag{7-11}$$

由于因子载荷a_{mn}代表变量x_m与因子f_n的相关系数，因此有

$$a_{mn} = r_{x_m,f_n} = E(x_m f_n) = E[x_m(b_{n1}x_1 + b_{n2}x_2 + \cdots + b_{np}x_p)]$$
$$= b_{n1}E(x_m x_1) + b_{n2}E(x_m x_2) + \cdots + b_{np}E(x_m x_p)$$
$$= b_{n1}r_{m1} + b_{n2}r_{m2} + \cdots + b_{np}r_{mp}$$

假设

$$B = \begin{bmatrix} b_{11} & b_{12} & \cdots & b_{1p} \\ b_{21} & b_{22} & \cdots & b_{2p} \\ \cdots & \cdots & \cdots & \cdots \\ b_{k1} & b_{k2} & \cdots & b_{kp} \end{bmatrix}$$

由于

$$A = \begin{bmatrix} a_{11} & a_{12} & \cdots & a_{1k} \\ a_{21} & a_{22} & \cdots & a_{2k} \\ \cdots & \cdots & \cdots & \cdots \\ a_{p1} & a_{p2} & \cdots & a_{pk} \end{bmatrix}$$

因此有

$$A = RB' \text{ 或 } B = A'R^{-1}$$

其中，R为X的相关系数矩阵。把式（7-11）转成矩阵形式，则因子得分估计式为

$$\hat{F} = BX = A'R^{-1}X \tag{7-12}$$

前面计算过程推导出怎么估计因子载荷和因子得分，但要注意因子载荷是不唯一解。例如，假设有一个正交矩阵T，令$A^* = AT$，$F^* = T'F$，则因子模型可以表示为

$$X = A^*F^* + \varepsilon = ATT'F + \varepsilon = AF + \varepsilon$$

新的因子得分F^*的协方差：$E[T'F(T'F)'] = T'D(F)T = T'T = I$，还是单位矩阵；新的因子得分$F^*$与特殊因子的协方差：$\mathrm{Cov}(F^*,\varepsilon) = E(F^*\varepsilon') = T'E(F\varepsilon') = 0$，它们还是不相关的。均满足因子分析模型要求，因此，因子载荷矩阵A不是唯一的，在实际的应用中常常利用这一点，通过因子旋转变换（AT），使得新因子有更好的实际解

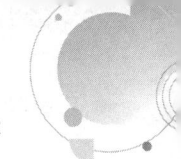

释意义。正交旋转法有多种，包括四次方最大法、方差最大法和等量最大法等，对因子载荷矩阵旋转变换能简化因子载荷矩阵结构，使载荷矩阵列或行的元素平方向0和1两极分化。

最后，还需要确定因子分析中公共因子个数k。一般采用以下方法：（1）利用原变量相关矩阵的特征根是否大于1作为标准，特征根大于1的特征根个数为提取的公共因子个数；（2）使前k个因子的方差贡献度达到适当比例，例如70%以上；（3）根据专业背景知识来指定因子个数。比如脑电逆问题中，如果是仿真研究，实际上已知有几个源，那么就可以先指定因子个数来考察因子分析的效果。

因子分析可以帮助我们识别隐性的、潜在的因子结构，同样它和PCA方法类似，可以进行降维，可以保留k个因子，把最主要的几个公共因子保留下来，达到降维并简化数据的目的。当然也可以找到特定的潜在因素，或提取重要信息或作为噪声干扰剔除。因子分析也存在一定的局限性：首先，需要预先设定因子数；第二，因子分析需要大量的数据支撑，也受样本质量的影响；第三，因子分析的结果较难解释，需要结合其他数据分析方法进行合并解释。

3. 因子分析的实现和应用

Matlab中提供了函数实现因子分析功能，采用极大似然法估计因子载荷矩阵，例如语句为[lambda,psi,T,stats,F] =factoran(X,k,NAME,VALUE)，输入为$N×p$的数据矩阵X，X的行对应于观测值，列对应于变量，k为因子个数。默认情况下，估计因子得分将采用Bartlett法（即wls），如果要使用汤姆森回归法，语句为factoran(X,k,'scores','regression')；因子旋转默认采用方差最大法，也可以用'rotate'选择不旋转('none')或用四次方最大法('quartimax')等其他方法。输出lambda为因子载荷矩阵，psi是特殊因子方差向量，T是因子载荷旋转矩阵，stats是与零假设（公共因子数量为k）相关的信息结构，F为公共因子（因子得分）矩阵。下面通过一个例子来应用FA方法。

【例7-3】采用Matlab函数分别对128导闭眼和睁眼脑电信号进行FA分析，根据相关系数矩阵特征值大于1确定因子个数k；根据相关系数矩阵分解式：$R_X = AA' + D_\varepsilon$，分别绘制出等式左、右项的二维图像，并进行比较；根据因子载荷A计算变量共同度和每个因子的方差贡献；对比闭眼和睁眼脑电信号与它们的公共因子图像。

解：代码如下，首先获取128导闭眼和睁眼脑电信号，数据大小为4 500×128，首先计算它们的相关矩阵，然后计算相关矩阵的特征值，找到大于1的特征值个数。本例闭眼和睁眼数据大于1的特征值个数均为10，因此确定公共因子个数k=10。然后进行 FA 分析，采用 factoran 函数的默认方法，运行后获取因子载荷 A、公共因子 F，以及特殊因子方差向量 psi。绘制相关系数矩阵分解式 $R_X = AA' + D_\varepsilon$ 的左项和右项，如图 7-11 所示，分解式左、右项相似度非常高，闭眼左、右项相关系数为 0.998 9，睁眼左、右项相关系数为 0.998 7，说明可以用 10 个公共因子特征代表原变量数据特征，达到降维和简化数据的目的。

```
Matlab 代码:
clear
load eegclose.mat
load eegopen.mat
corr_close=corr(eegclose(:,1:128));            %计算相关矩阵的特征值
e_close=eig(corr_close);
k_close=length(find(e_close>1));               %确定公共因子个数 k
corr_open=corr(eegopen(:,1:128));
e_open=eig(corr_open);
k_open=length(find(e_open>1));
%FA 分析
[lambda_close,psi_close,T_close,stats_close,F_close] =factoran(eegclose(:,1:128),
k_close);
[lambda_open,psi_open,T_open,stats_open,F_open] =factoran(eegopen(:,1:128),
k_open);
%比较相关矩阵分解左右等式是否接近 R_X = AA' + D_ε
subplot(221)
imagesc(corr_close)
subplot(222)
imagesc(lambda_close*lambda_close'+diag(psi_close))
subplot(223)
imagesc(corr_open)
subplot(224)
imagesc(lambda_open*lambda_open'+diag(psi_open))
%计算变量共同度 h 和因子方差贡献 g
```

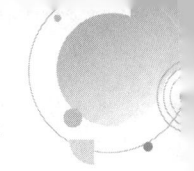

```
power_close=lambda_close.^2;h_close=sum(power_close');g_close=sum(power_close);
power_open=lambda_open.^2;h_open=sum(power_open');g_open=sum(power_open);
```

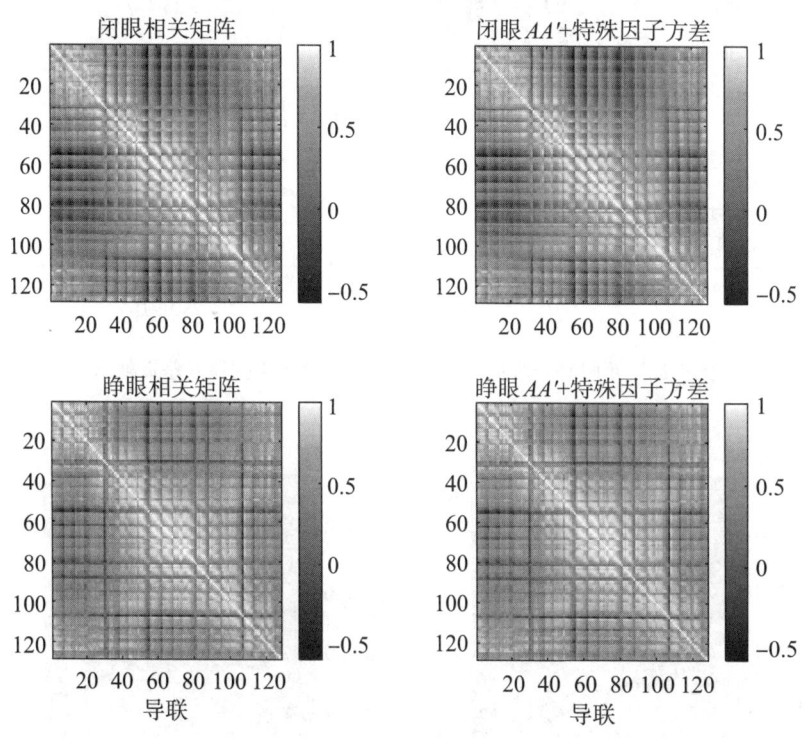

图 7-11　闭眼和开眼相关矩阵分解对比图

图 7-12 展示了 128 个变量共同度和 10 个因子的方差贡献，可明显看出，变量共同度均较大，接近 1，闭眼和睁眼信号的平均变量共同度分别为 0.921 3 和 0.931 2，说明用 10 个公共因子解释原变量时信息丢失少；闭眼和睁眼因子的方差贡献分别为 [37.200 5　37.034 6　14.920 2　11.206 5　7.059 5　2.509 5　2.334 4　2.104 5　1.892 8　1.658 3] 和 [46.853 6　32.946 0　13.102 9　8.635 9　5.043 6　4.139 7　3.219 3　2.503 3　1.543 2　1.211 1]，说明前 2 个因子的贡献很重要。图 7-13 对比了闭眼和睁眼脑电信号与它们的前两个公共因子图像。观察可知，闭眼第二个因子与原变量矩阵相似度较高，平均相关系数为 0.406 3，睁眼第一因子与原变量矩阵相似度较高，平均相关系数为 0.529 7。

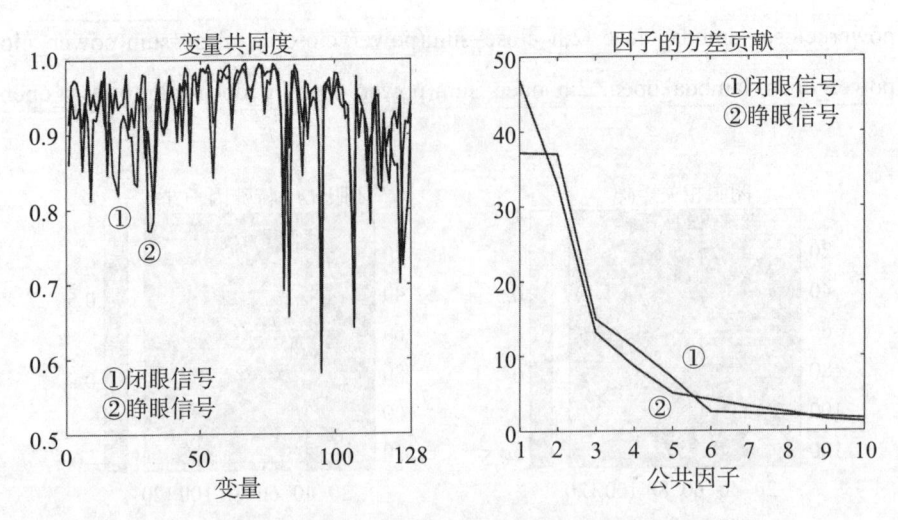

图7-12 闭眼和睁眼信号因子分析的变量共同度和方差贡献图

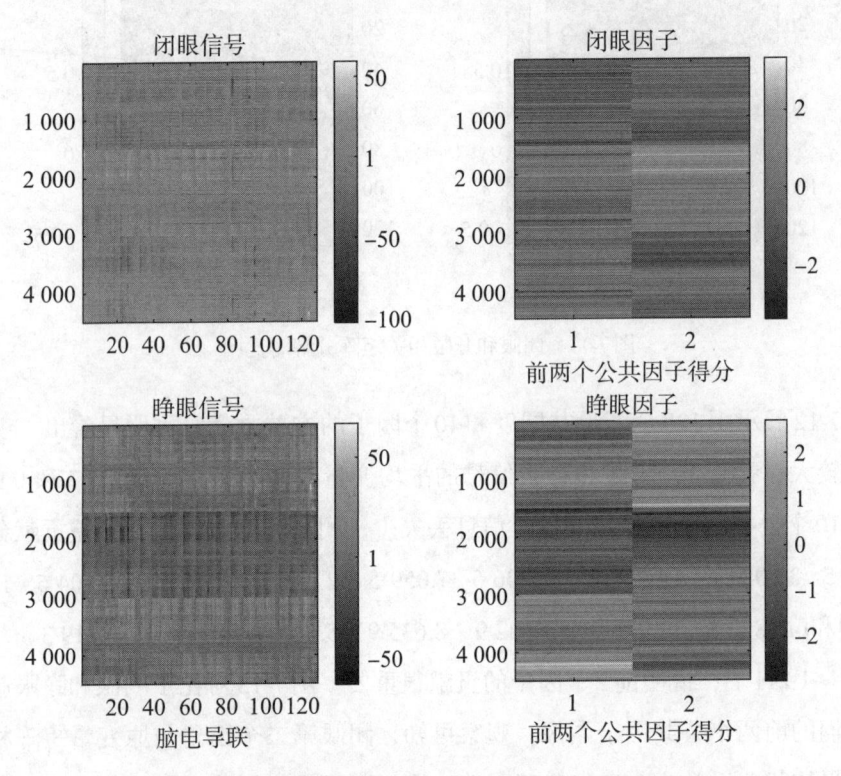

图7-13 闭眼和睁眼信号与它们的前两个公共因子比较

本例详细给出了因子分析过程,帮助理解变量共同度和方差贡献两个重要概念。从本例结果来看,因子分析起到挖掘潜在因子的作用。根据因子得分可以绘制出功率谱图,也能与PCA方法类似找到闭眼信号明显的alpha波峰。如果采集了多名

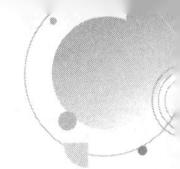

被试样本，就可以对因子得分的各种特征进行统计分析，相应统计知识请查阅统计学相关文献。

因子分析方法可以应用于脑电信号中以去除眼电伪迹。通过头皮采集获得原始脑电信号，并同步记录眼电信号，对脑电信号先进行预处理，再通过因子分析获得脑电信号因子和载荷矩阵；计算所有因子与眼电信号的相关系数，找出最大相关系数因子，即为眼电因子并将其排除，最后重构出新的脑电信号。因子分析也可以应用于胎儿心电信号提取中，例如多导联的观测信号包含胎儿心电、母亲心电及其他噪声。首先进行去掉基线漂移、滤掉工频干扰、标准化等预处理，然后充分利用多元信号的时空信息，对预处理后的混合心电信号进行因子分析，计算出因子载荷矩阵，获得因子得分；然后找到胎儿心电因子、母亲心电因子和其他噪声因子，再利用因子载荷矩阵达到重建母亲和胎儿心电信号的目的。

本章重点介绍了SVD、PCA和FA三种多元信号特征提取技术，显然三种技术间具有较强的关系，即都与矩阵特征值有关。未来可能需要把这些方法和深度学习技术相结合应用，同时还应考虑提高多元信号特征提取的鲁棒性和适用性。此外，多元信号本身还需进一步扩展，例如研究跨模态信号特征的提取——将眼电和脑电组合在一块、心电和脑电组合在一块，进行跨模态总特征提取。当然还可以进一步探究方法本身，除了这三种方法外，还希望能创新地提出更多的特征提取新方法。

习　题

1. 研讨题（分小组，每小组4~6人，完成收集资料、讨论、展示三部分工作）

（1）查阅奇异值分解在生物医学信号提取中的应用科学文献，展示综述至少三个应用。

（2）查阅主成分分析在生物医学信号提取中的应用科学文献，展示综述至少三个应用。

（3）查阅因子分析在生物医学信号提取中的应用科学文献，展示综述至少三个应用。

2. 上机练习题

（1）自行编写代码实现本章所有上机实例。

（2）仿照例7-2，对比使用奇异值分解和特征值分解两种算法做PCA分析的结果差异。

（3）仿照例7-3，对比使用Bartlett法和汤姆森回归法两种算法估计因子得分结果的差异。

3. 概念理解

（1）奇异值。

（2）特征值。

（3）主成分。

（4）因子载荷。

（5）变量共同度。

（6）方差贡献。

附　　录

实验一　离散傅里叶变换特性

一、实验原理

离散傅里叶变换（DFT），从 DTFT 或 DFS 中引入，隐含周期性，公式如下：

$$X(k) = \mathrm{DFT}[x(n)] = \sum_{n=0}^{N-1} x(n) \mathrm{e}^{-\mathrm{j}\frac{2\pi}{N}kn}, \quad 0 \leqslant k \leqslant N-1$$

$$x(n) = \mathrm{IDFT}[X(k)] = \frac{1}{N} \sum_{k=0}^{N-1} X(k) \mathrm{e}^{\mathrm{j}\frac{2\pi}{N}nk}, \quad 0 \leqslant n \leqslant N-1$$

DFT 的特性如下。

（1）线性。

$$\mathrm{DFT}[ax(n) + by(n)] = aX(k) + bY(k), \quad 0 \leqslant k \leqslant N-1$$

时域信号的线性组合对应频域的线性组合。

（2）时间翻转特性。

$$\mathrm{DFT}[x(N-n)] = X(N-k)$$

时域信号的周期内翻转对应频域的周期内翻转。

（3）序列的循环移位。

循环移位只改变相位谱，不改变原序列的幅度谱。

（4）循环卷积与线性卷积的关系。

$$\begin{cases} \mathrm{DFT}[x(n) \otimes y(n)] = \mathrm{DFT}[f(n)] = X(k)Y(k) \\ \mathrm{DTFT}[x(n) * y(n)] = \mathrm{DTFT}[e(n)] = X(\mathrm{e}^{\mathrm{j}w})Y(\mathrm{e}^{\mathrm{j}w}) \end{cases}$$

对 $e(n)$ 做周期延拓再求和即可得到循环卷积 $f(n)$。

(5) 共轭对称性。

$$\begin{cases} \text{DFT}[\dot{x}_e(n)] = \text{Re}[X(k)] \\ \text{DFT}[\dot{x}_o(n)] = j\,\text{Im}[X(k)] \\ \text{DFT}\{\text{Re}[\dot{x}(n)]\} = X_e(k) \\ \text{DFT}\{j\,\text{Im}[\dot{x}(n)]\} = X_o(k) \end{cases}$$

(6) 能量定理。

$$\sum_{n=0}^{N-1} |\dot{x}(n)|^2 = \frac{1}{N} \sum_{k=0}^{N-1} |X(k)|^2$$

二、实验目的

学会用 Matlab 代码方式验证和认识离散傅里叶变换的特性，学会 DFT 的快速傅里叶变换计算和绘制幅度谱和相位谱。

三、实验内容

（1）利用随机产生的序列信号验证线性、翻转、循环移位特性；

（2）直观认识循环卷积和线性卷积的关系；

（3）直观认识共轭对称性和能量定理；

（4）画出随机序列信号的幅度谱和相位谱；

（5）观察信号长度对幅度谱的影响。

四、实验步骤和参考代码

1. 下载并安装 Matlab 软件

下载安装好 Matlab 软件，后续上机实验均需使用该软件。

2. 线性的验证： $\text{DFT}[ax(n) + by(n)] = aX(k) + bY(k),\ 0 \leqslant k \leqslant N-1$

```
x = rand(1,100); y = rand(1,100);
a = 2; b = 3;
X = _____;              %计算 x 的 DFT
Y = _____;              %计算 y 的 DFT
x_com = _____;          % x 和 y 信号的线性组合
X_com = _____;          % x_com 的 DFT
```

```
% 校验
X_check = a*X + b*Y;              % X 和 Y 的线性组合
error = max(abs(X_com-X_check))   %误差
error
```

3. 时间翻转特性：DFT$[x(N-n)] = X(N-k)$

```
x = 0:9;
N=length(x);
x1=_____ ;                %用flip函数把x翻转为0 9 8 7 6 5 4 3 2 1
X=fft(x); X1 = fft(x1);
X2=_____ ;                %用flip函数把X翻转
_____ ;               %比较X1与X2是否相等
```

4. 序列的循环移位，使用circshift函数实现

```
x = 0:9;
f=_____ ;    % circshift，使得输出为f = 2 3 4 5 6 7 8 9 0 1
```

5. 直观认识循环卷积和线性卷积的关系

```
%线性卷积的实现
x = [1 1 1]; y=[2 3 4 5];
e=_____ ;                      %cov函数求线性卷积
%循环卷积的实现
x = [1 1 1];y=[2 3 4 5];N=5;    %求N点循环卷积
X=fft(x,N);Y=fft(y,N);
f=ifft(X.*Y);                   %基于fft求循环卷积
f=_____ ;                      % cconv函数直接求循环卷积
%改变N为3,4,7，观察结果，总结循环卷积与线性卷积的关系
```

6. 共轭对称性

```
x= [0 1 2 3 4 4 3 2 1];
X=fft(x);                %观察X的对称性。
%构建共轭反对称序列，观察其DFT结果的对称性。
```

7. 帕塞瓦尔（Parseval）定理

```
x = [0 1 2 3 4 5 6];
%从时域和频域两个角度求该序列的能量
```

8. 绘制幅度谱和相位谱图及观察信号长度对谱图的影响

```
N=100;    %改变N的值，观察对幅度谱的影响，例如N取10个点，50个点，60个点，100个点，总结结果
n=[0:1:(N-1)];
x=cos(0.48*pi*n)+cos(0.52*pi*n);
%画出x信号的幅度谱和相位谱
```

五、实验报告要求

报告中须包含以下内容：

（1）实验名称、实验目的、实验内容和实验步骤；

（2）完整的Matlab代码；

（3）实验结果、结果图及结果分析；

（4）总结及心得体会；

（5）对本次实验内容、过程、方法、手段的改进建议。

实验二　确定信号多角度认知和滤波器的设计

一、实验原理

1. 数字信号处理基础

离散傅里叶正反变换公式为

$$X(k) = |X(k)| e^{j\angle X(k)}$$

$$x(n) = \frac{1}{N} \sum_{k=0}^{N-1} |X(k)| e^{j[\frac{2\pi}{N}kn + \angle X(k)]}$$

幅度谱：

$$|X(k)| = \sqrt{\{\text{Re}[X(k)]\}^2 + \{\text{Im}[X(k)]\}^2}, \quad \omega_k = \frac{2\pi}{N}k, \quad 0 \leq k \leq N-1$$

相位谱：

$$\angle X(k) = \arctan\left(\frac{\text{Im}[X(k)]}{\text{Re}[X(k)]}\right)$$

功率谱：

$$P(k) = \frac{1}{N} X(k) X^*(k) = \frac{1}{N} |X(k)|^2, \quad 0 \leq k \leq N-1$$

$$P_{xy}(k) = \frac{1}{N} X^*(k) Y(k), \quad 0 \leq k \leq N-1$$

功率谱反映的是信号的功率密度，在图形上与幅度谱类似。功率谱不含相位信息，所以不能由功率谱恢复原始信号，存在多义性。

2. 频谱分析易出现的现象

混叠：当采样频率小于信号最高频率的两倍时会发生高频和低频成分的混叠现象，可以提高信号采样率来避免混叠现象。

泄漏：如果要分析的信号是周期连续信号，就必须要截取整周期来进行分析，否则会发生频谱泄漏现象；如果是其他类型信号，可以通过加不同的窗函数来截取信号以减少泄漏。

栅栏：频域离散导致无法反映这些离散点之间的频谱值，就是栅栏现象。这时可通过补零来调整频谱在单位圆上的位置。

3. 滤波器的设计和实现

IIR 滤波器设计：利用传统的模拟滤波器设计方法。

FIR 滤波器设计：多采用窗函数和频率取样设计法。

4. 常用的 matlab 函数

（1）波形产生。

sawtooth（锯齿波或三角波）

diric（Dirichlet 或周期 sinc 函数）

randn（白噪声信号波形）

square（方波）

sinc（sinc 函数）

chirp（chirp 信号波形）

（2）信号分析。

abs（求幅值）

angle（求相角）

conv（求卷积）

freqz（数字滤波器频率响应）

impz（数字滤波器冲击响应）

zplane（数字系统零极点图）

（3）各种变换。

czt（线性调频 z 变换）

dct（离散余弦变换）

fft（一维快速傅里叶变换）

fft2（二维快速傅里叶变换）

idct（逆离散余弦变换）

ifft（一维逆快速傅里叶变换）

ifft2（二维逆快速傅里叶变换）

hilbert（Hilbert 变换）

二、实验目的

（1）通过计算 matlab 仿真信号的幅度谱、相位谱，从多角度加深对信号的认知。

（2）理解滤波器的相位谱特性对滤波结果的影响。

（3）通过用 matlab 的 fdatool 工具包设计 IIR 和 FIR 滤波器，加深对滤波器的认识并掌握简单滤波器的设计方法。

（4）讨论滤波和卷积的关系。

三、实验内容

1. 上机题1：信号的时域和频域认识

（1）在波形产生函数中选方波和chirp两种波形发生器。

（2）绘制它们的时域信号，图采用物理单位，描述它们的时域特征。

（3）绘制频域图，认识幅度谱和相位谱特性，描述它们的频域特征。

（4）把chirp信号截成10小段，画出幅频图，与（3）的结果图进行对比，探讨"为什么结果差异比较大？"还可以截更多段观察，发现其规律，进而理解傅里叶变换使用的局限性。

2. 上机题2：滤波器的相位谱特性对滤波结果的影响

（1）自己构造一个任意的离散信号$y(n)$。

（2）计算其DFT频谱（用fft函数）。

（3）保持幅度谱信息不变，改造其相位信息：

①原相位谱加上任意相位；

②原相位谱加上线性相位（频域的相移）。

（4）对改造后的频谱做IDFT（用ifft函数），得到两个重建信号$yy1(n)$和$yy2(n)$。

（5）画出$y(n)$和$yy1(n)$、$yy2(n)$的相位谱，及三个信号的时域图。

分析探讨本题与"时域循环移位相当于频域的相移"的傅里叶变换性质的关系，分析讨论IIR/FIR滤波器的相位谱特性对滤波器的影响。

3. 上机题3：IIR数字高通滤波器的设计

高通滤波器的指标F_P=700 Hz，F_s=500 Hz，α_p=1 dB，α_s=32 dB，采样率F_T=2 kHz。

画出滤波器的频率响应图；采用randn函数产生一段信号，输入该滤波器中，观察输入、输出信号，指出它们的差异。

4. 上机题4：FIR滤波器设计

设计一满足下列指标的线性相位FIR高通滤波器。W_P=0.67π，W_s=0.53π，A_p=0.3 dB，A_s=50 dB。

画出滤波器的频率响应图；采用randn函数产生一段信号，输入该滤波器中，观察输入、输出信号，指出它们的差异。

注释：Fdatool使用简介。首先，选择IIR/FIR滤波器，并进行相应的参数设计，如图附1-1、图附1-2所示。

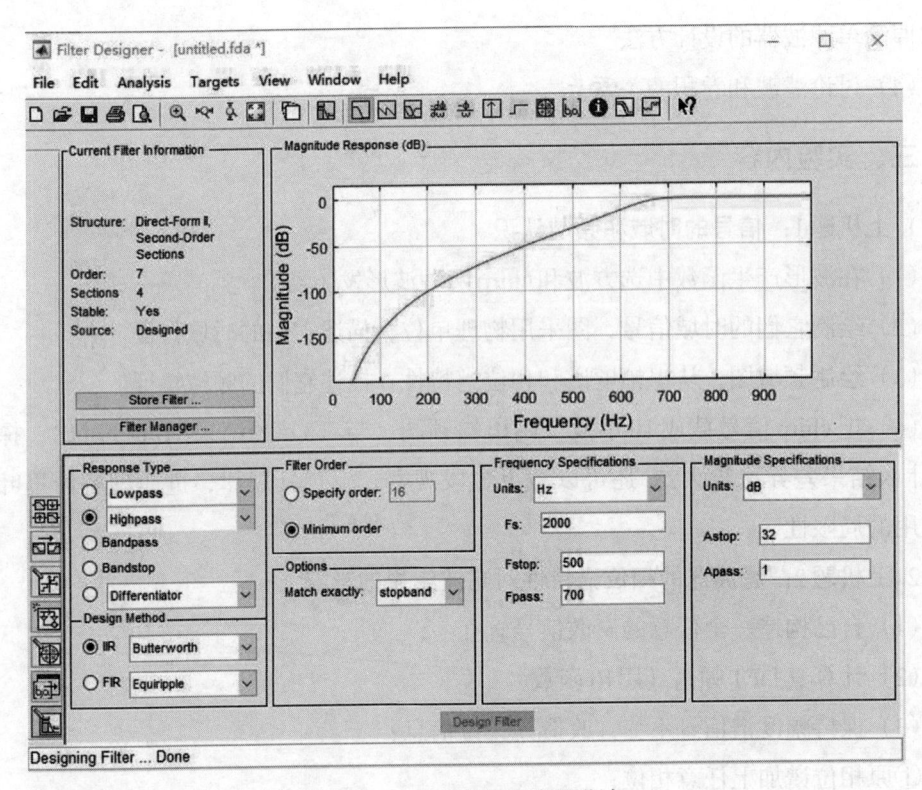

图附1-1　IIR高通滤波器设计

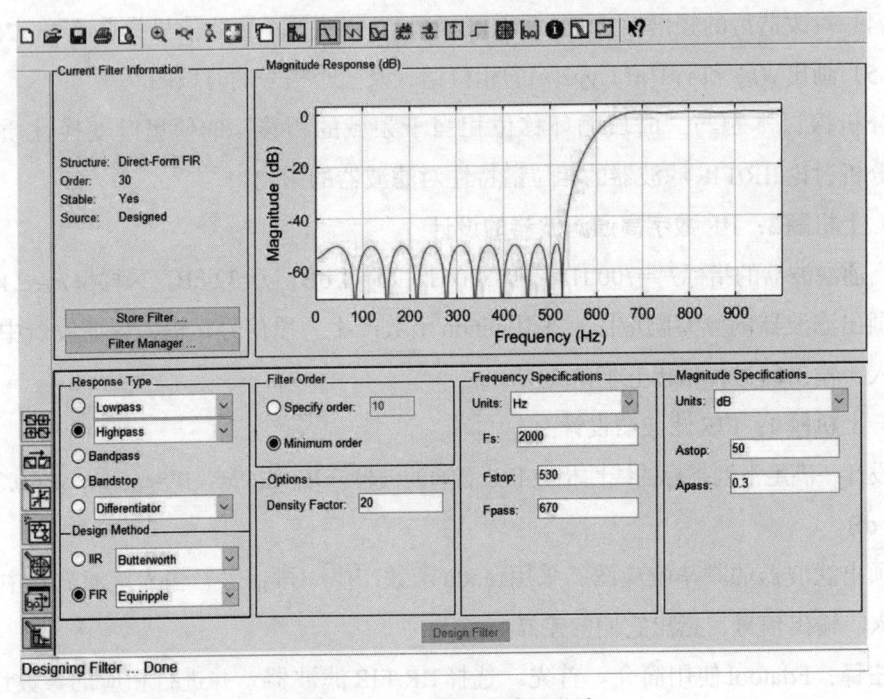

图附1-2　FIR高通滤波器设计

其次，导出滤波器函数文件，如图附1-3所示。

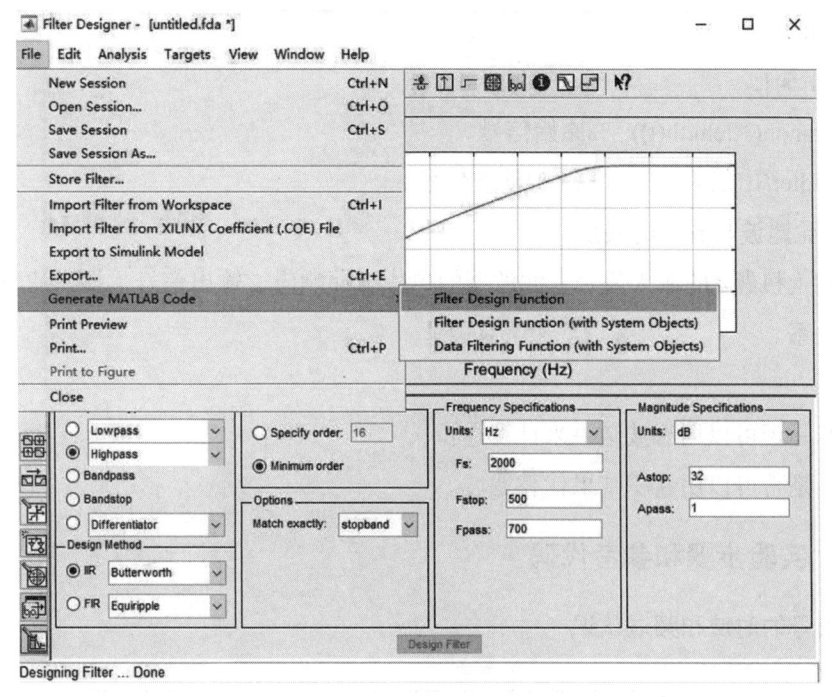

图附1-3　导出滤波器函数文件

导出的滤波器函数文件命名为"IIR.m"，打开该文件，如图附1-4所示。

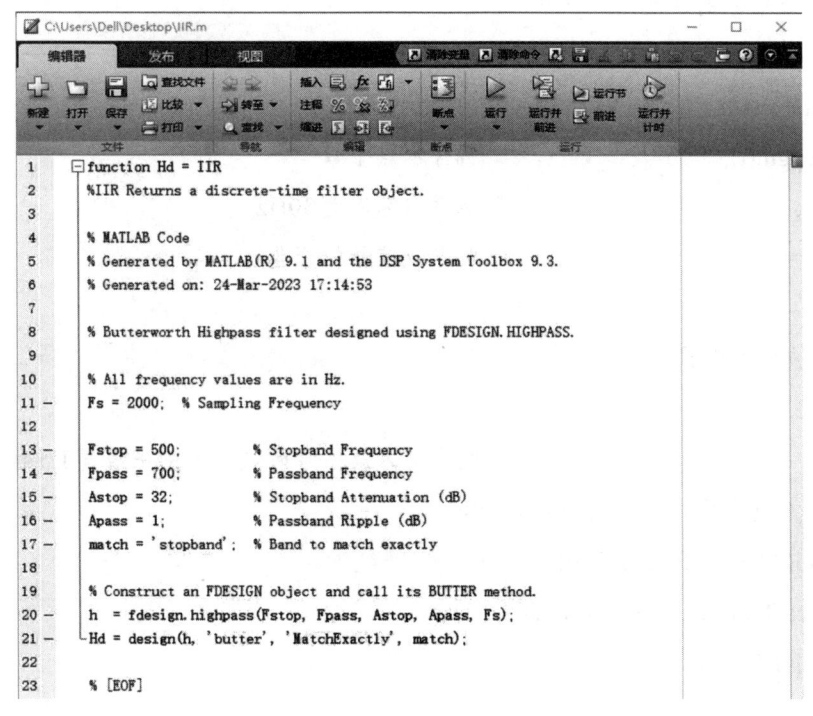

图附1-4　打开滤波器函数文件

最后，应用设计好的滤波器：

fs=2000;

t=0:1/fs:1;

y1=randn(1,length(t));   %原始信号

y2=filter(IIR,y1);   %滤波信号

5.讨论滤波与卷积的关系

利用上机题4的输入信号、滤波器的单位脉冲响应、输出信号，探讨滤波和线性卷积的关系。

论证：

（1）是否可以用滤波结果来计算卷积；

（2）是否可以用卷积结果代替滤波。

四、实验步骤和参考代码

1.信号的时域和频域认识

```
clear,clc,close all
% 方波信号
% 方波信号的产生
Fs=1000;                %采样率
t=0:1/Fs:0.4;           %样本时间点
N=length(t);            %样本点个数
F=30;                   %模拟频率为30Hz
y_sqr=_____;       %方波信号的产生；

%方波信号时域绘制
figure;
_____;     %绘制方波信号时域，设图中线宽1.5磅
title('方波信号时域图','fontsize',20);
xlabel('时间/s','fontsize',20)
set(gca,'FontSize',20,'LineWidth',1.5);
ylim([-1.5,1.5]);
grid minor
```

%方波信号频域绘制

y_sqr_fft = _____;   %傅里叶变换

y_sqr_fft_abs =_____;   %幅度谱

y_sqr_fft_angle = _____;   %相位谱

f=(0:N-1)*Fs/N;   %Fs/N是频域采样率，f代表频域横坐标

figure;plot(f,y_sqr_fft_abs,'LineWidth',1.5) %绘制幅度谱,设图中线宽1.5磅

title('方波信号幅度谱','fontsize',20);

xlabel('频率/Hz','fontsize',20)

ylabel('幅度','fontsize',20)

set(gca,'FontSize',20,'LineWidth',1.5);

grid minor

figure;

_____%绘制相位谱,设图中线宽1.5磅

title('方波信号相位谱','fontsize',20);

xlabel('频率/Hz','fontsize',20);

ylabel('相角/\pi','fontsize',20)

set(gca,'FontSize',20,'LineWidth',1.5);

grid minor

%%% chirp信号

clear,clc

Fs=1000;

t=0:1/Fs:1;

N=length(t);

y_chr=_____;   %chirp信号产生

%(y = chirp(t,f0,t1,f1); f0=0,t1=1,f1=150;)

%chirp信号时域绘制

figure;plot(t,y_chr,'linewidth',1.5);

title('chirp信号时域图','fontsize',20);

xlabel('时间/s','fontsize',20)

```matlab
set(gca,'FontSize',20,'LineWidth',1.5);
ylim([-1.5,1.5]);
grid minor
%chirp信号频域绘制
y_chr_fft_abs = _____;           %幅度谱
y_chr_fft_angle = _____;         %相位谱
f=(0:N-1)*Fs/N;
figure;plot(f,y_chr_fft_abs,'LineWidth',1.5) %幅度谱绘制
title('chirp信号幅度谱','fontsize',20);
xlabel('频率/Hz','fontsize',20)
ylabel('幅度','fontsize',20)
set(gca,'FontSize',20,'LineWidth',1.5);
grid minor
figure;
plot(f,y_chr_fft_angle/pi,'LineWidth',1.5)    %相位谱绘制
title('chirp信号相位谱','fontsize',20);
xlabel('频率/Hz','fontsize',20);
ylabel('相角/\pi','fontsize',20)
set(gca,'FontSize',20,'LineWidth',1.5);
grid minor

%%  chirp信号分段，分成10段
numSeg=10;%段数
len=floor(N/numSeg);
f_new=(0:len-1)*Fs/len;
figure;
for i=1:numSeg
    y_seg=y_chr((i-1)*len+1:i*len);
    y_seg_fft=abs(fft(y_seg));
    subplot(3,4,i);
    plot(f_new,y_seg_fft,'LineWidth',1.5);
```

```
end
% 信号分成50段、100段时，请写出代码
```

2. 滤波器的相位谱特性对滤波结果的影响

```
%（1）构造一个任意离散信号 x
fs=100;
t=0:1/fs:10;
x=1.5*sin(2*pi*t)+2*cos(3*pi*t)+exp(0.3*t);
n=length(x);
%（2）计算DFT频谱
x_fft = _____;
%（3）改造相位信息
x_fft_abs=abs(x_fft);
x_fft_angle=angle(x_fft);
x1_angle=_____;      %任意相位
x2_angle=_____;      %线性相位
%（4）对改造后的频谱做IDFT
x1=_____;
x2=_____;
%(5)画出改造前和改造后的相位谱和时域图
plot_____;legend('原始信号','叠加任意相位后的信号','叠加线性相位后的信号');    % 时域图
plot_____;legend('原始信号','叠加任意相位后的信号','叠加线性相位后的信号');    % 相位谱
```

3. IIR数字高通滤波器的设计

```
clear;
fs=2000;
t=0:1/fs:1;
y1=randn(1,length(t));              %滤波前信号
y2=_____;              %用fdatool设计的滤波器来滤波信号
```

```
n1=length(abs(fft(y1)));
n2=length(abs(fft(y2)));
f1=(0:n1-1)*fs/n1;
f2=(0:n2-1)*fs/n2;
%画出滤波前后的时域图、幅度谱、相位谱进行对比
subplot(3,1,1);%
plot(t,y1,t,y2);title('_____');legend('_____','_____');
subplot(3,1,2);
plot(f1,abs(fft(y1)),f2,abs(fft(y2)));title('_____');legend('原始信号','滤波后信号');
axis([1,2000,0,100]);
xlabel('_____');ylabel('_____');
subplot(3,1,3)
plot(angle(fft(y1)));hold on;
plot(angle(fft(y2)));
title('_____');legend('原始信号','滤波后信号');
axis([0,2000,-5,5]);
ylabel('相位');
```

4. FIR 滤波器设计

```
clc;
fs=1000;
t=0:1/fs:1;
y1=randn(1,length(t)); %滤波前信号
y2=_____;        %用fdatool设计的滤波器来滤波信号
n1=length(abs(fft(y1)));
n2=length(abs(fft(y2)));
f1=(0:n1-1)*fs/n1;
f2=(0:n2-1)*fs/n2;
%画出滤波前后的时域图、幅度谱、相位谱进行对比
```

5. 讨论滤波与卷积的关系

```
clear
Ft=2000;
x=randn(1,0.2*Ft+1);
x_filter=_____;          %滤波
x_conv=_____;            %卷积
plot(1:401,x_filter,'o-');hold on
plot(1:449,x_conv,'*-')
set(gcf,'color','white')
legend('滤波后的信号','卷积后的信号')
title('滤波与卷积的比较')
```

五、实验报告要求

报告中须包含以下内容：

（1）实验名称、实验目的、实验内容和实验步骤；

（2）完整的Matlab代码；

（3）实验结果、结果图及结果分析；

（4）总结及心得体会；

（5）对本次实验内容、过程、方法、手段的改进建议。

实验三　随机信号多角度认知和脑电信号特征提取

一、实验原理

（1）利用 Matlab 中的 randn 函数和 rand 函数可以分别产生具有高斯分布特征和均匀分布特征的随机信号。

（2）随机信号的数字特征描述。

①随机变量 x_n 的均值 m_{x_n} 定义为

$$m_{x_n} = E[x_n] = \int_{-\infty}^{\infty} xp(x)\mathrm{d}x$$

②随机变量 x_n 的均方值定义为

$$E[x_n^2] = \int_{-\infty}^{\infty} x^2 p(x)\mathrm{d}x$$

③随机变量 x_n 的方差定义为

$$\sigma_{x_n}^2 = E[x_n^2] - m_{x_n}^2$$

由于平稳随机过程的方差、均值、均方值都是与时间无关的常数，因此可以将时间常数坐标省去，用 m_x 和 σ_x^2 来表示均值和方差。

④一个平稳随机信号的自协方差为

$$C_{xx}(m) = E[(x_{n+m} - m_x)(x_n - m_x)]$$

两个平稳随机过程 $\{x_n\}$ 和 $\{y_n\}$ 的互协方差为

$$C_{xy}(m) = E[(x_{n+m} - m_x)(y_n - m_y)]$$

⑤一个平稳随机信号的自相关函数为

$$R_{xx}(m) = E[x_{n+m} \cdot x_n]$$

两个平稳随机过程 $\{x_n\}$ 和 $\{y_n\}$ 的互相关函数定义为

$$R_{xy}(m) = E[x_{n+m} \cdot y_n]$$

相关函数或者协方差是与二维概率分布有关的统计特性，也隐含了一维特征量，因此相关函数或协方差是表征一个随机过程的最重要的统计特性。

⑥功率谱密度函数。

随机信号是能量无穷的功率信号，连续或离散信号的功率谱密度函数定义为自相关函数的傅里叶变换：

$$\begin{cases} P_X(\omega) = \text{CTFT}[R_X(\tau)] = \int_{-\infty}^{\infty} R_X(\tau) e^{-j\omega\tau} d\tau \\ P_X(e^{j\omega}) = \text{DTFT}[R_X(m)] = \sum_{-\infty}^{\infty} R_X(m) e^{-j\omega m} \end{cases}$$

（3）各态遍历随机信号是指所有样本函数在某给定时刻的统计特性与单一样本函数在长时间内的统计特性一致的平稳随机信号。这就是说，单一样本函数随时间变化的过程可以包括该信号所有样本函数的取值经历。随机信号的各态遍历特性，使我们能由单一样本函数的时间平均来代替集总平均。

（4）样本统计量：对于一个平稳各态遍历随机过程，如果我们测得该过程的一个样本值 $\{x_i\}_{i=1}^{i=n}$，就可以计算出一些数字样本特征，但实际过程中并不知道随机过程的概率密度函数，因此可以用它们来估计统计特征量。

① 样本平均值

$$\hat{m}_x = \frac{1}{n}\sum_{i=1}^{n} x_i$$

② 样本均方值

$$E[x_n^2] = \frac{1}{n}\sum_{i=1}^{n} x_i^2$$

③ 样本方差

$$\hat{\sigma}_x^2 = \frac{1}{n}\sum_{i=1}^{n}(x_i - \hat{m}_x)^2$$

④ 样本协方差

$$\hat{C}_{xy}(m) = \frac{1}{n}\sum_{i=1}^{n}(x_{i+m} - \hat{m}_x)(y_i - \hat{m}_y)$$

式中，$\{y_i\}_{i=1}^{i=n}$ 是另外一个平稳随机过程的样本，$\hat{m}_y$ 是它的样本平均值。当 $\{x_i\}_{i=1}^{i=n}$ 与 $\{y_i\}_{i=1}^{i=n}$ 相同时，就是样本自协方差。

⑤ 样本相关函数

$$\hat{R}_{xy}(m) = \frac{1}{n}\sum_{i=1}^{n} x_{i+m} \cdot y_i$$

（5）频数直方图：通过长方形的高代表对应组的频数与组距的比（因为组距是一个常数，为了画图和看图方便，通常直接用高表示频数），这样的统计图称为频数分布直方图。每组频数占总数的比例/组距就是近似概率密度函数。

（6）自相关函数和周期图法的功率谱之间是一对 DFT。

（7）脑电信号的频段特征如下。

①β波,频率较高,在14 Hz至30 Hz之间,有时高至50 Hz,幅值较小,为5~20 μV。

②α波,最典型的脑电波节律,在8 Hz至13 Hz之间,幅值比β波稍大,通常为20~100 μV。

③θ波,频率比α波略低,通常为4 Hz至7 Hz,振幅比α波大,为100~150 μV。

④δ波,最慢的脑电波节律,通常低于3.5 Hz,其振幅最大,可达300 μV。

(8) 平均周期图法。

定理:如果 x_1, x_2, $\cdots$, x_N 是不相关的随机变量,且每一个都有均值 μ 和方差 σ^2,则它们的数学平均

$$\bar{x} = \frac{x_1 + x_2 + \cdots + x_N}{N}$$

的均值等于 μ,方差为 σ^2/N。

将 $x[n]$ 分成 N 段,每段有 M 个样本点,每段样本 $x^i[n]$ 的功率谱密度为

$$P^i(K) = \frac{1}{M}\left|X^i(K)\right|^2$$

式中,$X^i(K)$ 是样本 $x^i[n]$ 的离散傅里叶变换DFT。则信号 $x[n]$ 的功率谱密度为

$$P = \frac{1}{N}[P^1(K) + P^2(K) + \cdots + P^N(K)]$$

如果各段数据互相独立,则估计的方差将只有原来不分段的 $1/N$,所以当 $N \to \infty$ 时,估计方差趋近于0,达到一致估计的目的。但随着分段数 N 的增加,M 点数减少,分辨率下降,将使得估计变成有偏。相反,若 N 减少,虽然偏差减小,但方差增大。所以在实际中必须兼顾分辨率与方差的要求来选择适当的 N 值。

二、实验目的

(1) 学会利用Matlab的randn函数和rand函数产生高斯分布随机信号和均匀分布随机信号,并比较它们在时域幅度上的不同。

(2) 分别计算高斯分布和均匀分布随机信号的一阶统计量和二阶统计量。比较它们在均值、方差上的差异,以及它们的自相关函数、协方差函数图形的异同。

(3) 掌握利用Matlab的hist函数计算并绘制随机信号频数分布图的方法,同时学习利用ksdensity函数估计随机信号的概率密度函数曲线和概率分布函数曲线。

(4) 掌握Matlab中利用周期图法估计信号功率谱的方法,利用fft函数得到的DFT信号估计信号功率谱;并以此验证功率谱与自相关函数的关系。

(5) 掌握Matlab中产生窗函数的方法,并比较睁眼和闭眼脑电信号加不同窗时

对信号时域、频域的改变。

（6）睁眼和闭眼脑电信号在频域 α、β、θ、δ 四个波段上具有一定差异，比较睁眼和闭眼脑电信号在功率谱峰值特征的差异。

（7）掌握平均周期图法估计功率谱密度的原理，理解分段对信号功率谱密度估计的影响，思考如何分段是相对合理的。

三、实验内容

1.上机题1：随机信号的时域和频域认识

（1）在波形产生函数中选 randn 和 rand 两种波形发生器，各产生一段随机信号，观察时域信号并描述它们的时域特征。

（2）编制一个程序，计算这两个随机信号的样本数字特征，包括均值、方差、相关函数（xcorr）、协方差函数（xcov），比较并描述这两个信号一阶和二阶统计量的区别。

（3）对以上样本信号计算频数直方图（hist）并估计这两个随机信号的概率密度函数及它们的概率分布函数（可采用 hist 或 ksdensity 函数）。

（4）利用周期图法估计这两个信号的功率谱，比较并描述它们的频域特征。

（5）查看自相关函数和功率谱之间是否是一对离散傅里叶变换对。

2.上机题2：睁、闭眼脑电信号特征的认识

（1）按照要求（例如学号后两位*班号）选择一个导联的脑电信号，观察和描述睁眼和闭眼脑电信号的时域波形特征。

（2）使用周期图法对睁眼和闭眼脑电信号进行功率谱分析，探讨不同窗函数对分析结果的影响。

（3）将某一种窗函数下的睁眼和闭眼功率谱图进行比较，找出睁眼与闭眼功率谱上存在的差异。

（4）用一段文字总结睁眼和闭眼脑电信号之间的差异。

3.上机题3：改进周期图法估计功率谱

（1）在上机题2的基础上，任选一种窗函数，用分段、平均的思想改进周期图法，观察改进前后功率谱的差异。以某种窗函数加窗为例，进行脑电功率谱峰值测量，完成表附1-1。

表附1-1　脑电功率谱峰值

功率谱	δ波 1～3 Hz 峰值	θ波 4～7 Hz 峰值	α波 8～13 Hz 峰值	β波 14～30 Hz 峰值
睁眼脑电（周期图法）				
睁眼脑电（平均周期图法）				
闭眼脑电（周期图法）				
闭眼脑电（平均周期图法）				

（2）用一段文字总结周期图法的缺点和改进周期图法的优点。

四、实验步骤和代码（自行完成）

五、实验报告要求

报告中须包含以下内容：

（1）实验名称、实验目的、实验内容和实验步骤；

（2）完整的Matlab代码；

（3）实验结果、结果图及结果分析；

（4）总结及心得体会；

（5）对本次实验内容、过程、方法、手段的改进建议。

实验四　心电信号的事件特征检测和提取

一、实验原理

典型的心电信号包含R/P/T等波,这些波的潜伏期和幅度能一定程度反映心脏功能。因此需要掌握检测和提取出这些事件特征的方法。其中,检测R波尖峰的两种常用方法如下,相关技术能实现对含噪心电信号的检测。

1. 阈值法检测心电R波尖峰

(1)对信号进行扫描,找到其中的峰值。

(2)取一个阈值,阈值的设定可以很灵活。一般与最大值、平均值有关,具体应视情况而定,通过试错获得。

(3)所有大于阈值的峰值点作为检测到的R波尖峰。

(4)由生理基础可以知道,R波间隔是相对稳定的。可以通过估计RR间期,去除那些较高或较小间期的伪峰。

2. Pan-Tompkins法(P-T算法)检测心电R波尖峰

(1)将信号通过设计的低通滤波器、高通滤波器。

(2)对滤波后的信号求一阶导数。

(3)对求导之后的信号进行平方运算。

(4)将信号通过滑动窗口进行积分。

(5)应用阈值法检测经过前四步处理之后的心电信号R波尖峰。

二、实验目的

能够利用两种方法处理心电波形并提取心电R波事件特征值和估计心率,并学会应用相关技术检测含噪心电信号的R波和估计心率。

三、实验内容

1. 上机题1:心电R波检测和RR间隔估计

(1)阈值法。

①对信号$g(n)$进行扫描,期望其包含一个峰并确定其最大值为g_max。

②取一个阈值,它是最大值的加权,例如Th=0.5g_max。

③在所有 $g(n)>Th$ 的样本点中，寻找局部最大值。

④两个相邻峰之间的最小间隔不能过小或过大，剔除部分局部最大值。

（2）Pan-Tompkins 的检测方法。

①低通 11 Hz，高通 5 Hz。

②求一阶导数(可用 diff 函数)。

③平方。

④滑动窗口积分（试探发现窗宽 $N=30$ 适合于采样率为 200 Hz 的心电信号情况，可用 trapz 函数）。

⑤阈值法。

验证信号使用数据：ECG1.dat、ECG2.dat、ECG3.dat 和 ECG4.dat，采样率为 200 Hz。计算每个数据的 RR 波间隔和心率的平均值。

完成表附 1-2，比较两种方法结果的差异，并通过视觉直接观察法测量心率参数来验证估计结果。

表附 1-2　阈值法和 P-T 算法结果差异与验证

方法	R-R 间隔/s				心率/(次/分钟)			
	ECG1	ECG2	ECG3	ECG4	ECG1	ECG2	ECG3	ECG4
阈值法								
P-T 算法								
直接观察法	无							

尝试把 ECG1 叠加不同信噪比的白噪信号，利用阈值法估计不同信噪比情况下 ECG1 信号的心率，完成表附 1-3，思考信噪比对心率检测正确性的影响。

表附 1-3　不同信噪比情况下 ECG1 信号的心率

信噪比 dB	−5	−2	0	2	5
心率(次/分钟)					
心率估计误差					

2.上机题 2：　应用相关技术检测心电信号

利用心电信号 ECG（采样频率 256 Hz）作为标准模板，用滑动窗方法计算模板

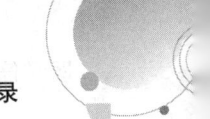

和含噪的ECG1信号（采样频率200 Hz）之间的相关系数，画出其相关系数随时间变化的图（信噪比设置如前）。注意两个信号采样频率不同。

四、实验步骤和代码（自行完成）

五、实验报告要求

报告中须包含以下内容：

（1）实验名称、实验目的、实验内容和实验步骤；

（2）完整的Matlab代码；

（3）实验结果、结果图及结果分析；

（4）总结及心得体会；

（5）对本次实验内容、过程、方法、手段的改进建议。

实验五 两路信号间的关系衡量

一、实验原理

1. 信噪比

假设不含噪声的信号为 x_n，x_n 叠加噪声 w_n 以后的信号为 $y_n = x_n + a \cdot w_n$，则信噪比定义为

$$SNR = 10\lg\frac{\mathrm{var}(x_n)}{\mathrm{var}(aw_n)}$$

在给定信噪比 SNR 的情形下，加权系数 a 的计算公式为

$$a = \sqrt{\frac{\mathrm{var}(x_n)}{\mathrm{var}(w_n) \cdot 10^{\frac{SNR}{10}}}}$$

2. 皮尔逊相关系数

在统计学中，皮尔逊相关系数通常用 R 或 ρ 表示，用于度量两个变量 X 和 Y 之间的相互关系，取值范围在 [−1,+1] 之间，计算公式为

$$\rho = \mathrm{cor}(X,Y) = \frac{\mathrm{cov}(X,Y)}{\sqrt{\mathrm{var}(X) \cdot \mathrm{var}(Y)}}$$

其中，$\mathrm{cov}(X,Y)$ 代表 X 与 Y 的协方差，$\mathrm{var}(X)$ 和 $\mathrm{var}(Y)$ 分别代表 X 和 Y 的方差。

3. 自相关技术检测含噪信号周期

若 x_n 为周期信号，w_n 为随机噪声信号，y_n 为实际测量信号，则 $y_n = x_n + w_n$。周期信号的自相关函数也是周期信号，且周期大小与原信号相等。因此，可以用自相关函数是否包含周期性成分来检测观测信号是否包含周期性成分。

4. 互相关技术估计距离

设有离散信号 $x(n)$ 和 $y(n)$，其线性互相关函数为 $R_{xy}(m) = E[x(n+m)y(n)]$。

假设图附1-5的两个拾音器接收到的声波信号分别来自直达声和反射声，声音传播的速度为 c_0，空气中声波衰减系数为 A_1，两个拾音器的信号分别描述为

$$x(t) = p(t) + A_1 p\left(t - \frac{2d_1 + 2d_2}{c_0}\right)$$

$$y(t)=Ap\left(t-\frac{d_1}{c_0}\right)+A_2p\left(t-\frac{d_1+2d_2}{c_0}\right)$$

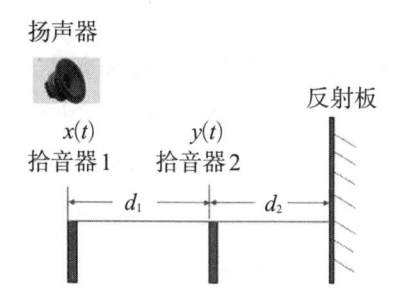

图附1-5　扬声器、拾音器与反射板的位置关系

则计算 $x(t)$ 和 $y(t)$ 的离散信号的互相关后可以获得类似图附1-6所示的结果，即有四个位置达到局部最大值，找到局部最大值对应的时刻就可以估计出距离 d_1 和 d_2。

预测：$R_{xy}(\tau)$ 在 τ_1、τ_2、τ_3、τ_4 出现极大值

$$\tau_1=\frac{d_1}{c_0}$$

$$\tau_2=-\frac{d_1+2d_2}{c_0}$$

$$\tau_3=\frac{d_1+2d_2}{c_0}$$

$$\tau_4=-\frac{d_1}{c_0}$$

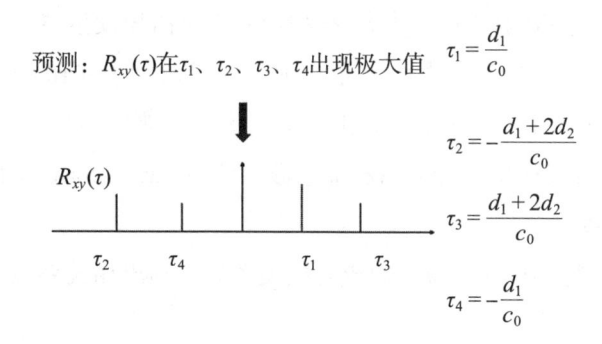

图附1-6　两个离散信号互相关后的结果

5. 频域相干

设有两个信号 $x(n)$ 和 $y(n)$，它们的频域相干函数定义如下：

$$\gamma_{xy}(k)=\frac{\left|P_{xy}(k)\right|^2}{P_x(k)\cdot P_y(k)}$$

式中，$P_{xy}(k)$ 表示两个信号之间的互功率谱，即这两个信号的循环互相关函数的离散傅里叶变换；$P_x(k)$、$P_y(k)$ 为两个信号的功率谱；这里的 k 代表频率；$\gamma_{xy}(k)$ 的取值范围为0～1。

二、实验目的

（1）学会利用Matlab产生sinc信号以及叠加噪声信号，掌握信噪比 SNR 的计算方法，了解不同信噪比的情形下，无噪信号与含噪信号的相关系数变化，并理解相关

系数为正、负时的含义。

（2）掌握通过自相关技术估计含噪周期信号的周期的方法，并利用Matlab编程仿真验证结果。

（3）掌握利用互相关技术估计距离的原理和方法，并结合之前检测信号尖峰的方法，利用Matlab仿真验证互相关技术估计距离的准确性。

（4）掌握Matlab中mscohere函数的功能和使用方法，估计两个信号的频域相干。利用此函数对脑电信号进行分析，观察脑电信号不同频段的相干性。

（5）学会利用Matlab编写线性相关函数，用编写的线性相关函数来计算两个序列的线性相关，并与Matlab自带函数xcorr作比较，观察结果是否一致。

三、实验内容

1. 上机题1：成对相关

（1）在波形产生函数中选sinc波形发生器和randn白噪发生器，叠加成一个信号$x=s+weight*n$，改变白噪信号的加权值，使得信噪比约为10 dB、5 dB、0 dB、−5 dB、−10 dB，求得5个weight值。画出s和x信号，并观察。

（2）求s信号与五个x信号的成对相关系数，使用corr或corrcoef函数，画出相关系数与信噪比的关系图。

（3）计算s信号与$x=weight×n-s$的成对相关系数，画出相关系数与信噪比的关系图，观察s与x信号。

（4）结合上述结果，请问相关系数为正和负分别代表了什么含义？相关系数的大小代表了什么含义？

2. 上机题2：自相关技术——检测信号的一种方法

（1）任意产生一个白噪信号（w）和一个双频信号（s）。

（2）估计信号s的周期。仿真s、w和x（$x=s+a*w$，$a=1$），计算三个信号的线性自相关函数，并画出图。

（3）从观测信号的线性自相关函数中估计有用信号的周期。

（4）改变a的大小，报告x与s的相关系数的变化情况，也即改变信噪比时的相似程度变化情况图。报告估计的周期值与信噪比的关系，思考在什么信噪比范围下，自相关函数估计信号周期的方法才有效。

3. 上机题3：互相关技术——估计距离的一种方法

（1）$p(t)$信号采用sinc信号发生器$p(t)=\mathrm{sinc}(2\pi t)$；

衰减系数：$A=0.4$，$A_1=0.5$，$A_2=0.6$；声音速度：$c_0=340$ m/s。

（2）先构造出 x 和 y 信号，完成下面画线处的语句，画出 p、x、y 三个信号。

N=1000;   %长度
Fs=50;   %采样频率
n=0:N-1; t=n/Fs;   %时间序列
A=0.4;A1=0.5;A2=0.6;   %衰减系数
c0=340;   %c0
d1=? ;d2=? ;   %请自己给两个距离的参数，不要太小即可
t1=d1/c0;
t2=(d1+2*d2)/c0;
tc=2*(d1+d2)/c0;
pt=sinc(2*pi*t);   %扬声器发出的信号
xt=_____   %一号拾音器信号 x(t)
yt= _____   %二号拾音器信号 y(t)

（3）求三个信号的自相关函数，及 x 与 y 信号的互相关函数。

[Rpp,lagp]=_____   %p(t)自相关
[Rxx,lagx]=_____   %x(t)自相关
[Ryy,lagy]= _____   %y(t)自相关
[Rxy,lagxy]=_____   %x(t)与y(t)互相关

（4）画出以上四个相关函数图，横坐标用以下语句转换成以"s"为单位。

rts=lags/Fs;rtx=lagx/Fs;rtt=lagt/Fs;rty=lagy/Fs;

plot(rts,Rpp)

（5）找到互相关函数的四个极大值点对应的时刻，并以此计算出 d_1、d_2。

（6）改变 d_1、d_2 的值，重复上述步骤，完成表附1-4，检验距离估计的准确性。

表附1-4　d_1、d_2不同时的估计检验

原始输入		估计结果	
d_1	d_2	d_1	d_2
340	680		
450	570		
560	460		
670	350		

4. 上机题4：频域相干——脑电信号的频域相干

（1）学习使用 mscohere 函数，估计两个信号频域的关系。

（2）任意产生两个随机信号（例如一个信号包含 50 Hz 和 250 Hz 成分，另一个信号包含 150 Hz 和 250 Hz 成分，均需叠加白噪信号），画出两个信号各自的功率谱，以及它们的频域相干图，观察相干大小和两个信号功率谱之间的关系。

（3）对睁眼和闭眼脑电信号(数据文件 eegclose.mat and eegopen.mat，Fs=250 Hz，幅度单位为μV)，用选择的导联信号（例如学号*班号）与其他任意一导联信号做频域相干，观察睁眼和闭眼的频域相干差异，测量不同频段的峰值和均值，填写完成表附1-5 和表附1-6。

表附1-5　不同频段峰值对比结果表

频域相干	α	β	θ	δ
两路闭眼信号				
两路睁眼信号				
相同导联的睁眼与闭眼信号				

表附1-6　不同频段均值对比结果表

频域相干	α	β	θ	δ
两路闭眼信号				
两路睁眼信号				
相同导联的睁眼与闭眼信号				

（4）总结睁眼、闭眼脑电信号的频域相干关系。

5. 上机题5：编制函数实现线性互相关函数的估计并比较

编制函数实现两个随机序列的线性互相关函数的估计，并与 Matlab 自带函数 xcorr 的结果进行比较。

四、实验步骤和代码（自行完成）

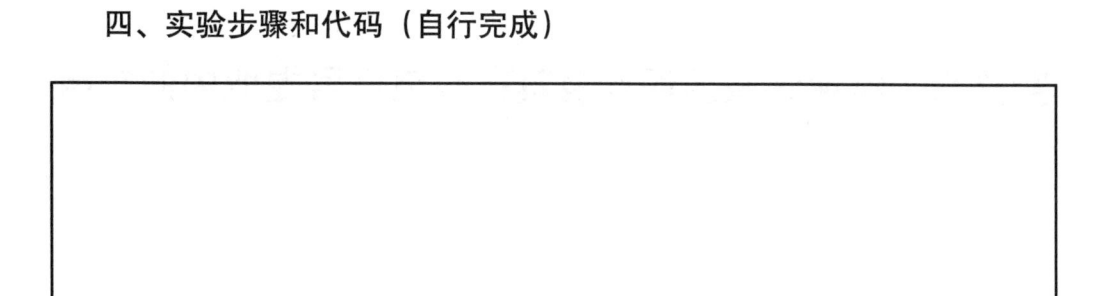

五、实验报告要求

报告中须包含以下内容：

（1）实验名称、实验目的、实验内容和实验步骤；

（2）完整的Matlab代码；

（3）实验结果、结果图及结果分析；

（4）总结及心得体会；

（5）对本次实验内容、过程、方法、手段的改进建议。

实验六 维纳滤波器设计及其在心电信号提取中的应用

一、实验原理

1. 维纳滤波器设计

（1）非因果维纳滤波器（功率谱法）

根据式（4-12）：$P_{sx}(e^{j\omega}) = H_{opt}(e^{j\omega}) \cdot P_{xx}(e^{j\omega})$，可以直接从频域角度求解维纳滤波器的频域响应 $H(e^{j\omega})$，即

$$H_{opt}(e^{j\omega}) = \frac{P_{sx}(e^{j\omega})}{P_{xx}(e^{j\omega})} = \frac{\sum_m R_{sx}(m)e^{-j\omega m}}{P_{xx}(e^{j\omega})} = \frac{\sum_m R_{ss}(m)e^{-j\omega m}}{P_{xx}(e^{j\omega})} = \frac{P_{ss}(e^{j\omega})}{P_{xx}(e^{j\omega})}$$

（2）因果维纳滤波器（FIR方法）

根据维纳-霍夫方程和最小均方误差方程来求解维纳滤波器的 $h_{opt}(n)$，方程如下：

$$R_{ss}(j) = \sum_{m=0}^{N-1} h_{opt}(m)[R_{ss}(j-m) + R_{ww}(j-m)] \quad j = 0, 1, 2, \cdots, N-1$$

$$E[e^2(n)]_{min} = R_{ss}(0) - \sum_{m=0}^{N-1} h_{opt}(m) R_{ss}(m)$$

2. 峰度（kurtosis）

峰度能衡量数据分布的平坦度（flatness），尾部大的数据分布，其峰度值较大，公式如下：

$$K = \frac{\dfrac{1}{n}\sum_{i=1}^{n}(x_i - \bar{x})^4}{\left(\dfrac{1}{n}\sum_{i=1}^{n}(x_i - \bar{x})^2\right)^2}$$

正态分布的峰度值为3，若信号峰度大于3则信号分布比正态分布更陡峭，反之更缓和。随机变量的峰度值取决于变量概率分布的两端尾部少量的观测值，而这些观测值可能由于一些人为原因或其他原因，和实际值不符，因此随机变量的峰度受异常值影响较大。

二、实验目的

掌握两种维纳滤波器设计的实现方法：功率谱法和FIR法。把维纳滤波器应用于去除心电信号干扰问题。

三、实验内容

1.上机题1：熟悉心电信号

（1）数据文件的名字分别是mecg1.dat、fecg1.dat和noise1.dat，分别代表母亲心电、胎儿心电和噪声信号，可通过load函数来读取（读取的时候别忘了加.dat）。每个文件包含一导电极记录的数据，采样率为256 Hz。

（2）对这三个数据进行叠加，就获得临床上记录到的真实心电信号。

问题1：在时域上画出母亲心电、胎儿心电、噪声和三种信号的混合信号。胎儿和母亲的心率分别是多少？找出胎儿心电的R波（采用实验四的代码或用matlab函数findpeaks）。

问题2：计算并画出母亲心电、胎儿心电和噪声信号的功率谱（用matlab函数pwelch）。比较母亲和胎儿心电信号在频域上的差异和相同之处，并描述。

问题3：计算母亲心电、胎儿心电和噪声信号的统计量（均值和方差）。

问题4：用matlab函数hist来绘制每个信号的概率密度分布图，用matlab函数kurtosis来计算信号的四阶统计量（信号峰度K），描述K值怎样反映信号的高斯性。完成以下样本统计描述表附1-7。

表附1-7 样本统计描述表

信号类别	统计描述		
	均值	方差	峰度K
胎儿心电信号			
母亲心电信号			
噪声信号			

2.上机题2：非因果维纳滤波器（功率谱法）的实现

（1）编写非因果维纳滤波器的实现函数，可参考第四章例4-7代码。

（2）编写程序调用以上函数，假设胎儿心电信号是期望信号，叠加上噪声信号获得观测信号，把观测信号通过维纳滤波器，得到滤波后信号。把去噪信号与原期望信号进行比较（相关系数作为衡量指标），观察是否达到了去噪目的。

（3）进一步调节信噪比，得到横坐标为信噪比、纵坐标为相关系数的图，回答维纳滤波器适用于多大信噪比的去噪问题？

3. 上机题3：维纳滤波器FIR方法的实现

（1）编写函数解维纳-霍夫方程，寻找最优滤波器，FIR方法可参考第四章例4-3的代码。

（2）编写程序调用以上函数，假设胎儿心电信号是期望信号，叠加上噪声信号获得观测信号，把观测信号通过维纳滤波器，得到滤波后信号。把去噪信号与原期望信号进行比较（相关系数作为衡量指标），观察是否达到了去噪目的。

（3）进一步调节信噪比，得到横坐标为信噪比、纵坐标为相关系数的图，回答维纳滤波器适用于多大信噪比的去噪问题？

（4）功率谱法和本方法相比，哪种方法更适合于心电去噪？

四、实验步骤和代码（自行完成）

五、实验报告要求

报告中须包含以下内容：

（1）实验名称、实验目的、实验内容和实验步骤；

（2）完整的Matlab代码；

（3）实验结果、结果图及结果分析；

（4）总结及心得体会；

（5）对本次实验内容、过程、方法、手段的改进建议。

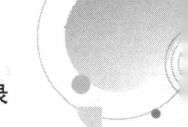

实验七　自适应滤波器设计及其在心电信号提取中的应用

一、实验原理

1. LMS自适应维纳滤波器（随机梯度法）

步骤1：已知输入滤波器的 p 个值 $\vec{X}(T)=[x_T, x_{T-1}, x_{T-2}, \cdots, x_{T-p+1}]'$；

步骤2：计算 $\vec{W}(T+1)=\vec{W}(T)+2\mu e_T \vec{X}(T)$，初值 $\vec{W}(T)$ 与 e_T 预先给出，μ 先给定；

步骤3：当有新观测值 x_{T+1} 后，令 $\vec{X}(T+1)=[x_{T+1}, x_T, x_{T-1}, \cdots, x_{T-p+2}]'$；

步骤4：计算新的误差：$e_{T+1}=d_{T+1}-\vec{W}(T+1)' \cdot \vec{X}(T+1)$；

转入步骤2~4，代入得到 $\vec{W}(T+2)$、e_{T+2} ……不断更新调整 $\vec{W}$ 参数，直到无新观测值输入。

2. 自适应滤波器步长的确定

可用观测信号自相关矩阵的特征根来计算步长：

$$\mu = \frac{1}{\lambda_{\min}+\lambda_{\max}}$$

用该值作为初始试探步长值，再根据结果调整。

3. 自适应噪声抵消器

图附1-7是自适应噪声抵消应用模型，输入的期望信号 $d(n)$ 包含有用信号 $s(n)$ 和干扰信号 $n(n)$，输入自适应滤波器的 $x(n)=n'(n)$，这里 $n'(n)$ 与 $n(n)$ 具有相关性，它们与 $s(n)$ 均不相关。通过调节自适应滤波器权重系数 $w(n)$ 使得输出 $y(n)$ 接近 $n(n)$，则输出误差 $e(n)$ 就会逼近需要提取的有用信号 $s(n)$。

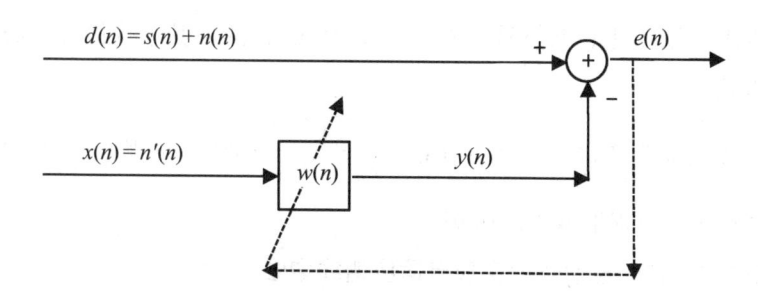

图附1-7　自适应噪声抵消应用模型

4. 自适应谱线增强

图附1-8是自适应谱线增强模型。由于$n(n)$是白噪信号，该信号延迟一个时间点后就与原噪声信号不相关了，但$s(n)$信号延迟一个时间点后与原信号的关系依旧密切。因此通过调节滤波器权重系数，使得输出$y(n)$尽量只包含$s(n)$信号，则$e(n)$信号主要包括噪声信号。

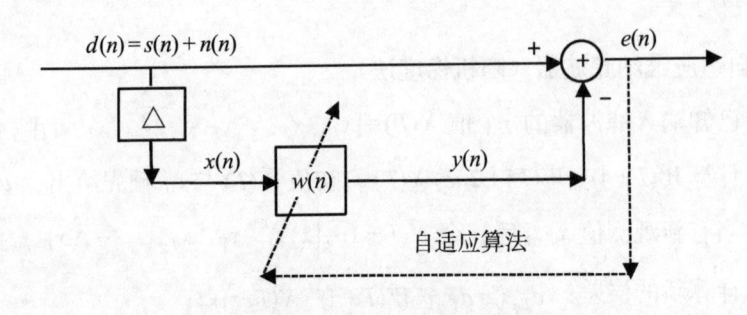

图附1-8 自适应谱线增强模型

二、实验目的

（1）理解自适应滤波器设计的原理以及步长的确定方法，并利用Matlab进行编程实现。

（2）了解自适应滤波器的应用，掌握如何利用自适应滤波器进行噪声抵消和谱线增强，并对比其与维纳滤波器的效果差异。

三、实验内容

1. 上机题1：自适应滤波器的随机梯度算法实现

编写一个matlab函数实现自适应滤波器的随机梯度算法。

2. 上机题2：在心电信号中实现工频干扰的自适应噪声抵消

（1）要求提取胎儿心电信号；$d=n+s$，n为50 Hz的正弦干扰信号；n通过一个线性系统产生x信号。

（2）以步长μ为变量，计算μ在$0 \sim \dfrac{1}{\lambda_{\min}+\lambda_{\max}}$内变化下提取信号与原信号的相关系数，观察步长对提取效果的影响。

3. 上机题3：在心电信号中实现自适应谱线增强

（1）要求提取胎儿心电信号；$x=n+s$；n为白噪信号；改变信噪比，与维纳滤波器比较去噪效果。

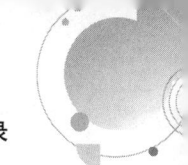

（2）调节步长大小，计算 μ 在 $0\sim\dfrac{1}{\lambda_{\min}+\lambda_{\max}}$ 内变化下提取信号与原信号的相关系数，观察步长对去噪效果的影响。

四、实验步骤和代码（自行完成）

五、实验报告要求

报告中须包含以下内容：

（1）实验名称、实验目的、实验内容和实验步骤；

（2）完整的Matlab代码；

（3）实验结果、结果图及结果分析；

（4）总结及心得体会；

（5）对本次实验内容、过程、方法、手段的改进建议。

实验八　参数建模及其在脑电信号建模中的应用

一、实验原理介绍

1. AR 模型

随机信号 $x(n)$ 由本身的若干次过去值 $x(n-k)$ 和当前的激励值 $w(n)$ 线性组合产生：

$$x(n) = w(n) - \sum_{k=1}^{p} a_k x(n-k)$$

该模型的系统函数是

$$H(z) = \frac{1}{1 + \sum_{k=1}^{p} a_k z^{-k}}$$

根据推导可得著名的 Yule-Walker（Y-W）方程：

$$R_{xx}(m) = -\sum_{k=1}^{p} a_k R_{xx}(m-k), \quad m > 0$$

输入的白噪声方差为

$$\sigma_w^2 = R_{xx}(0) + \sum_{k=1}^{p} a_k R_{xx}(-k), \quad m = 0$$

采用 L-D 算法估计 AR 模型参数的估计通式为

$$\begin{cases} a_m(k) = a_{m-1}(k) + a_m(m) a_{m-1}(m-k) \\ a_m(m) = -\dfrac{R(m) + \sum_{k=1}^{m} a_{m-1}(k) R(m-k)}{E_{m-1}} \\ E_m = [1 - a_m^2(m)] E_{m-1} \end{cases}$$

2. 参数建模法的谱估计

若已经估计出以白噪声为激励的系统模型 $H(z)$，则输出的随机信号 $x(n)$ 的谱估计为

$$P_x(\mathrm{e}^{\mathrm{j}w}) = |H(\mathrm{e}^{\mathrm{j}w})|^2 P_w(\mathrm{e}^{\mathrm{j}w}) = \sigma_w^2 \left| \frac{1}{1 + \sum_{k=1}^{p} a_k \mathrm{e}^{-\mathrm{j}wk}} \right|^2$$

3. 最优阶数的求解

（1）最终预测误差准则（FPE）定义：

$$\text{FPE}(p) = \hat{\sigma}_{wp}^2 \left(\frac{N+p+1}{N-p-1} \right)$$

（2）赤池信息量准则（AIC）定义：

$$AIC(p) = N \ln \hat{\sigma}_{wp}^2 + 2p$$

找到最小FPE或AIC值所对应的阶数 p，即为最优阶数。

4. 模型与滤波器的联合使用

AR模型和维纳滤波器或自适应滤波器可以结合使用达到提取信号的目的。

二、实验目的

（1）掌握用L-D算法求解Y-W方程的方法，并学会使用Mtalab编写函数实现算法功能，与Matlab自带函数对比验证效果。

（2）掌握利用AR模型进行谱估计的方法，并与pwelch结果对比，分析哪一种更适合睁、闭眼脑电信号的谱估计。

（3）掌握利用FPE和AIC寻找AR模型最优阶数的方法，利用最优阶数重新建模，与非最优阶数建模结果相比较。

（4）学会利用Matlab绘制参数模型的零极点特征图，并分析睁眼和闭眼脑电信号AR模型零极点特征的差异。

（5）掌握AR模型结合维纳滤波器进行去噪的方法，并与只用维纳滤波器去噪结果进行对比，观察结果是否有所改善。

三、实验内容

1. 上机题1：AR建模函数实现

编写一个matlab函数实现L-D算法的AR建模。

2. 上机题2：验证自编函数的准确性

利用闭眼、睁眼脑电信号，选择一个导联信号，采样率是250 Hz。

（1）对这两个信号分别建模，阶数设为10，对比结果是否和aryule函数的结果相同。

（2）利用建立的两个模型产生闭眼和睁眼两个仿真脑电信号，比较原始信号与仿真信号之间的相似程度（一阶、二阶统计量）。

3. 上机题3：参数建模法的谱估计

利用刚才获得的两个脑电信号的 AR 模型，对脑电睁眼、闭眼信号进行谱估计。

画出睁眼、闭眼信号的功率谱。与 pwelch 方法比较，报告两种谱估计方法的结果差异，哪种方法更适合脑电信号的谱估计呢？

4. 上机题4：最优阶数的求解

利用 FPE 和 AIC 方法，寻找睁眼、闭眼信号建模的最优阶数。

报告最优阶数，并利用该阶数进行 AR 建模，与前面 10 阶数结果相比，评估最优建模的效果。

5. 上机题5：特征提取

对比睁眼、闭眼时脑电模型零极点特征：

pd=roots(a);

zplane([],pd)

描述睁眼、闭眼脑电信号模型极点分布特征的差异。

6. 上机题6：与维纳滤波器结合使用——去噪

为了方便比较，使用与实验六上机题 3 保持一致的信号，即假设胎儿心电信号是期望信号，叠加上噪声信号获得观测信号，通过 AR 建模和 FIR 维纳滤波器的组合使用，得到提取信号。把提取信号与原期望信号进行比较（相关系数作为衡量指标），观察是否达到去噪目的。

AR 建模和 FIR 维纳滤波器组合使用是否比单独使用 FIR 维纳滤波器去噪效果好？即多少分贝信噪比下能使用本方法提取信号？

四、实验步骤和代码（自行完成）

五、实验报告要求

报告中须包含以下内容：

（1）实验名称、实验目的、实验内容和实验步骤；

（2）完整的Matlab代码；

（3）实验结果、结果图及结果分析；

（4）总结及心得体会；

（5）对本次实验内容、过程、方法、手段的改进建议。